地域に展《ひら》く緩和ケア

完全独立型ホスピス　みどりの杜病院の実践

監 修　原口　勝

木星舎

＊本書に掲載した「ひととき」はご遺族の承諾を得て、全て実名で記載しています。
また、個人情報保護の観点から執筆した職員の一部は仮名で掲載しています。

みどりの杜病院十周年記念に寄せて

公立八女総合病院企業団　企業長　平《ひら》城《き》　守《まもる》

みどりの杜病院開院十周年を迎え、心よりお祝い申し上げます。

みどりの杜病院は開院から十年間、私たちの地域の中で、また企業団の中で大変重要な役割を果たしてきました。努力され、進化し続けたみどりの杜病院の職員の皆さまに心より感謝申し上げます。

また、ホスピス緩和ケア病院を信頼し、支えていただいた患者さま、病院やスタッフを大事に育てていただいた地域の皆さまに深く御礼申し上げます。

この大事な記念誌に貴重な機会をいただきましたので、私からみた十年の一部を皆さまとも分かち合えたらと思います。特に原口勝先生（現院長）との接点がどこにあったのかを思い返してみました。一人の医師としての視点で振り返りますので、少しおかしいと思われる方もあるかと思います。ご容赦ください。


十年前、その後を見据えて医療は大きな転換期を迎えようとしていました。高齢化、人口減少、がんの増加、公立病院改革など、その後の大きなうねりの始まりの時期でした。そのような中で、私たち企業団は地域医療における役割として、救急医療、急性期医療、在宅医療と医療圏を広く見据えた医療が求められ、その在り方が問われていました。その一方では、増加の一途をたどるがん治療における緩和医療の確立が急がれ、企業団としての役割にも緩和ケアの開始が期待されていました。

その当時、当院は病院改革をどのように進めるかについて多くの議論があったのですが、受療率の低下へ向かう今日のような情勢に合致する方向性がどうしても見出せない状況でした。

緩和の分野に対しては、高齢化が進み、将来的に急激に増加していく腫瘍の治療、その後のケアの在り方が問題となり、各病院には緩和病棟の設置が求められ、緩和に携わるスタッフの教育も急務の課題でした。一方、地域の在宅医療の充実にも厚生労働省や県が力を入れ、特に地方の公立病院での取り組みは大いに期待されていました。そのような中での「みどりの杜病院」の開院でしたが、スタッフ不足、医師不足の問題はすぐに大きな課題として浮き彫りになりました。

当時、企業団では緩和スタッフ、緩和の知識のある医師、麻酔科医、精神科など病院機能の根幹となる診療科や医師、医療スタッフの不在、不足が大きな問題となっていました。明確な策はなかったのですが、当院が求めている分野の情報を得るためにいろいろな学会や講演会に参加し、たくさんの方と意見交換し打開策を模索していました。緩和ケア病棟を運用している病院のさまざまな情報を聞き、また演者の先生方にも直接お尋ねして、自分の中で考えを整理していきました。緩和ケアのこと、訪問診療のこと、地域医療のこと、急性期病院のこと、そして後に地域医療の話題の中心となる「地域医療構想」へ繋がる将来的な在り方についても、たくさんの方々と議論を重ねました。

みどりの杜病院や企業団内においても頻回に、スタッフの問題や医師確保の問題について話し合いが持たれていました。ある時、訪問診療、緩和ケアの話題になったとき、当院医療連携室スタッフより原口先生（当時那珂川病院）の話が出て話題となりました。今考えると、当時抱えていたさまざまな問題と、当院の取り組みの方向性が大きく動いた瞬間だったように思います。

二〇一二年十一月五日、羽犬塚《はいぬづか》駅で原口先生とお会いし、厚かましく訪問診療に同行させていただきました。その後も医師会講演会や直接お話しする機会に少しずつ、しかし確実に、地域が求めている医療と原口先生のお考えが一致している、と確信を持つようになりました。

その後、公立八女総合病院内に緩和ケア外来、緩和ケアチーム、訪問診療と少しずつ仕組みを整え、今日の緩和ケア外来、訪問診療、緊急入院、ホスピス緩和ケア病院入院と、考えられる患者さまのあらゆる要望に応えられるような体制のスタートとなりました。患者さまや家族にとってはなんと安心感のある体制でしょうか。もちろんその中心に原口先生がおられて達成できたことばかりです。


前任の中原院長が退職され、後任に原口先生が就任されました。その時、当時の那珂川病院院長下川敏弘先生（現理事長）より、「今回の決断が将来後悔するようなことにならないようにお願いします」と言葉をかけていただきました。有難い言葉です。

これからも企業団が描いた地域の緩和ケアが少しずつでも実現し、充実していくよう、みどりの杜病院職員の活躍を期待すると同時に、企業団として描き続ける地域医療の姿に向かって努力を惜しまないようにしたいと思っています。

十年、二十年、その先のみどりの杜病院と地域の緩和ケアの姿を夢見る一人として、これからも応援してまいります。

二〇二〇年九月

はじめに

みどりの杜病院　院長　**原口　勝**

「早く来ればよかった」という言葉が患者さんやご家族からよく聞かれます。「死に場所」のイメージだったホスピスに入院してみたら、予想に反して居心地がよかったということでしょう。それならばもっと早くから利用していただきたい、そのためにホスピスでどういうケアが行われているかを地域の皆様に広く知っていただきたい、それがこの本を出版する直接の動機でしたが、たまたまみどりの杜病院が開院十年目にあたり、十周年記念誌の意味も持つことになりました。

「全員参加」の本を出版したいという思いもありました。自分たちが行っているケアを紹介することで、各人がこれまでの自分のケアを振り返る機会になったと思います。たくさんの事例がありますが、臨場感が伝わるように患者さんはAさん、Bさんとはせず、全て仮名で紹介させていただきました。どこから読み始めても興味を持っていただけるように、細かくまとめてみました。

みどりの杜病院がある八女筑後医療圏は福岡県内で一、二を競う広範囲な地域で、東側は大分県、南側は熊本県と境を接し、筑肥山地が連なり、圏内の大半は山間地域が占めています。お茶をはじめ米づくりや果樹栽培など農業や林業が盛んなところですが、地方都市の例に洩れず過疎化、高齢化が進む地域でもあります。そのようなまちで、一人でも多くの方に緩和ケアを利用していただくために、みどりの杜病院は「断らない、待たせない」ためのいくつかの取り組みを行ってきました。

その中には完全独立型ホスピスである当院に、在宅診療部門を設けて積極的に訪問診療を行っていることや、地域のがん診療連携拠点病院に出向いて緩和ケア外来を行うなど、全国的にもユニークな取り組みがあります。これらの試みが、決して採算を度外視したものではないということも、本書を読んでいただければ理解していただけると思います。

また、ケアの質を高めるために、臨床宗教師とパストラルケア師と一般の傾聴ボランティアで構成する傾聴師チームがあります。啓発活動として地域に出向いて、公民館活動などに組み込まれた無料講話も行っています。これらを発信することで、他の地域の取り組みも知って情報を交換したいと考えています。

病は「治らなくても、安心して療養」できる地域であるために、切れ目ない緩和ケアを提供するのが私たちの務めだと思います。

がん治療〜緩和ケア外来〜在宅緩和ケア〜緩和ケア病棟と切れ目ない緩和ケアの取り組みを紹介します。

二〇二〇年九月

ホスピス緩和ケアとは？

ホスピス緩和ケアの定義

ＷＨＯ（世界保健機構）は緩和ケアを「緩和ケアとは、生命を脅かす病に関連する問題に直面している患者とその家族のＱＯＬ（人生と生活の質）を、痛みやその他の身体的・心理社会的・スピリチュアルな問題を早期に見出し的確に評価を行い対応することで、苦痛を予防し和らげることを通して向上させるアプローチである」と定義しています。

ホスピスケアも緩和ケアと同じように解釈されていますが、ホスピスは緩和ケアが提供される場所（緩和ケア病棟）と同義にも使われています。また、日本ホスピス緩和ケア協会の基準には、「ホスピス緩和ケアは、生命を脅かす疾患に直面する患者とその家族のＱＯＬの改善を目的とし、様々な専門職とボランティアがチームとして提供するケアである」という理念があります。

全人的なケア

緩和ケアの基本は全人的なケアです（図１）。病気だけを見るのではなく、一人の人間として関わり、生活全体を支援します。身体的なケア、精神的なケア、社会的なケア、スピリチュアルケアというように多面的にケアを行います。

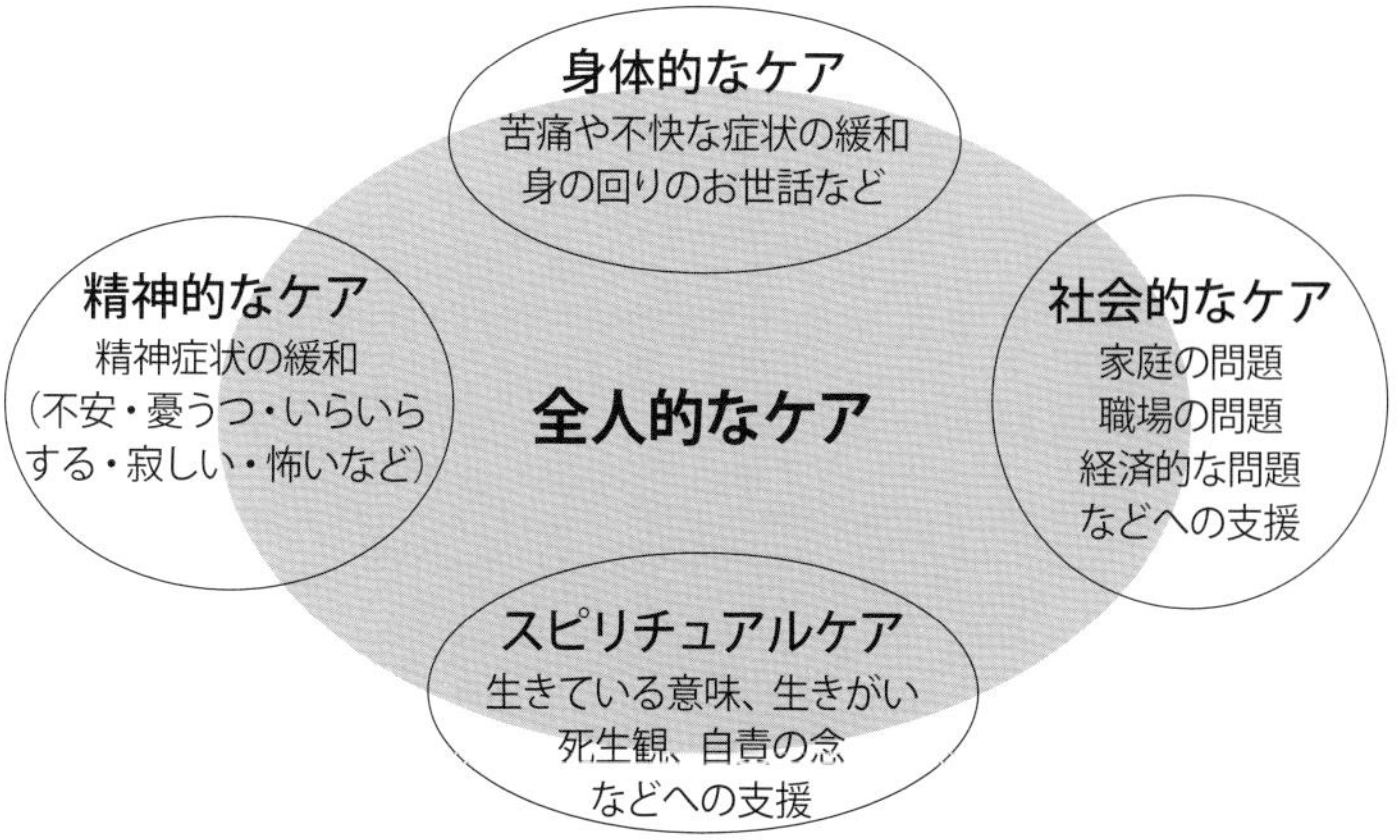

病気をみるだけでなく、一人の人間として関わり
生活全体を支援します

図１　全人的なケア

□身体的なケア

苦痛や不快な症状の緩和と、身の回りのお世話が主になります。一般的に「がんは痛みで苦しむ、そしてモルヒネを使う」というイメージがありますが、痛み以外にも全身倦怠感・食欲不振・便秘・不眠・呼吸困難・嘔気嘔吐・腹水・せん妄（脳の働きが低下することでつじつまの合わない言動が見られる）などの身体症状が見られます。これらの症状を緩和するために薬物療法を行うことも多いのですが、放射線照射や神経ブロック、ポジショニング、温罨法《おんあんぽう》、マッサージ、関わりによるケアなども駆使して症状緩和に努めます。

また、体の衰弱に伴い、歩くこと、話すこと、食べること、排泄すること、風呂に入ることなど、普通に行っていることにも支障を来すようになります。がんが進行すると急に身の回りのことを自分でできなくなり、介助を必要とするようになります。身の回りのお世話の主役は看護師や看護助手ですが、リハビリのスタッフも力を発揮します。

□精神的なケア

治らない病気を抱えていると、ほとんどの方が不安になったり憂うつになったりします。そういう心のつらさなどの精神症状に対しては、傾聴・共感・受容など関わりによる支援を行います。精神科医や臨床心理士などの専門職が関わり、向精神薬などの薬物療法を行うこともあります。

□社会的なケア

家族の誰かががんにかかることで家庭内の人間関係や日常生活に支障を来したり、職場での仕事の遂行にも影響を及ぼし、収入が減ったり、仕事を休んだり辞めたり、医療費などの支出が増えたりというような社会的な問題に対処することです。医療機関ではソーシャルワーカーが主にその役割を担いますが、職場や家庭やご近所など身近な方の支援が力になることも多いです。

□スピリチュアルケア

病気の進行により身の回りのことが自分でできなくなり、生きる自信や価値が失われたり、やがて自分の存在が失われることに対して、自分自身の生きる意味や命の意味を問いかけたり、自責の念が生じたり、死後のことを考えたりするようなスピリチュアルペインに対するケアです。宗教者による援助を必要とすることもありますが、その方に関わる全ての人によって癒される可能性があります。

チームケア

全人的なケアを行うためには、ホスピス緩和ケア病棟ではチーム医療が行われます（図2）。患者さんとご家族に対して、医療の専門職とボランティアが、それぞれの専門性を生かして役割分担をしてケアにあたります。病院によってチームを構成する職種は異なりますが、それぞれの職種が全人的なケアを心掛けて関わっています。

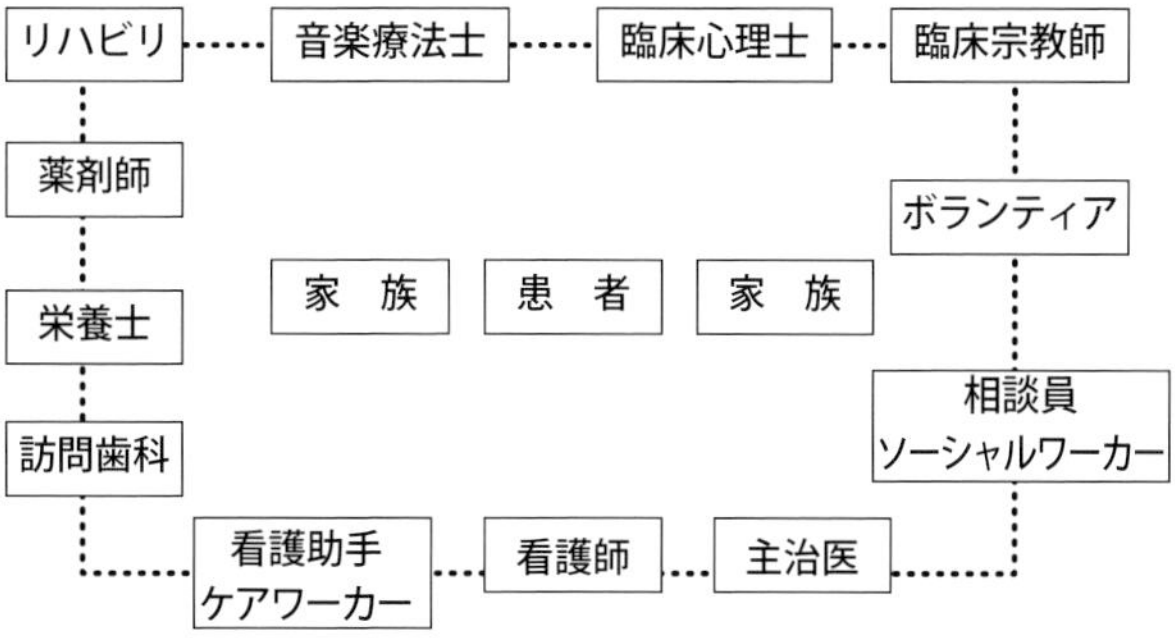

図２　ホスピス緩和ケア病棟のチーム医療

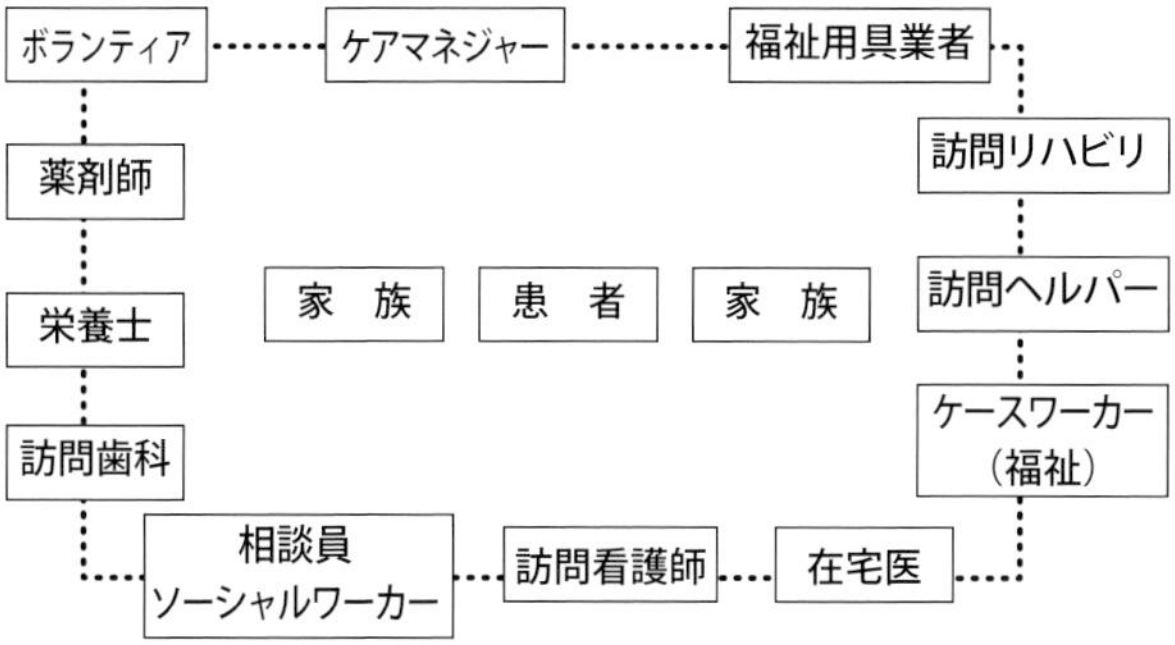

図３　在宅ケアのチーム

　在宅においてもチームによるケアが行われます（図3）。在宅とは自宅だけをいうのではなく、入所している介護施設も含み、医療者だけでなく、介護や福祉などの職種がチームを構成します。在宅でのケアも患者さんとご家族に対して行われますが、その主役は訪問看護師です。

ホスピスケアや緩和ケアはどこで受けることができるか

1．ホスピス緩和ケア外来

自宅または居宅系介護施設で過ごしている方は、外来通院で緩和ケアを受けることができます。緩和ケア病棟を持つほとんどの病院は、経過観察のための緩和ケア外来を備えています。定期的に通院しながら心身の症状緩和を受けたり、今後のことを相談することができます。

2．緩和ケアチーム

緩和ケアを専門とする医師や看護師や薬剤師などで構成されるチームが、一般病棟に入院中で緩和ケアが必要な方に専門的なケアを提供します。厚生労働省が基準を示すチームとしての活動の届出を受理された施設や、がん診療連携拠点病院などでケアを受けることができます。

3．在宅ホスピス・在宅緩和ケア

外来通院が困難となり、入院を望まない場合には、医師や訪問看護師などが自宅または居宅系介護施設を訪問して、患者さんの苦痛症状を和らげたり、精神的ケアや生活の支援を行います。

4．ホスピス緩和ケア病棟

ホスピス緩和ケアを専門的に提供する病棟です。患者さんは自宅で過ごせる間は、できるだけ自宅で過ごしたいと願われることが多く、自宅での生活が困難となった場合に入院を選択されます。痛みや呼吸苦などの苦痛症状が増悪したり、食事が摂れなくなったり、身の回りのこと、特に排泄が自分でできなくなった時に入院を決断されることが多いようです。

ただし、緩和ケア病棟に入院できるのは、今のところ悪性腫瘍（がん）とエイズの患者さんに限られています。それ以外の生命を脅かす病気を持った患者さんは、ホスピス緩和ケア病棟には入院できませんが、右にあげた**ホスピス緩和ケア外来や緩和ケアチームがある一般病院の病棟、または在宅ホスピス・在宅緩和ケアで緩和ケアを受けることができます。**

ホスピス緩和ケアに携わる者の願い

ホスピス緩和ケアのスタッフは、「今日一日穏やかに過ごしていただきたい」という思いでケアにあたります。日々その繰り返しです。患者さんやご家族にとって体や心の負担となることがあれば、それを減らしていきます。

治らない病気を抱えた方とそのご家族の中では、「一日でも長く生きたい」という思いと、「苦痛が少なく穏やかに過ごしたい」という思いが交錯します。しかし、「一日でも長く生きたい」、「生きてほしい」という思いで受けている抗がん治療が、かえって体と心の負担になっているのであれば、それを止めることも選択肢の一つです。治らない病気を抱えていても、よりよく生きていただきたいというのが、我々ホスピス緩和ケアに携わる者の願いです。

地域に展く緩和ケア・目　次

みどりの杜病院に来て、見て、出会って

みどりの杜病院で出会った人々

患者さんとご家族と私たちと。忘れられない時間《とき》

ゆたかに支える

ひととき

完全独立型ホスピス

みどりの杜病院の実践

在宅・ホスピス・病院、どこでも緩和ケアが受けられる地域に

原口　勝

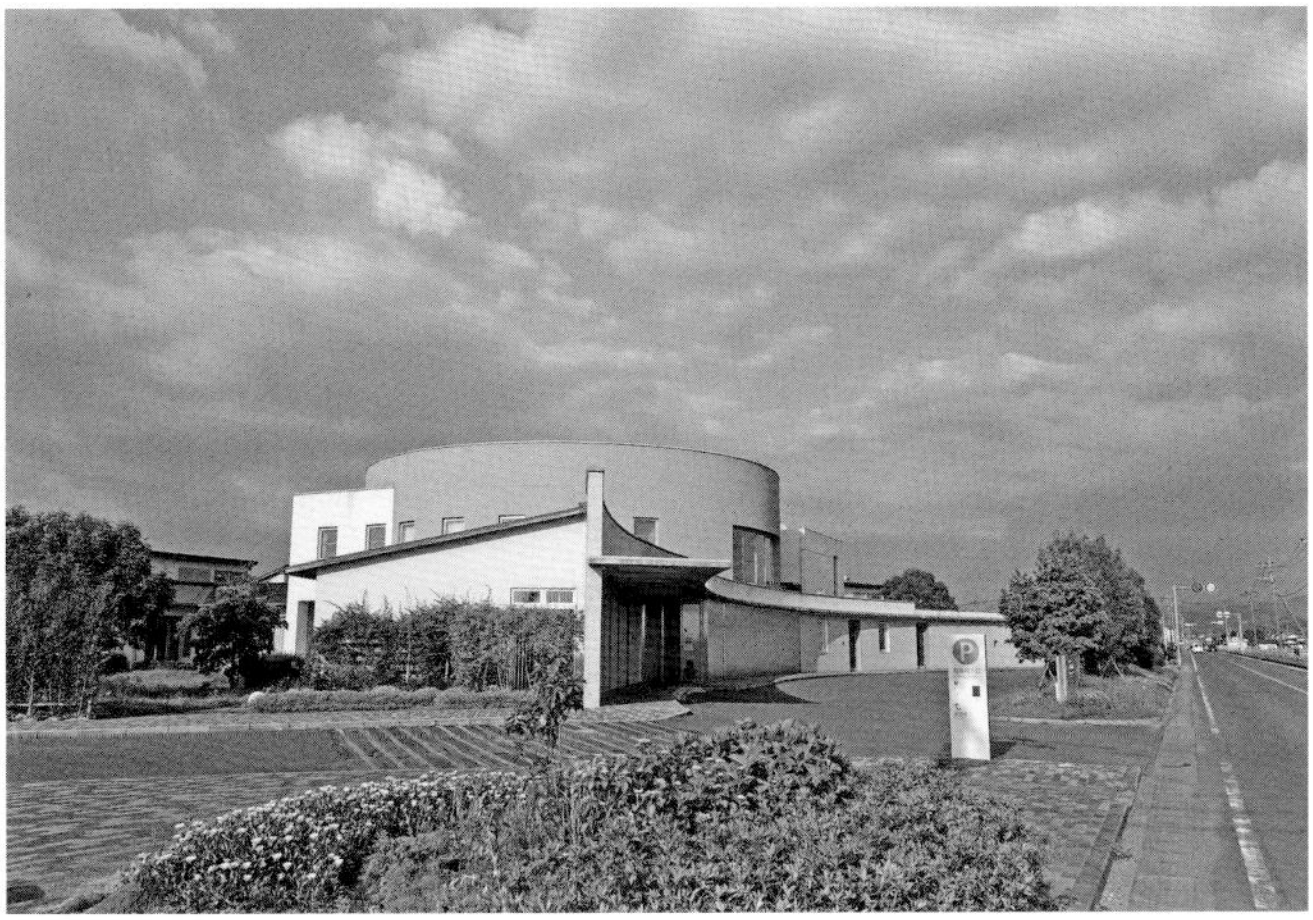

完全独立型ホスピスの取り組み——地域に受け入れられるまで

八女筑後医療圏の緩和ケアの背景

福岡県の南東部に位置する八女筑後医療圏は、八女市、八女郡広川町、筑後市の三つの自治体を含んでいます。地域の自治体病院である公立八女総合病院（三三〇床）（以下、公立病院）が二〇〇五年に地域がん診療連携拠点病院となり、二〇〇六年に緩和ケアチームが発足、活動を始め、二〇一一年に約二キロ離れた地に完全独立型ホスピスみどりの杜病院を開設し、三十床を移管しました。三十床全て個室ですが、二十一室は室料無しで九室は差額ベッド代を徴収することとしました。

全国に六施設ある完全独立型ホスピス

日本のホスピス緩和ケア病棟には三つの形式があります。

①院内病棟型：病院内の一病棟としてホスピス緩和ケア病棟を持つ病院
②院内独立型：病院の敷地内に、独立した建物としてホスピス緩和ケア病棟を持つ病院
③完全独立型：ホスピス緩和ケアを専門とし、独立した建物でケアを提供する病院

日本の緩和ケア病棟入院料届出受理施設は二〇二〇年一月十五日の時点で、三六九施設です。その内訳は、

院内病棟型三〇六、院内独立型五十七、完全独立型六です。完全独立型の六施設は、神奈川県の日野原記念ピースハウス病院（二十二床）、京都府の薬師山病院（五十床）とあそかビハーラ病院（二十八床）、大分県の大分ゆふみ病院（二十四床）、福岡県の聖ヨハネ病院（二十床）とみどりの杜病院（三十床）です。

その中でみどりの杜病院は、初の公立の完全独立型ホスピスということになります。

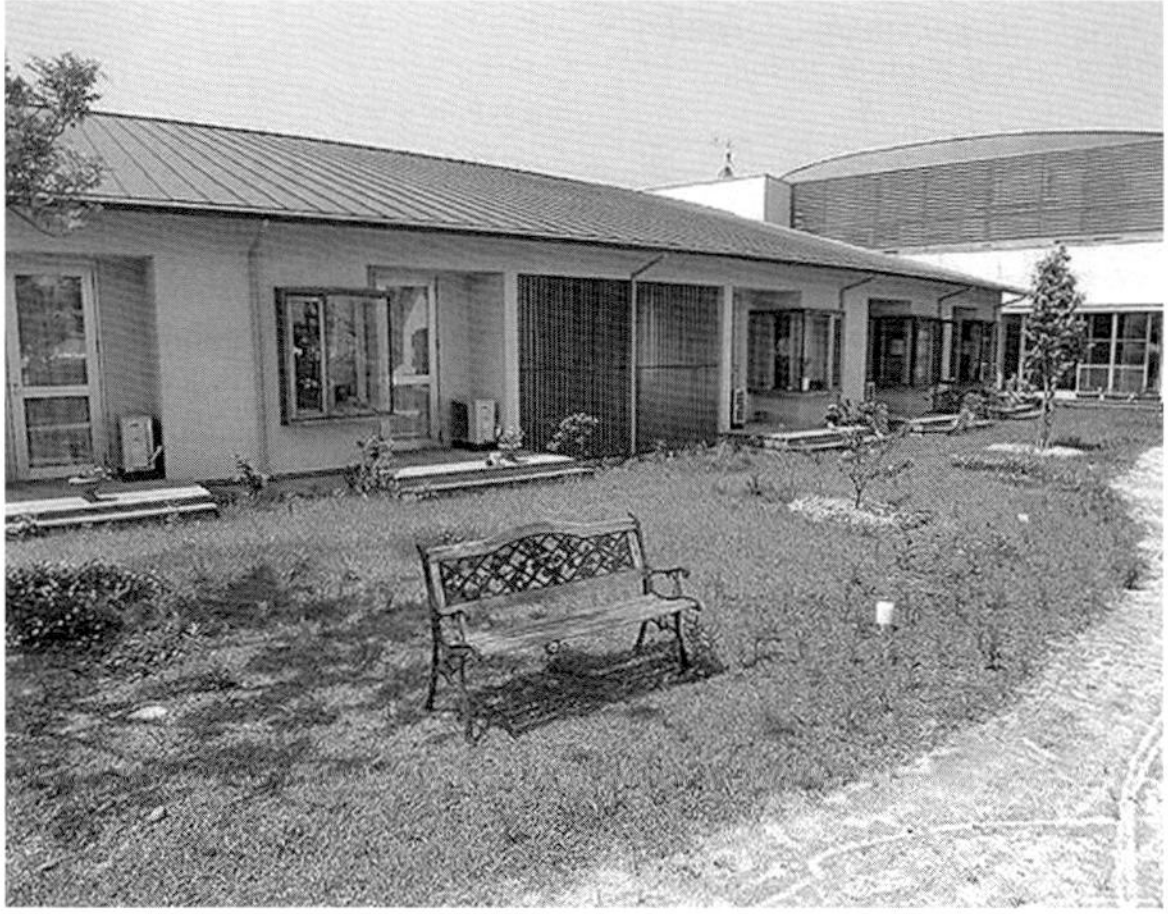

病院の中庭。各部屋の窓は庭に向かって開き、患者さんやご家族は散歩したり、ベンチに腰掛けてひと休みしたりできる

みどりの杜病院の当時の課題

ホスピス緩和ケア病棟に入院した場合、医療費は健康保険が適用されます。また、高額療養費制度も適用されるので、自己負担限度額の支払いですみます。手続きは、入院前に自分が加入する健康保険の窓口（市役所、社会保険事務所等）に保険証や印鑑を持参して「限度額適用認定証」を交付してもらい、病院に提出すれば適用されます。

みどりの杜病院ではこの他に、食事代と室料が自己負担となります。また、現在は廃止していますが、二〇一五年十月までは、全ての部屋で一日一八〇〇〇円の施設使用料（テレビ代・冷蔵庫代・ランドリー代など）が自己負担となっていたため、地域では「入院費が高い」と認識され、経済的な理由で入院が困難となるケースもありました。

また、「ホスピスは一度入ったら出られない、死を待つ場所」という認識もあり、入院を敬遠されることも度々ありました。さらに医師・看護師の勤務体制が安定せず、入院患者数を制限する時期もありました。

みどりの杜病院の新たな取り組み

私は福岡市南区の那珂川病院で緩和ケア医として病棟、外来、在宅という三つの形態で勤務していたのですが、あるきっかけで同病院の緩和ケア医として二〇一二年八月から故郷八女で週一で訪問診療を行うようになり、翌年六月からは公立病院の非常勤医として緩和ケア、在宅医療を推進する一端を担うことになりました。具体的な活動は、山間地に点在する患者さんの自宅を訪ねて行う在宅緩和ケアや、がん診療連携拠点病院である公立病院に緩和ケア外来を開くことでした。こうした経緯があったので、二〇一五年にみどりの杜病院の院長に就任したのち、緩和ケア、在宅医療を展開する以下の改革を行ったのは自然な流れでした。

二〇一五年の改革

1.それまで那珂川病院から出向き、非常勤医として公立病院の緩和ケア外来を担当していたのですが、二〇一五年四月にみどりの杜病院院長に着任してからは、公立病院に出向いて正式に「緩和ケア外来」を担当するようになりました。ちなみに、みどりの杜病院から公立病院までは車で五分の近さです。

緩和ケア外来は、訪問診療の窓口の役割も果たしました。

2.同時に、同年五月にみどりの杜病院に「在宅医療推進室」を設置して訪問診療を開始しました。

表1　緩和ケア病棟の入院料（1日あたり）（厚生労働省診療報酬改定　2020年）

緩和ケア病棟入院料1		緩和ケア病棟入院料2	
30日以内	52,070円	30日以内	49,700円
60日以内	46,540円	60日以内	45,010円
61日以上	34,500円	61日以上	33,980円

3．同年九月から、公立病院の一般急性期病床の中に緩和ケア科の入院を受け入れるようになりました。「在宅診療科」の非常勤医師が主治医となり、私はみどりの杜病院の緩和ケア外来担当医として診療を補佐しました。これにより、緩和ケア外来や在宅診療科からの緊急入院にも、公立病院がバックベッドとして対応することができるようになりました。

4．同年十月より緩和ケア病棟の施設使用料の徴収を廃止しました。それにより経済的な理由で入院が困難であった方の入院も可能となりました。併せて有料個室の室料を減額しました。

緩和ケア病棟の入院料

緩和ケア病棟の入院費は健康保険が適用され、定額制です。高額療養費制度の適用されるので、ホスピスに入院した場合も一般病院に入院した場合も一カ月の入院費の自己負担額は同程度となります。

二〇一八年の厚生労働省の診療報酬の改定により施設基準が条件により二つに分類され（表1）のようになりました。表内で緩和ケア病棟入院料が1と2に分かれています。1の場合診療報酬は高くなります。ただし、患者さんの入院日数の平均が三十日未満で、待機日数の平均が十四日未満であること、あるいは、在宅（保険医療機関でない施設を含む）退院率が一五％以上であること、という条件のどちらかを満たす必要があります。

表2　みどりの杜病院の入退院の実績と職員の勤務実態の推移　（単位：人）

年度	2011	2012	2013	2014	2015	2016	2017	2018
年間入院患者数	134	140	154	70	161	220	199	208
年間退院患者数	134	142	155	75	149	216	203	227
年間看取り数	124	129	140	68	138	197	185	204
一日平均患者数	14.2	17.1	18.5	10.9	17.9	25.3	25.4	25.6
医師数	3	4	4	2	3	3	4	4
看護師数	21	22	21	23	23	24	25	25
ケアワーカー数	5	4	4	4	4	4	3	3

＊職員数は年度初めの数。ケアワーカーは看護業務を補助する職種

しかし、この条件下では、ホスピスに入院することにより状態が安定した患者さんは、入院期間が一カ月を超えると自宅に帰るか他の施設を探さなければなりません。みどりの杜病院は在宅緩和ケアを行っていますから退院されても診療は継続できますが、八女筑後地域の住人の就労形態から、自宅に帰っても日中は家族が不在で実質は独居という方が多く、入院しているほうが本人もご家族も安心というケースが多くあります。

こうした地域の事情も考えて、みどりの杜病院は緩和ケア病棟入院料1を選択せず、入院期間を条件としない方針であえて2を選択しました。そのため実際に状態が安定して入院期間が半年、一年という患者さんもいらっしゃいます。

病院経営の安定に向けて

入院診療の実績

みどりの杜病院の入退院の実績と職員の勤務実態の推移を表2に示します。年間入院患者数、年間退院患者数、年間看取り患者数、一日平均患者数は、いずれも二〇一一年度〜一三年度は増加傾向にあ

表3　みどりの杜病院退院時の転帰

	2015年度	2016年度	2017年度	2018年度
退院件数	149	216	203	227
看取り	138	197	185	204
外来通院	5	14	7	9
在宅診療	3	3	10	11
介護施設入所	1			
転　院	2	2	1	3

りましたが、一四年度は医師が二名に半減し、入院患者数が減少しました。二〇一五年度～一六年度にかけて入院患者数は急増し、二〇一六年度は経営が黒字化しました。二〇一七年四月より、みどりの杜病院の常勤医師が私を含めて四人となり、三人が病棟に専従し、私が在宅診療に専従する体制となりました。

みどりの杜病院退院時の転帰（病気が進行していく次の段階の状態のこと）の推移を表3に示します。約九〇％は看取り（死亡退院）ですが、外来通院や在宅診療に移行する場合もあります。また、抗がん治療や精密検査を希望してがん診療連携拠点病院に転院するケースや、骨折などの合併疾患の治療を目的に転院するケースもありました。

病院医師・看護師の確保と入院患者数の増加

完全独立型のホスピスは、入院患者の確保だけでなく、スタッフの確保を継続的に行わなければ経営を維持できません。開院後、徐々に体制が整えていき二〇一一年度～一三年度の入院患者数は漸増していました。しかし二〇一四年度には医師や看護師の体制が充足せず、入院を制限したために入院患者数が減少したと考えられます（図4）。

しかし、上野裕子医師と丸山寛医師が就任し、二〇一五年度には私が就任

図 4　入院・退院数と看取り数の推移

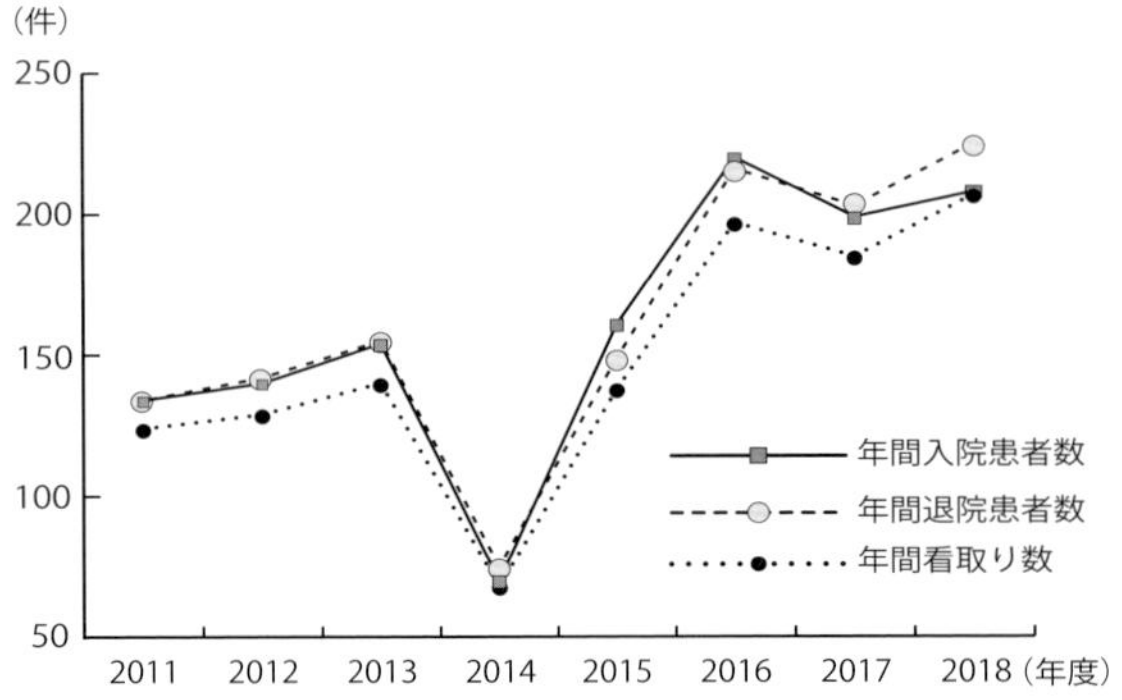

図 5　入院患者の住所

2015 〜 2019 年度（5 年間）の初回入院総数：975 人

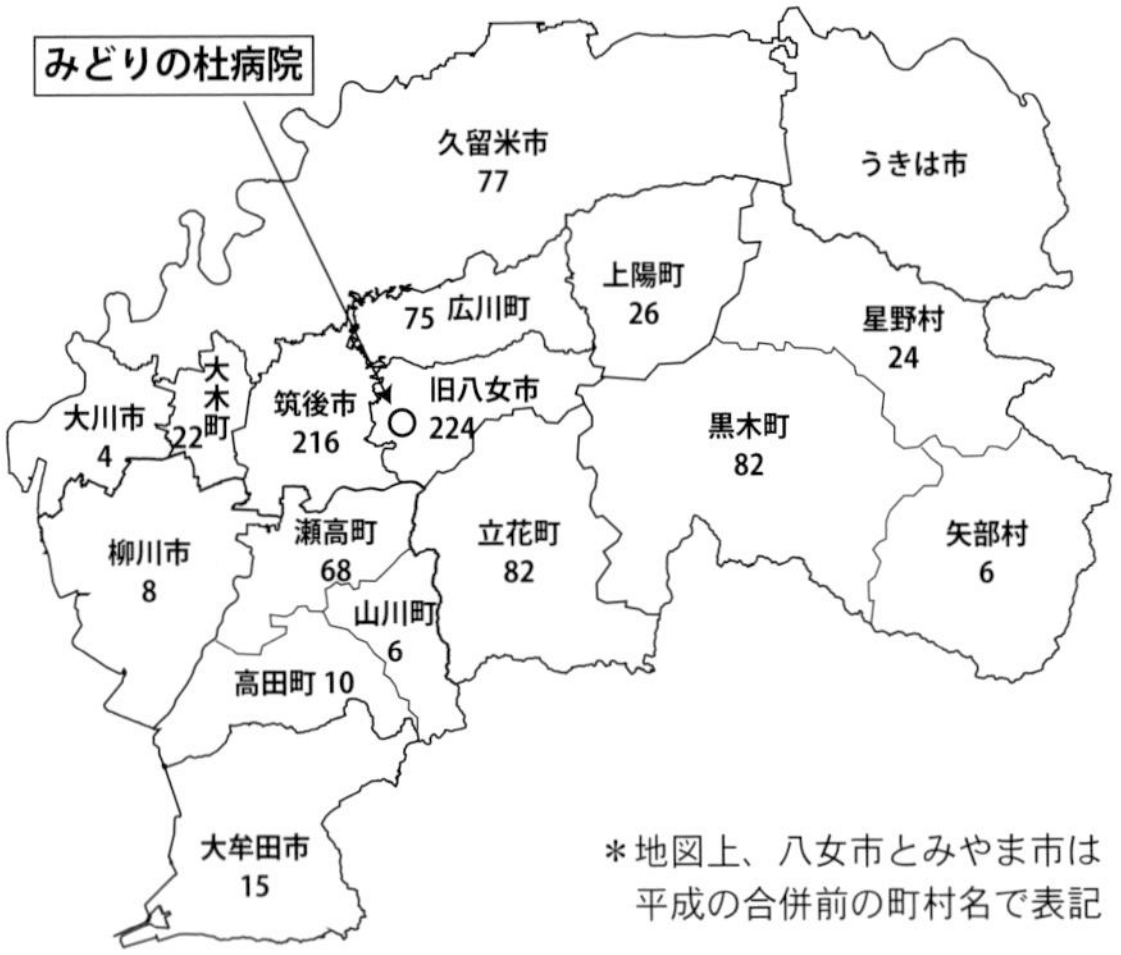

＊その他の内訳
福岡県内の他市郡　18
佐賀県　6 ／熊本県　3
その他の県　3

＊地図上、八女市とみやま市は
平成の合併前の町村名で表記

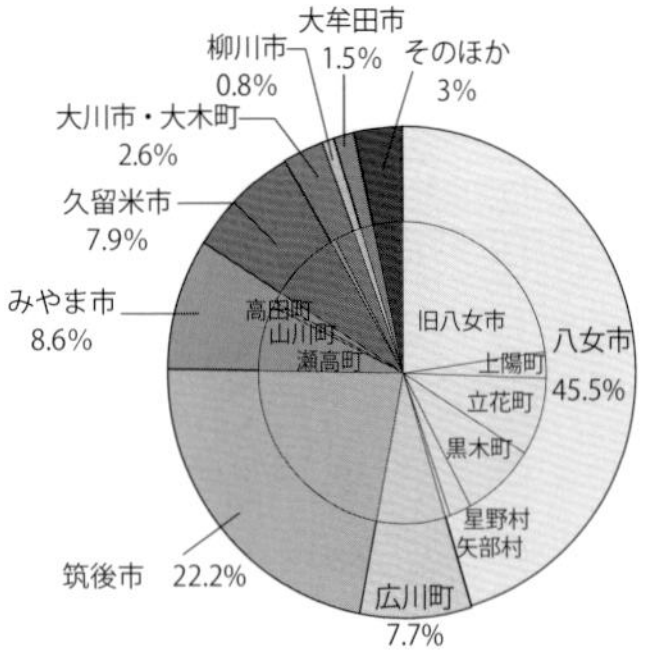

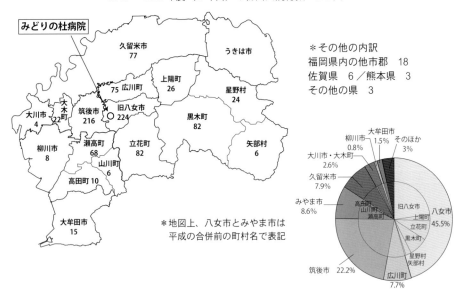

し、医師の人員確保ができて体制が整ったので入院患者数は回復しました。その後もう一人脇田和博医師が勤務し、現在（二〇二〇年）は四人体制です。

二〇一六年度に激増したのは、

1．施設使用料の廃止や室料の減額などで患者さんの経済的負担が軽減したこと

2．がん診療連携拠点病院である公立病院にみどりの杜病院から緩和ケア医として私が出向いて緩和ケア外来を開設したこと

3．院内に在宅医療推進室を設置して在宅医療を地域に展開するなど、新しい診療体制を整えたことなどが大きな要因になっていると考えられます。そのほかにも、

4．入院しても、体調が回復して退院することもあること

5．体験入院やレスパイト入院もあり、その後に自宅や介護施設に戻る場合もあるということなどが周知されてきて、「ホスピスに入ったら死を待つだけ。一度入ったら出られない」という死に場所としてのイメージも少しずつ変わってきたと考えられます。

二〇一五～一九年度の初回入院総数は九七五人で、地域別の内訳を図5に示しています。

看取りの場としての稼働率

表4は二〇一七年の医療統計で、八女筑後医療圏に住む人のがん死について、死亡の場所別に公表されているデータです。表5は同じく二〇一七年のみどりの杜病院において、八女筑後医療圏に住む人の緩和ケア病棟での看取りと在宅看取り数です。二〇一七年は、介護施設での看取りはなかったので、在宅看取りは全

表4　八女筑後医療圏の悪性新生物（がん）に因る死亡の場所別の死亡数（2017年）

総数	病院	診療所	介護老人保健施設	老人ホーム	自宅	その他
470	399	3	1	16	47	4

表5　みどりの杜病院における八女筑後医療圏に住むがん患者の看取り数（2017年）

総数	緩和ケア病棟での看取り	自宅での看取り	介護施設での看取り
170	139	31	0

て自宅での看取りでした。

二つを比較すると、八女筑後医療圏に住む人の病院での看取りの約三分の一、自宅看取りの約三分の二をみどりの杜病院で行っているという結果でした。

二〇一五～一九年の五年間で、地域の人たちにみどりの杜病院の働きが周知され、緩和ケアや在宅医療が馴染んできた感があります。経営的にも安定しました。その背景にはこれまで述べてきたような要因、また次章につづくスタッフの努力とチームワークが功を奏したのではないかと思います。

「よく看て（診て）もらった」という評価

しかし、最も大切なことは、患者さんやご家族に「よく看て（診て）もらった」という評価をもらい、それが地域に浸透し、いわゆる口コミが増えたことです。緩和ケア病棟で行われるケアを「良し」と評価してもらってこそ、種々の施策が生きてくるのだと思います。

次に、病棟の稼働率を上げる一因となった、施設使用料廃止のきっかけをつくってくださった患者さんとの出会いを紹介します。

施設使用料の廃止

篠原利江さん（九十一歳）は膵がんと診断されましたが、高齢であり抗がん治療は行わないことになりました。賃貸ビルに一人暮らしで、生活保護を受けておられ、ご主人を四十三年前に脳梗塞で亡くし、長男さんを二年前に心筋梗塞で亡くしていましたが、幸い近くに妹さんが住んでおられ、買い物などを手伝ってくれていました。

かかりつけ医からの紹介で、公立病院の緩和ケア外来を受診され、そこで私は出会ったのですが、時々腹痛や腰痛があり、「自分が死んだ後に準備しなければならないことを考えると眠れなかったり、食欲がないこともある」と不安がつのっている様子でした。洗濯や掃除は自分でできていましたが、食事の支度に困っており、自分で薬の管理をすることができないので、訪問看護師やヘルパーが支援していました。

しだいに痛みが強くなり、通院を続けるのは難しく、訪問診療に移行することになりました。鎮痛剤で痛みが緩和し体調が回復して、四カ月ほどは在宅ケアを受けて穏やかに過ごされましたが、徐々に倦怠感が強くなり、ホスピスへの入院を希望されるようになりました。

当時、みどりの杜病院は全ての病室で施設使用料一日一八〇〇円（テレビ代・冷蔵庫代・ランドリー代など）を徴収していました。しかし、この使用料について地域の福祉事務所は、「施設使用料を払えるのであれば、生活保護の対象にはならない」と判断しており、生活保護を受けている患者さんはみどりの杜病院に入院することができませんでした。みどりの杜病院の院外診療である緩和ケア外来や訪問診療の患者さんが、みどりの杜病院に入院できないということは社会的な問題であると考えた私は、経営母体や管理者に働きかけて施設使用料の徴収を廃止しました。そうして篠原さんはみどりの杜病院に入院することができました。入院期間は約二カ月でしたが、妹さんや長女さんが度々面会に訪れて穏やかに過ごされ、ご家族やスタッフに感謝の言葉を何度も繰り返しながら亡くなられました。

病院の中だけで働いていると、自分たちが行っている医療行為が外部からどう評価されているかわからないことがあります。公立病院の緩和ケア外来や在宅診療という院外での診療を行ったことで、「ホスピスは入院費が高い」と地域で評価されていることと、実際に生活保護を受けている方は入院できないという現実を目の当たりにしました。

今回、施設使用料を廃止したことで、「他の病院に入院するのもホスピスに入院するのも自己負担金は同じ」と認識されるようになり、結果的にホスピスに入院しやすくなったことで病棟の稼働率が上がり、施設使用料から得ていた以上に大きく収入が増えることになりました。

中にいるとどうしても見過ごしがちな、費用面でのホスピスの敷居の高さを緩和するきっかけになってくれた篠原さんとの出会いでした。

山間部の訪問診療

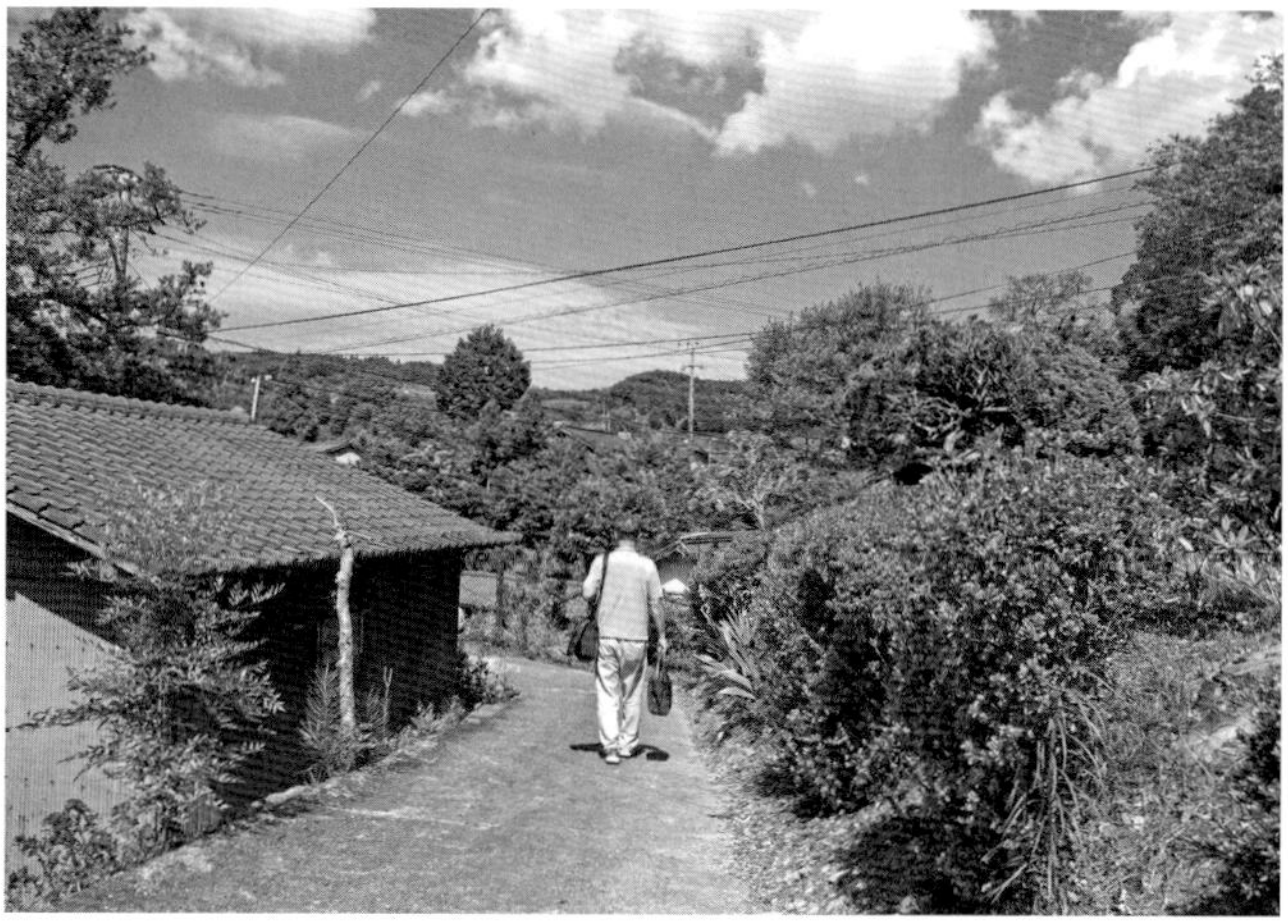

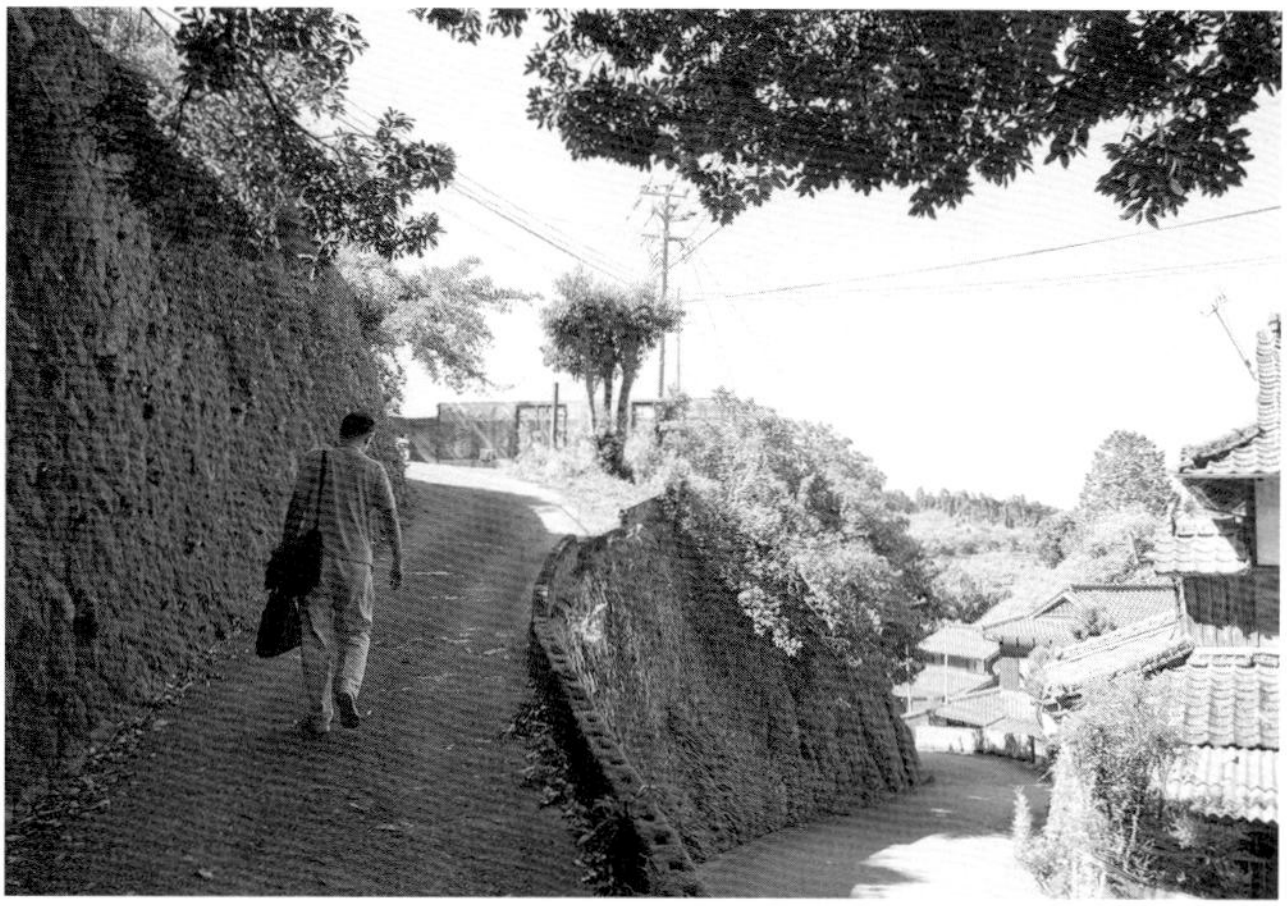

家と行き来ができるホスピス——ホスピスが行う訪問診療

八女筑後医療圏の在宅診療（二〇一三年度）の実態

日本では、緩和ケア病棟を有する病院の約三分の一は在宅診療を併せて行っています。完全独立型ホスピスの六施設の中で在宅診療を行っているのは、京都府のあそかビハーラ病院と大分県の大分ゆふみ病院と福岡県のみどりの杜病院です。その中で在宅診療部門を併設して、定期的に訪問診療を行っているのはみどりの杜病院だけであり、全国でもユニークな取り組みです。

福岡県の南東部に位置する八女筑後医療圏（八女市・筑後市・八女郡広川町）は広大な山間部を抱え（図6）、農林業が主産業で高齢化と過疎化が進んでいます。二〇一三年の統計をみると、人口一三万四六二〇人、そのうち一年間のがん死亡数は四九二人でした。また、同年度の八女筑後医療圏での在宅ホスピスに関する調査で、在宅療養支援診療所は十六、二十四時間対応の訪問看護ステーションは二施設でした。在宅ホスピスに携わった診療所は十一で、病院は四、地域全体で一年間に在宅ホスピスに携わった総数が診療所は二十、病院は四十、一年間の在宅看取りの件数が診療所は十六、病院は十六でした（表6）。

図６　八女筑後医療圏の地形
福岡県の南東部に当たる八女市は山間部が市域の大部分を占めており、みどりの杜病院は狭い平野部のほぼ中央に位置する

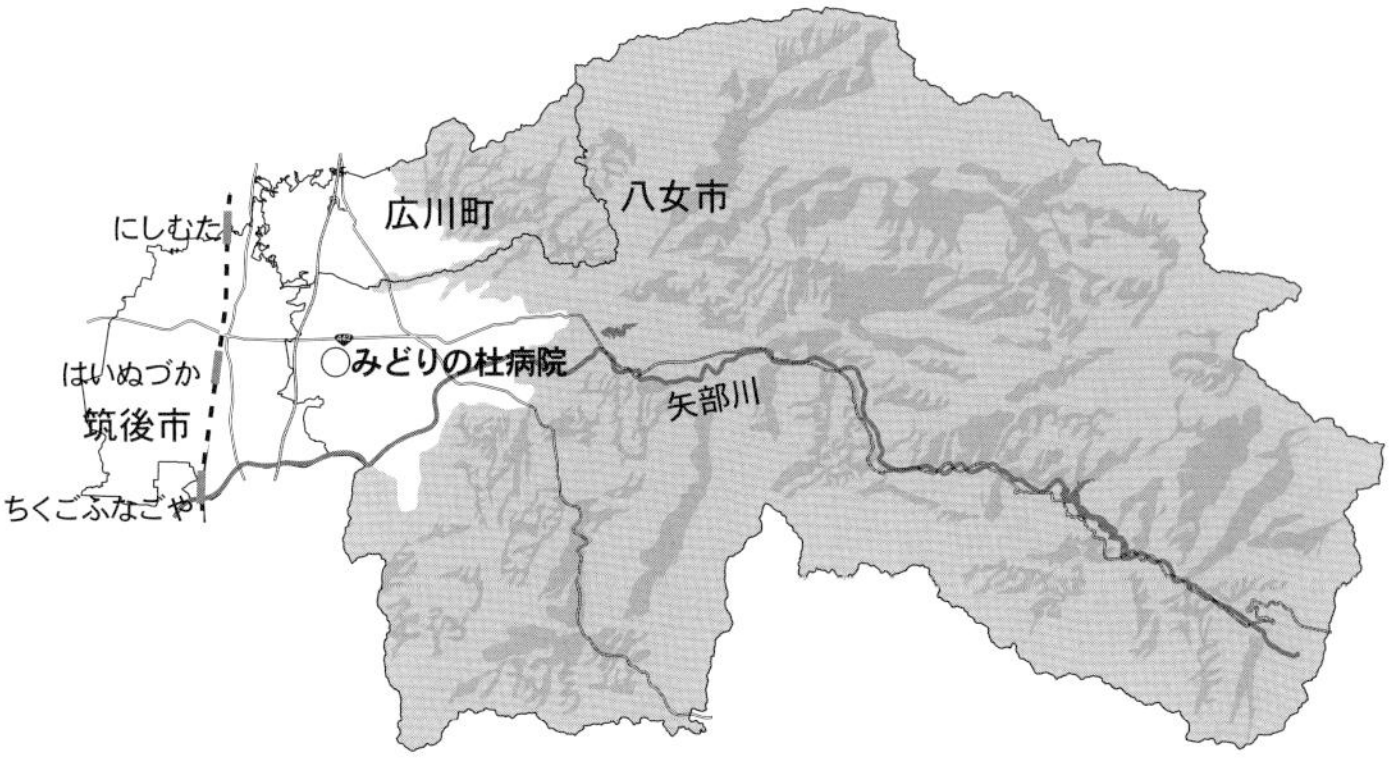

表６　八女筑後医療圏の在宅ホスピスの調査報告（2013 年度）

	診療所	病　院	計
在宅ホスピスに携わった医療機関	11	4	15
１年間に在宅ホスピスに携わった件数	20	40	60
１年間の在宅看取りの件数	16	16	32

『がん医療・がん在宅医療ガイドブック〈筑後版〉』（木星舎）より引用

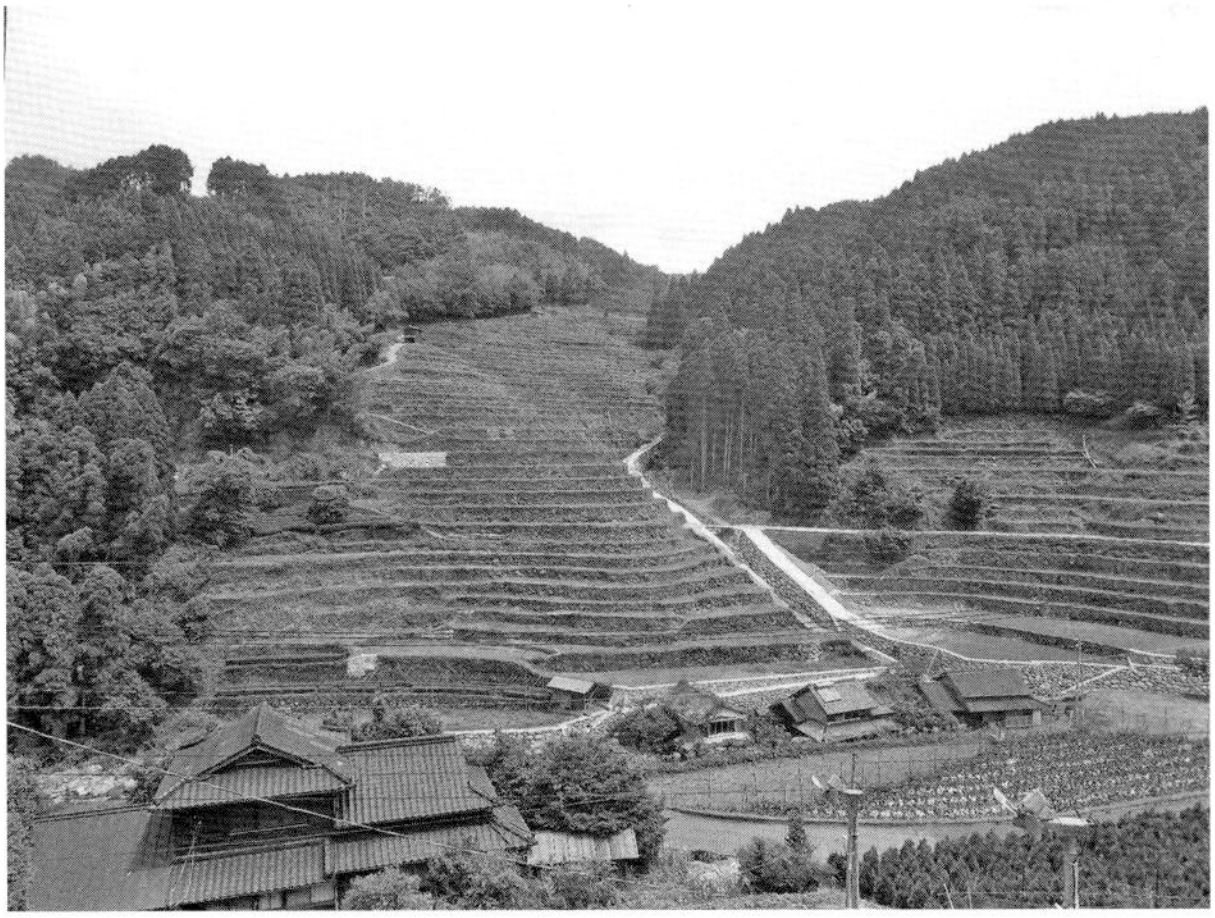

八女市山間部の棚田

在宅医療推進室の設置

二〇一五年五月、みどりの杜病院に在宅医療推進室を設置して訪問診療を開始しました。訪問診療に携わる医師は、院長兼室長の常勤医師の私と、公立病院の在宅診療科の非常勤医師一名であり、それぞれ入院患者の診療の傍ら分担して訪問診療を行いました。

訪問診療は原則として月・火・木曜日の午前中に行い、みどりの杜病院の院内薬局で処方を行いましたが、院内薬局は平日の日勤帯と土曜日の午前中の勤務体制をとっているため、調剤業務が業務時間内に終わるように処方のオーダーを午後二時までにすませました。処方された薬剤は、家族がみどりの杜病院に受け取りに来ることが原則でしたが、多くは訪問看護ステーションの看護師が受け取って患者宅に届けました。

また、土曜日の午後や日祝日には公立病院の薬局で処方を行いました。その場合、私が公立病院に出向いて処方を行ったり、公立病院の救急外来の医師に処方を依頼したりすることもありました。また、夜勤帯や日祝日の往診（計画的な訪問診療以外に緊急事態などに患家に出向いて診療を行うこと）や在宅看取りについては私が対応し、出張などで不在の場合には公立病院の外科の待機医師に診療を依頼しました。

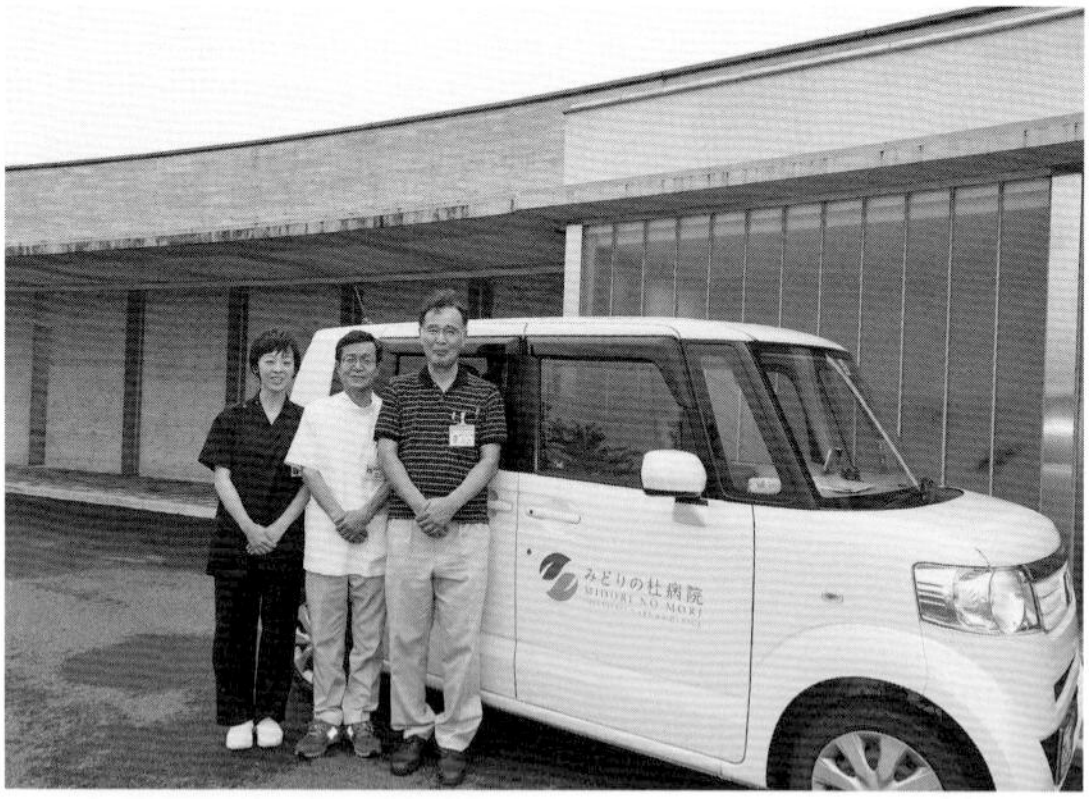

はじめた当時の訪問診療スタッフ。（左から）岩田明寿香看護師、津留俊臣医師（公立病院の非常勤医師で在宅診療担当）、原口勝医師

在宅医療推進室には看護師が三名所属しました。高畠副院長が副室長を務め、業務を兼任、一人は非常勤の緩和ケア認定看護師、一人は緩和ケア病棟からのローテーションで配属される常勤の看護師でした。その主な業務は次の通りです。

・公立病院の緩和ケア外来を介した、公立病院や他の医療機関からの訪問診療依頼の受付・調整など
・地域の訪問看護ステーションとの連絡・調整業務
・訪問診療に同行し、患者の病状の把握、家族・家庭の状況把握、服薬状況の把握
・ケアマネジャーや訪問看護師やヘルパーとの情報交換
・必要物品の準備と処置の介助
・院内薬剤部への処方の依頼と確認

二〇一七年四月より、みどりの杜病院の常勤医師が四人となり、三人が病棟に専従し、私は在宅診療に専任する体制となりました。それとともに訪問診療は月・火・水・木・金の午前中に行うことになりました。私が出張している場合には、病棟担当の医師に診療を依頼しています。

訪問診療の実績

訪問診療の推移

二〇一五〜一九年度の五年間の新規の訪問診療件数を、紹介元の医療機関別、がんまたは非がんの疾患別、平野部か山間部の訪問先別、自宅か介護施設かの療養の場所別に調べました（表7）。

表7　みどりの杜病院の新規訪問診療件数

	年度	2015	2016	2017	2018	2019
新規の件数		75	74	71	70	77
紹介元の医療機関	公立八女総合病院	62	52	54	38	29
	その他	13	22	17	32	48
疾　患	がん	73	71	69	65	66
	非がん	2	3	2	4	11
訪問先	平野部	59	54	47	53	61
	山間部	16	20	24	17	16
療養の場所	自宅	69	71	69	65	73
	介護施設	6	3	2	5	4

表8　みどりの杜病院の在宅診療からの転帰

		2015	2016	2017	2018	2019
終了した件数		68	76	70	65	76
在宅看取り		37	35	44	30	51
	自宅	33	35	44	28	47
	介護施設	4	0	0	2	4
緩和ケア病棟で看取り		20	27	19	28	15
一般病棟で看取り		9	14	7	5	4
一般救急外来で看取り		1				2
自宅で検死		1				1
他院に転医					2	3

新規の訪問診療の件数は二〇一五年度～一九年度は七十人台とあまり変わりませんが、公立病院以外の医療機関からの紹介が増えてきました。また二〇一九年度は、非がんの依頼が増え、呼吸不全が四件、心不全が二件含まれます。

在宅診療からの転帰

さらに在宅診療からの転帰を、在宅看取り（自宅・介護施設別）、緩和ケア病棟での看取り、一般病棟での看取り、一般救急外来での看取り、自宅での検死、経過中（他院に転医）に分けて調べました（表8）。

一般救急外来での看取りというのは、急変時に救急搬送が行われて、病院の救急外来で看取りになった場合です。また自宅での検死は、急変時に救急要請があり、救急隊が駆けつけた時にすでに心肺停止で死後硬直もあり、警察による検視が行われた場合です。在宅ケアにおいて体調に変化があったり急変した場合には、本人とご家族にはまず訪問看護師に電話連絡をするように伝えていますが、急変時にご家族がパニックになって一一九番通報をして、救急病院に搬送となることがあります。その場合に自宅で呼吸が止まっていても、救命処置を行いながら搬送となり、救急外来で死亡確認が行われることがあります。

また、在宅ケアを受けていた患者さんが体調が回復した場合などに、訪問診療も訪問看護も必要ないということで一旦中止になることがあります。その後かかりつけ医もなく経過している間に、自宅で急変して心肺停止した場合には、救急通報をしてもその場の状況により自宅で検死が行われることがあります。定期的な通院や訪問診療を受けている場合には、かかりつけ医が往診して死亡確認を行い、死亡診断書が発行されます。

他院へ転医というのは、外来通院が困難という理由で訪問診療を開始した患者さんが、体調が回復して紹介元の医療機関に外来通院ができるようになり、訪問診療を中止した場合です。

二〇一九年度は在宅看取りが五十一件と最も多くなりました。それに伴い緩和ケア病棟や公立病院の一般病棟に入院してからの看取りが減りました。在宅看取りの割合が六七％と増えています。

在宅ケアを促す取り組み

在宅に移行を促すタイミングと安心の保障

在宅ケアへの移行を円滑に進めるためには、外来または病棟において在宅ケアを促す働きかけが必要です。在宅ケアの窓口である、公立病院の緩和ケア外来に通院中の患者さんの場合、症状が増悪したり生活機能が低下して通院困難が予測されたら、早めに介護認定調査を促したり、在宅ケアについての説明を行っています。また、公立病院に入院中の患者さんから在宅ケアの希望が出れば、病室を訪問し「退院したら、その日から訪問看護が入れます。訪問診療もいつでも開始できます。在宅でも病院と同じような診療を行うことができます」と説明しています。その上で、多職種による退院前カンファレンスを開き、退院に至ります。

八女筑後地域は過疎化が進み、独居または家族が居ても昼間は一人（いわゆる日中独居）という環境や、老々介護が多いのが現状です。自宅で過ごしたい気持ちはあるものの、家族の介護負担を考慮してホスピスへの入院を希望する場合もあるので、「ホスピスに入っても体調が回復したら退院できます。自宅療養と入院療養を行き来することができます」と療養の場所は希望に応じて変えることができると説明しています。

急性期病院では入院時から退院調整が始まります。その退院調整の中に、在宅ケアやホスピスでの診療の経験を持つ医師や看護師が緩和ケア外来という形態で関わることで、在宅ケアへの移行やホスピスへの転院が円滑になると考えられます。

みどりの杜病院の院内に在宅医療推進室を設置したことは、在宅緩和ケアの資源が地域に一つ増えただけですが、これと緩和ケア外来が連動することで、療養の場所の選択肢が増え、外来〜在宅療養〜入院と患者さんの療養場所に動きが見られるようになりました。「在宅療養だけ」とか「ホスピスだけ」という選択肢ではかえって患者・家族が療養の場所を決めかねることになり、「療養の場所は変えられる」ということが意思決定を早める要因になると考えられます。

過疎化が進む地域の在宅診療事情

緩和ケアの医療資源には地域差があります。資源の多い都市部ではネットワークを構築して病診連携を図る取り組みが活発ですが、郡部の過疎化した地域では在宅診療に携わる医師・診療所が少ないのが現状です。

八女筑後医療圏では、

①山間部では移動距離が長く訪問診療に時間がかかり、採算が合わない。

②麻薬を処方しても件数が少ないために薬局が在庫を抱えやすいなど麻薬管理面の問題がある。

③郡部の診療所の医師が都市部に住んで診療所に通勤している場合もあり、夜間・日祭日の往診に対応が難しい。

などの要因があります。八女筑後医師会からも「山間部の訪問診療に携わる医師はほとんどいないので公立病院で担当してほしい」という依頼

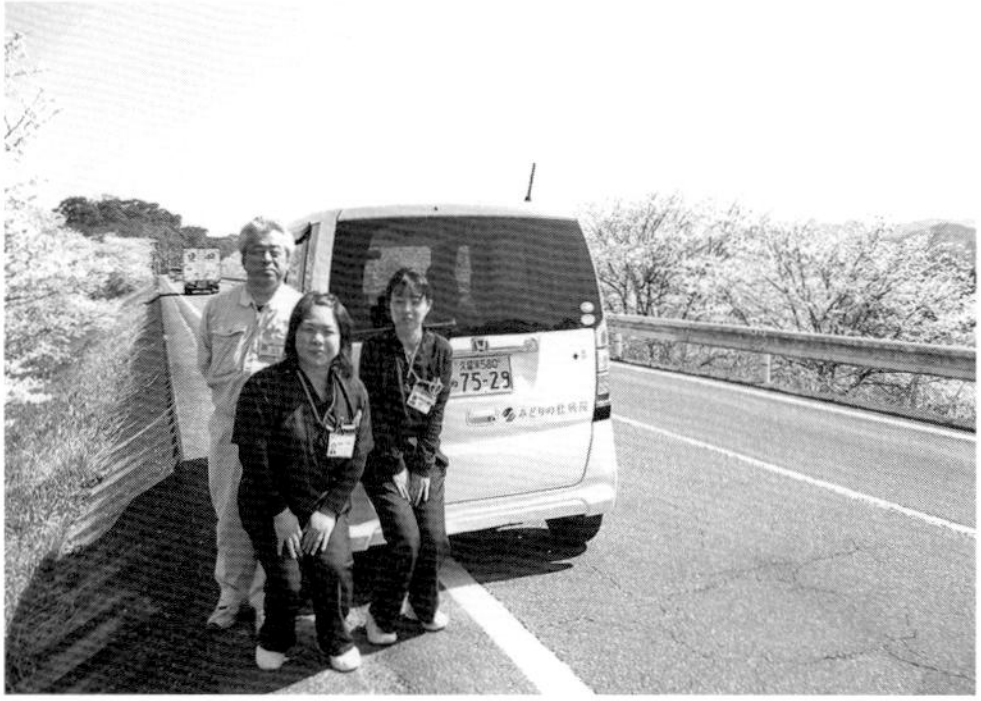

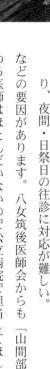

訪問診療に向かう途中で

図７　みどりの杜病院の訪問診療先
2015 ～ 2019 年度（５年間）の新規訪問数：367 件

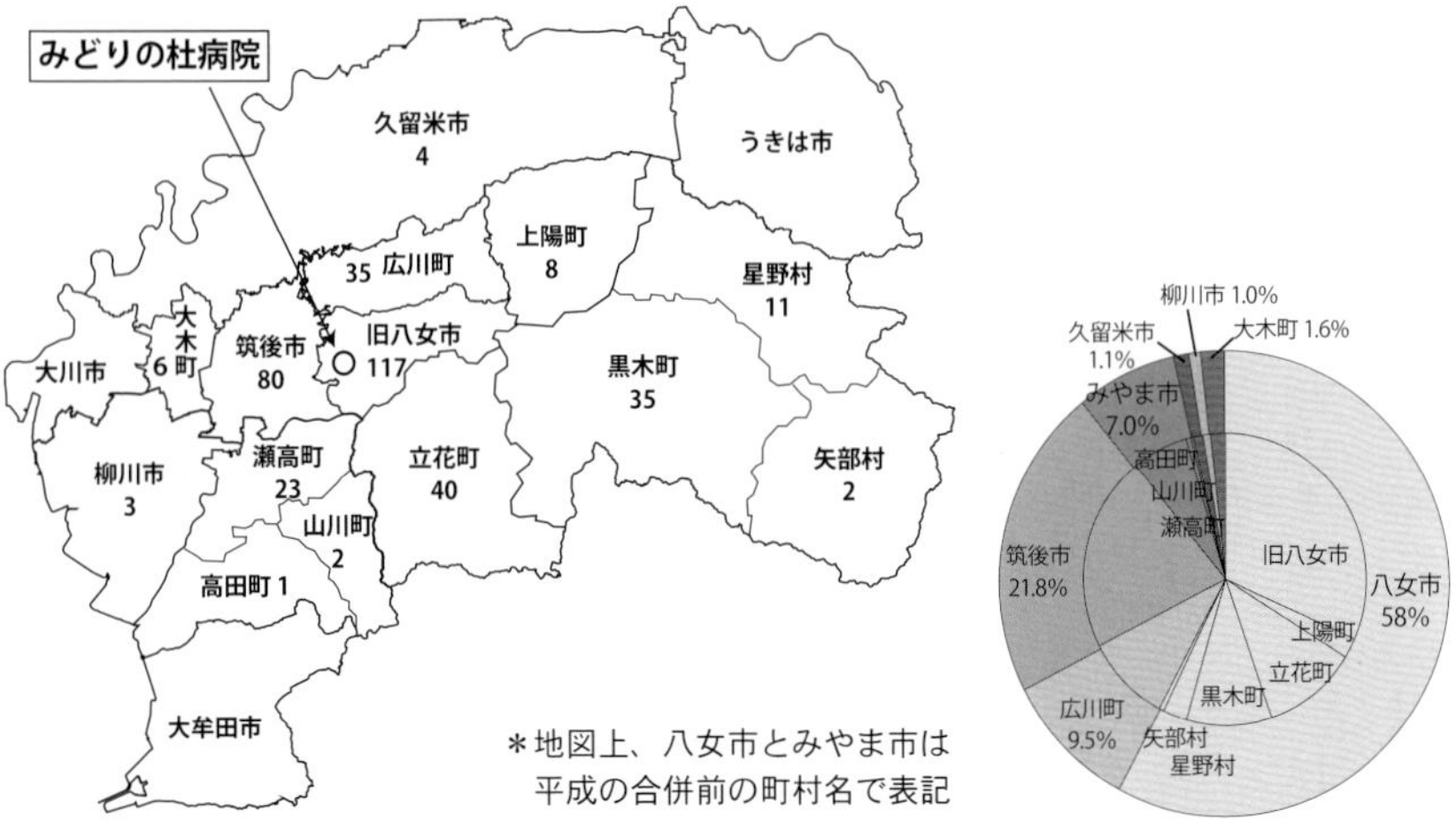

＊地図上、八女市とみやま市は
平成の合併前の町村名で表記

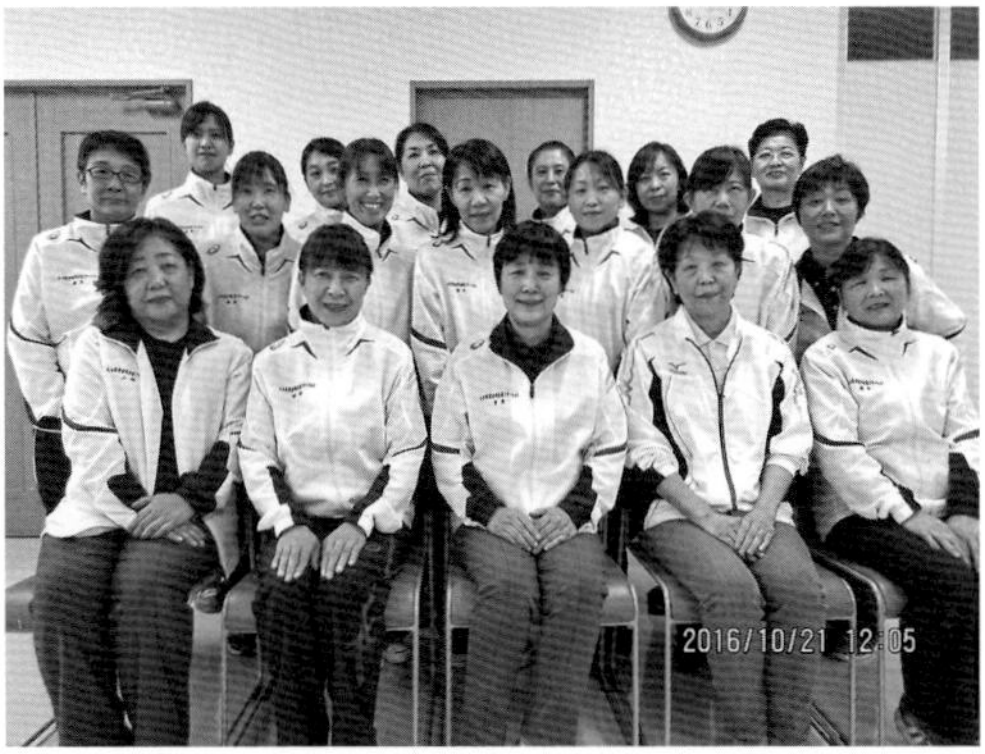

八女筑後医師会訪問看護ステーションのスタッフ

がありました。

みどりの杜病院は公立なので、矢部村や星野村などの山間部の訪問診療であっても依頼があれば全て対応していますが（図７）、八女筑後地域の訪問看護ステーションが、山間部であっても積極的に熱心に訪問看護に取り組んでいることが、それを可能にしています。

今後、在宅緩和ケアの普及のために、緩和ケア医を増やし、緩和ケア病棟で緩和ケアの心や知識や技術に習熟した医師が在宅診療にも携わる体制を整えることが重要と考えています。

緩和ケア外来の設置──ホスピスの緩和ケア医が、がん診療連携拠点病院で開いた診療室

緩和ケア外来の実際

在宅医療推進室を設置する一カ月前、二〇一五年四月より、私はみどりの杜病院から在宅緩和ケア医として公立病院に出向いて「緩和ケア外来」を担当するようになりました。在宅緩和ケア医ががん診療連携拠点病院（公立病院）に出向いて緩和ケア外来を行うのは、全国でもユニークな取り組みです。

毎週火曜日と木曜日の午後に、一人三十分の枠で予約制としました。緩和ケア外来は、みどりの杜病院の訪問診療の窓口の役割も果たしました。緩和ケア外来には看護師が三名所属し、外来通院の患者さんの場合には、外科外来と外来化学療法室の看護師が交替で診療の介助にあたりました。担当の看護師は皆、訪問診療に同行した経験があります。

緩和ケア外来に院内の入院患者が紹介された場合にはその病室を訪問することもありましたが、その際は緩和ケアチーム専従看護師（緩和ケア認定看護師）が診療の介助にあたり、病棟との情報交換を担いました。外科外来の看護師と緩和ケアチーム専従看護師は、みどりの杜病院の緩和ケア病棟での勤務経験がありました。

公立病院内に緩和ケア科設置

二〇一五年九月から公立病院に「緩和ケア科」を設置して、一般急性期病床の中で入院を受け入れるようになりました。在宅診療科の非常勤医師が主治医となり、緩和ケア外来の担当医として私が協力して、緩和

ケア外来や在宅緩和ケアからの緊急入院にも対応することになりました。
その後、公立病院の緩和ケア科の病床は、
①ホスピス転院待ちの患者に緩和ケアを行う
②ホスピス入院を希望しない患者の緩和ケアを行う
③抗がん治療の継続を望む患者の緩和ケアを行う
④人工透析など、ホスピスでは行えない医療を受けている患者の緩和ケアを行う
などの機能・役割を担うようになりました。
二〇一八年四月から、緩和ケアチーム専従看護師が主に緩和ケア外来の看護業務を担当するようになり、外来の患者の依頼にも入院中の患者の依頼にも応じるようになりました。

緩和ケア外来の実績〈1〉——公立病院内から紹介された新規患者について（四一一人）

二〇一五〜一七年度の緩和ケア外来の実績をグラフにしました（図8〜図13）。なお、左に挙げた1〜6は、公立病院内から緩和ケア外来に紹介された新規の患者さんのみを対象として調査し、他院から紹介された患者さんは除いています。二〇一五年度一三四人、二〇一六年度一三三人、二〇一七年度一四四人で、三年間の合計の新患数四一一人について調査を行いました。

1．紹介元の診療科（図8）
多いほうから消化器内科、外科、呼吸器内科、血液・腫瘍内科、耳鼻咽喉科、産婦人科と泌尿器科の順でした。

2．疾患名（図9）

最も多いのは肺がんで、大腸がん、膵がん、胃がん、肝がんなどの消化器がんが続き、悪性リンパ腫、乳がん、子宮がんの順でした。

3．紹介目的（図10）

紹介目的は次の五つに分かれました。

①療養場所の相談：在宅療養やホスピスでの入院療養についての相談・依頼

②併診：紹介元の診療科の医師と緩和ケア外来の医師が共同で診る併診の依頼

③緩和ケア外来移行：紹介元の診療科の医師から緩和ケア外来の医師へ主治医交代の依頼

④緩和ケア科入院・転科：紹介元の診療科の医師から緩和ケア科の入院担当の医師に主治医交代の依頼

緩和ケア外来の実績

（2015～2017年度：411人）

図8　紹介元の診療科

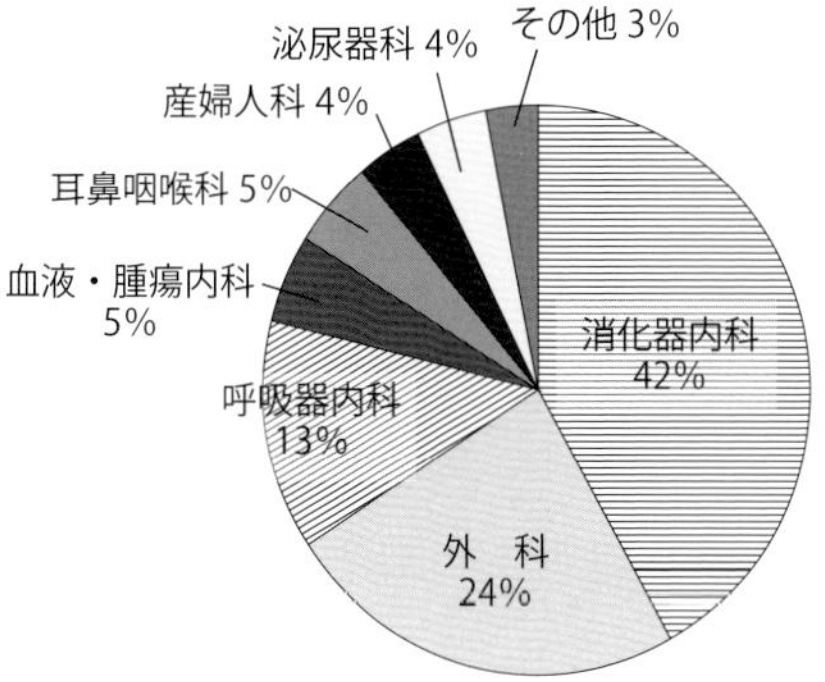

図9　疾患名

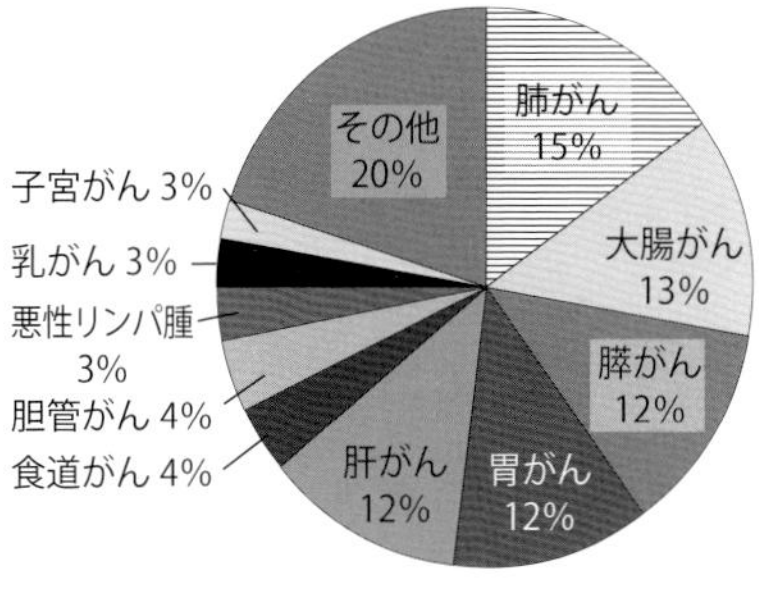

図10　紹介目的

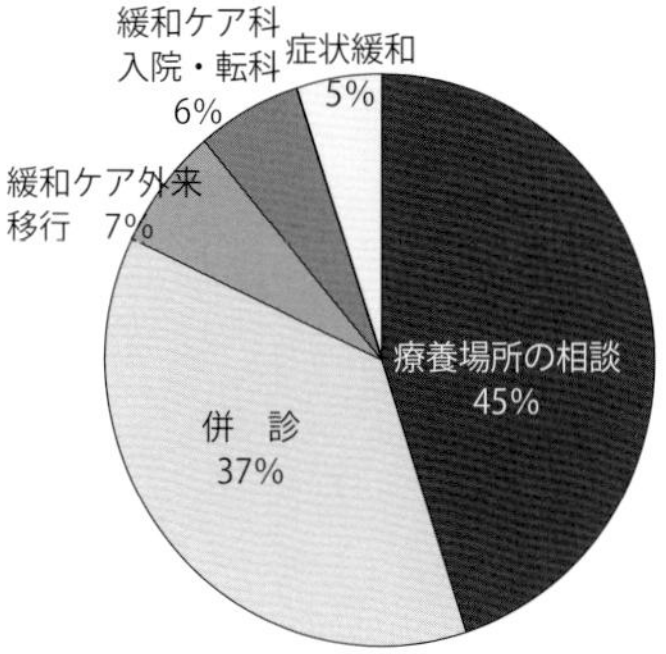

⑤症状緩和：症状緩和についての相談

療養の場所の相談（四五％）や併診（三七％）の依頼が多いという結果になりました。

4．初診時の患者さんの状況（図11）

外来通院中の患者さんも入院中の患者さんもほぼ同数でした。

5．初診時の抗がん治療の有無（図12）

「治療なし」は、抗がん剤治療を行ったことがない、または治療を望まなかった場合です。「治療なし」と「治療中止・終了」した患者さんの紹介がほとんどでしたが、「抗がん剤治療中」や「放射線治療中」の患者さんの紹介もありました。

6．診断から緩和ケア外来初診までの期間（図13）

診断から二カ月以内のいわゆる「早期からの緩和ケア」と、二カ月から一年以内、そして一年以上がそれぞれ約三分一という結果でした。

緩和ケア外来の実績

（2015 ～ 2017 年度：411 人）

図 11　初診時の患者さんの状況

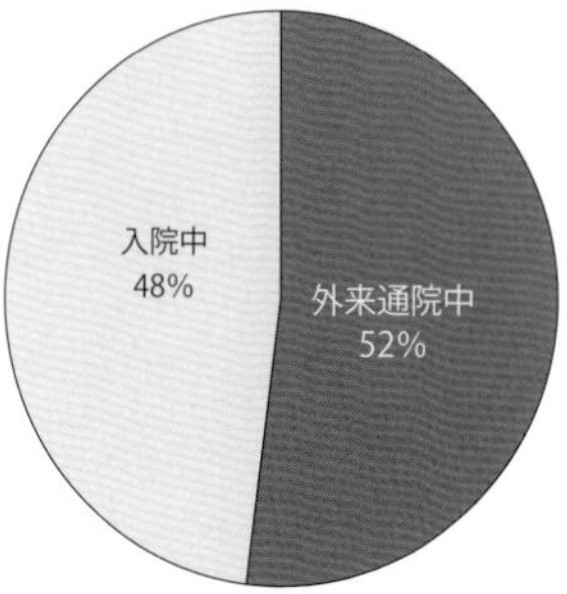

図 12　初診時の抗がん治療の有無

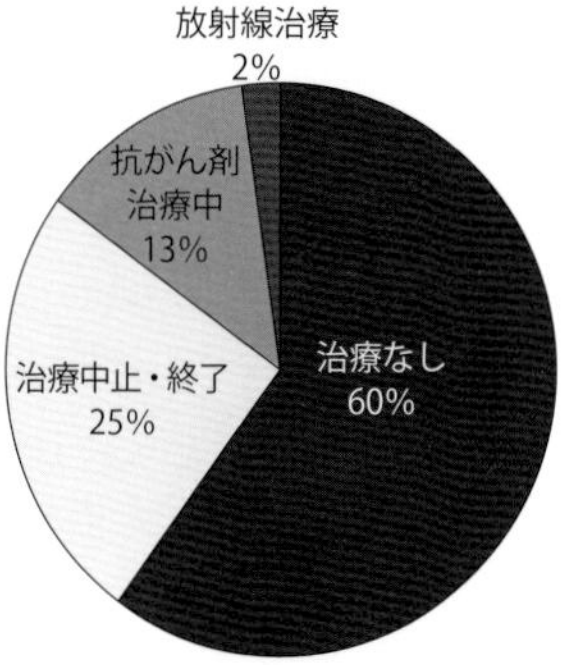

図 13　診断から初診までの期間

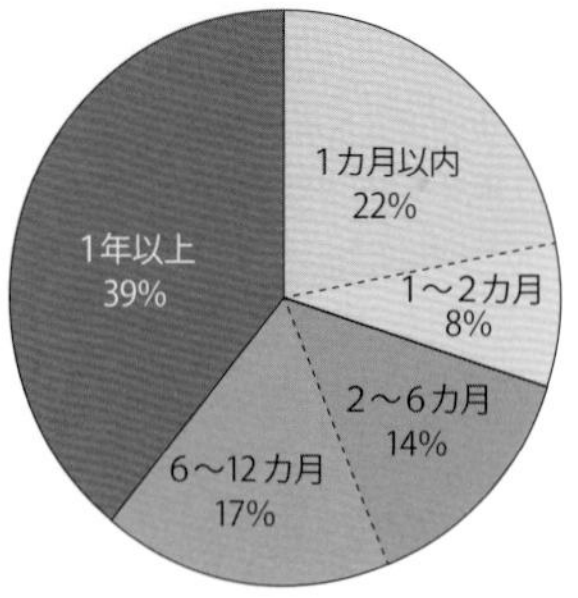

表9　紹介目的別の通院期間と通院回数

紹介目的	通院期間	通院回数
併診 123人	1～732日 （中央値34日）	1～29回 （中央値3回）
緩和ケア外来移行 47人	7～705日 （中央値75日）	1～26回 （中央値6回）
症状緩和 22人	1～553日 （中央値7.5日）	1～18回 （中央値2回）
療養場所の相談 249人	1～366日 （中央値1日）	1～8回 （中央値1回）
緩和ケア科入院・転科 29人	1～33日 （中央値1日）	1～3回 （中央値1回）

対象：2015～17年度に外来が終了した人：470人

表10　緩和ケア外来初診から訪問診療開始までの期間　（療養場所の相談：249人）

在宅診療に移行	外来初診＝初回訪問	外来初診から初回訪問までの期間
116人	26人	0～184日（中央値　6.5日）

緩和ケア外来の実績〈2〉

――外来が終了した患者さんについて（四七〇人）

7．紹介目的別の通院期間と通院回数（表9）

これは二〇一五～一七年度に外来が終了した四七〇人を調査したものですが、併診や緩和ケア外来移行の場合は一～二カ月の通院期間がほとんどでした。症状緩和目的の場合は、通院期間は一～二週間で通院回数は二回がほとんどでした。療養場所の相談や緩和ケア科への入院・転科の依頼のほとんどは、受診は一回でした。

8．初診から訪問診療開始までの期間（表10）

緩和ケア外来に療養場所の相談目的で受診した二四九人の中で、在宅診療に移行した人数は一一六人でした。本人が受診することが困難な場合には、直接自宅を訪問して緩和ケア外来の初診としましたが、その外来初診＝初回訪問は二十六人でした。緩和ケア外来初診から訪問診療開始までの期間の中央値は六・五日でした。

図14　緩和ケア外来からの転帰

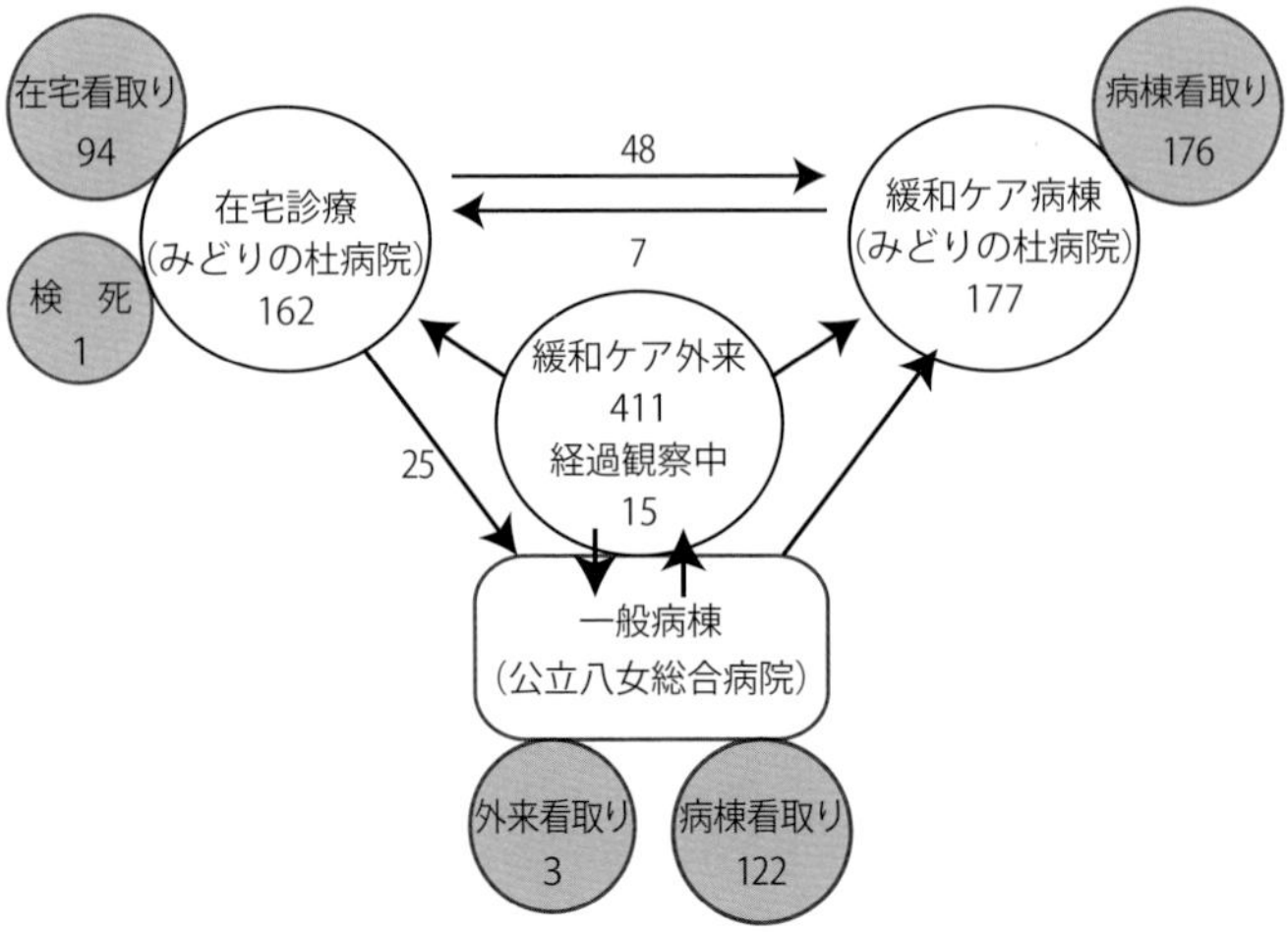

緩和ケア外来の実績〈3〉

―緩和ケア外来からの転帰（図14）（四一一人）

緩和ケア病棟への入院が一七七人で、緩和ケア病棟での看取りが一七六人でした。

在宅診療への移行が一六二人で、在宅看取りが九十四人、自宅での検死が一人でした。検死の一例は、訪問診療を一回行ったものの継続を望まれず中止していましたが、十一カ月後に自宅で心肺停止して検死となった事例です。

在宅診療に移行した後に緩和ケア病棟に入院した患者さんが四十八人、緩和ケア病棟で入院療養後に在宅診療に移行した患者さんが七人、在宅診療中に公立病院に入院した患者さんが二十五人でした。

公立病院の一般病棟での看取りが一二二人でした。在宅診療を受けていた患者さんが急変して公立病院に救急搬送となり外来で死亡確認が行われた事例が三件ありました。これは急変時にご家族が慌てて救急車を呼んでしまったケースで、救急隊は心肺蘇生を行いながら病院の救急外来に搬送することになり、救急外来で死亡確認が行われます。

緩和ケア外来がつくったスムースな流れ

在宅緩和ケア医が緩和ケア外来に携わる利点

緩和ケア外来から在宅診療に移行した患者さんは一六二人（三九％）で、初診から訪問診療開始までの期間は中央値六・五日と、半数以上が一週間以内に在宅ケアに移行したことになります。これは在宅緩和ケア医が緩和ケア外来に携わることで、在宅の視点で支持的に説明を行い、効果的に在宅移行を促すことができたからだと考えられます。

また、訪問診療を希望した患者さんが緩和ケア外来を受診することが困難な場合には、直接自宅を訪問しました。その「外来初診＝初回訪問」は、在宅医が緩和ケア外来を担う場合にしかできないことですが、症状が増悪したり生活機能が低下して患者が動けなくなる前に関わり、準備を整えた上で在宅診療に移行するほうが望ましいと考えられます。

さらに、在宅診療に移行した一六二人の患者さんのうち二十五人が公立病院の一般病棟に入院しており、公立病院が在宅診療のバックベッドとして機能していることがわかります。また、同じく一六二人のうち四十八人がみどりの杜病院の緩和ケア病棟に入院しました。在宅診療を受けていて自宅で急に体調を崩したり、家族が看られなくなったりしても公立病院や緩和ケア病棟に入院することができるということは、患者さんやご家族の安心につながり、在宅診療への移行が促されたと考えられます。

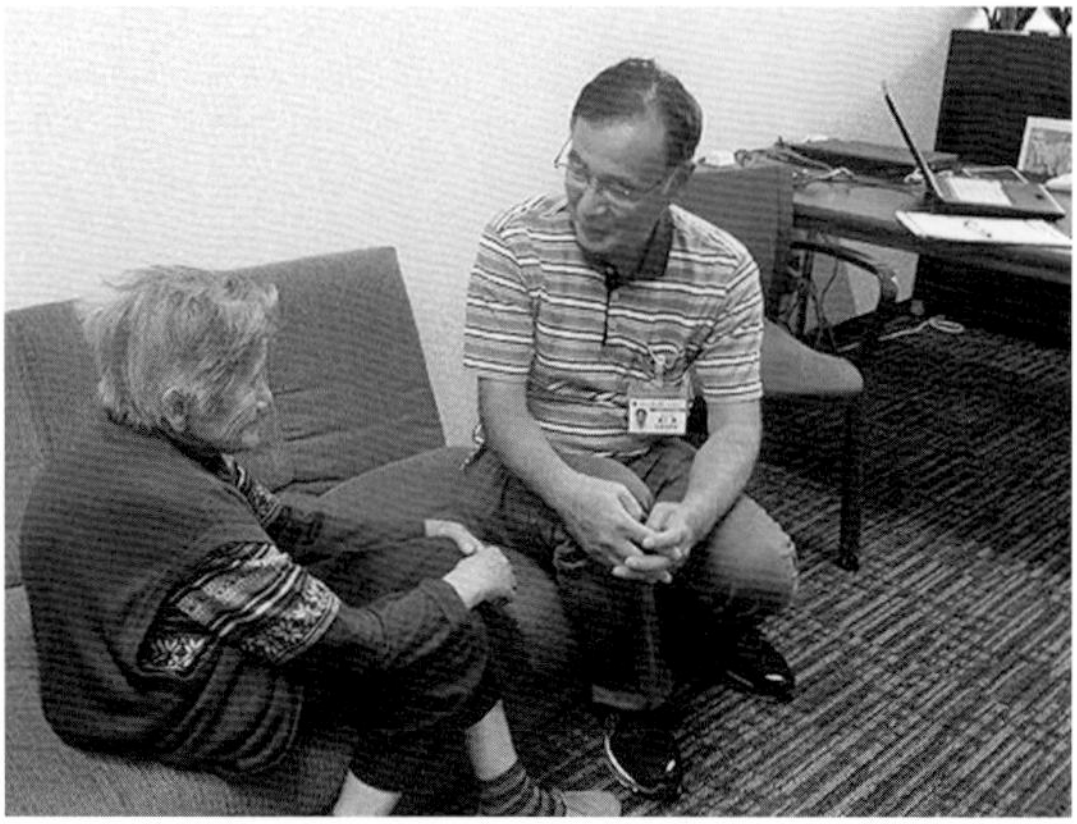

緩和ケア外来でゆっくりお話をうかがう

ホスピス緩和ケアのイメージを変える

緩和ケア外来では、ホスピス緩和ケア病棟での療養についても支持的に説明します。ホスピスでの入院療養と在宅診療を行き来している事例や、体験入院やご家族の介護疲れを癒すためのレスパイト入院ができることなどを伝えることで、「一度入ったら死を待つだけ、出られない」というホスピスに対する偏《かたよ》った認識が変わってきたと考えられます。また、公立病院の緩和ケア外来で、ホスピスの医師でもある私が患者・家族と早くから顔なじみとなることで、ホスピスは「いつも診てくれる先生がいるところ」と認識されるようになりました。

当初、緩和ケア外来に紹介された患者さんやご家族は、「もう自分はそういう時期なのか？ まだ治療をしたいと思っているのに、緩和ケアを受ける気にはならない。ホスピスの医師に会うということは、自分の病気は治らないということなのではないか」などと受診時に訴え、困惑されている場合もありました。また、病室を訪問した時に「治らないということを前提とした人たちに来てほしくない。ホスピスの医師には会いたくない」と面会を拒絶されることもありました。そういう場合には、私が在宅医として面会すると拒絶されませんでした。

患者さんやご家族から「緩和ケア外来って何ですか。ここでは何をしてもらえるのですか」とよく尋ねられます。そんなときには「治療の専門医は、どうしても病気や臓器やデータにばかり目が行きがちです。緩和ケア外来では体全体を見て、穏やかな生活ができるように支援しています。定期的に診ることで、体の異常を早めに察知して、症状がひどくならないように予防していきます」などと説明することで、徐々に緩和ケア外来は患者さんやご家族に受け入れられるようになり、拒絶されることは少なくなりました。

在宅・ホスピス・病院の連携を促す緩和ケア外来――患者・家族の意思決定を助ける

緩和ケア外来はアドバンス・ケア・プランニング（意思決定支援）の場でもあります。外来で症状緩和を行いながら経過を見ていく中で、患者さんやご家族と「これからどう生きていくか、どこで療養するか、生き甲斐は何か、気がかりや心配なことはないか」などを繰り返し話し合っていきます。

それと同時に、療養場所はいつでも変えられることと、どのような選択をしても対応できることを伝えています。療養の場所を限定せず、さらに状況に応じて変えていくことができると知ることで、患者さんもご家族もゆとりをもって考えられるようになります。ひいては、それが意思決定支援につながるのではないかと思います。私たちは、そのために必要な緩和ケアの体制を八女筑後地方につくる努力をしてきました。

日本の大半のホスピスは院内病棟型で、その緩和ケア外来は経過観察の役割を併せて持っています。また、完全独立型ホスピスの外来では主に入院予約のための面談が行われています。

みどりの杜病院では、同じ経営母体という経緯で、がん診療連携拠点病院である公立病院に出向いて緩和ケア外来を行うようにしたわけですが、療養場所の相談や経過観察のための緩和ケア外来ががん診療連携拠点病院内にあることで、在宅・ホスピス・病院という三者の連携を促す効果があると考えられます。

患者さん、ご家族とともに考えること――緩和ケア認定看護師の立場から

池末　いづみ

みどりの杜病院、公立八女総合病院緩和ケア外来、緩和ケアチームでさまざまな患者さん、ご家族、スタッフとの出逢いがありました。この方にとっての緩和ケアとは……と、いつも考えてケアする毎日。本当の答えがわからない分、そのケアを行う意味を仲間とともに考えています。

みどりの杜病院でのことです。

「もう眠らせてほしい……」、心身ともに限界を感じ、患者さんから発せられた言葉です。それでもその患者さんはご家族のために、苦しみながら一日半もの間、セデーション（鎮静）を待たれました。患者さん自身も家族の思いを慮《おもんぱか》ってのことでした。この答えでよかったのか、スタッフとその後も考え続けました。「よかった」で終えることは簡単です。私たち医療者は、答えがないものを考え続けなければならないのです。

緩和ケアには、いろいろなアプローチがありますが、緩和ケア外来では患者さん、ご家族との「対話」からのお手伝いがメインと言っていいかもしれません。「症状をどのようにコントロールしていきたいのか」などの身体面だけでなく、「どう生きたいのか」、「どう生きるのか」と人生をともに考えさせていただきます。そのような場をどう作っていくのか……。そこにはポイントとなる原口先生の言葉があります。

「病気の状態の最善と最悪を考えて、一緒にやっていきましょう」。患者さん、ご家族は「考える」ことを頑張られ、そして考えた結果悩まれ、相談されます。そのなかで患者さんは自身の誇り、大切にしていることを語られます。その物語こそが、人生をともに考える大切な時間となります。意思決定支援がそっとでき

る場となっているのです。その意思決定が、みどりの杜病院で過ごすこと、在宅で過ごすことなどであれば、それを実現していくために「つなぐ」お手伝いもさせていただきます。

緩和ケアチームもまた対話を大切にします。ここでポイントとなるのは、患者さん、ご家族の一番そばにいるのは私たちチームではなく、それぞれの部署のスタッフということです。そのスタッフとともに患者さん、ご家族のことを考えていきます。もちろんチームにはその職種のスペシャリストがいるため、私にできることは日々の患者さんの状況を把握し、必要なときに必要な職種につなぐことです。チームではスタッフに「つなぐ」ことが多く、いわゆる調整役を担います。そのため、患者さん、ご家族との対話ももちろんありますが、スタッフとの対話を大切にしています。緩和ケアに携わる私たちのまわりには、信頼できるスタッフがたくさんいます。当院スタッフはもちろん、みどりの杜病院、近隣病院の方々、地域の訪問看護ステーションなどたくさんの方々に協力いただき、患者さん、ご家族を支えることができています。

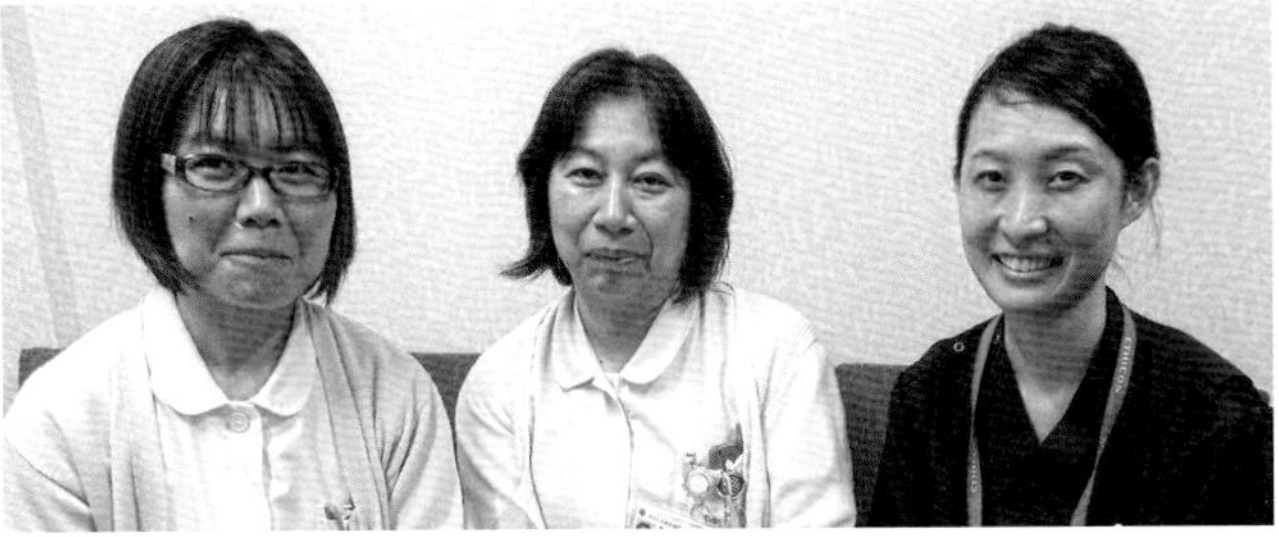

緩和ケア外来担当看護師。左から梅崎利江子、梅野里美、池末いづみ

このように、いろいろな緩和ケアのかたちを経験させてもらっています。私にとって、緩和ケアは「患者さん、ご家族のことを思い、考えること」。そのうえで「患者さん、ご家族と『ともに』考えること」と思っています。緩和ケアという言葉が、すべての方にとって、今以上にもっと優しい言葉として伝わるよう、精いっぱい「緩和ケア」を届けていきます。

緩和ケア外来で働いて感じたこと・考えたこと

梅崎　利江子・梅野　里美（看護師）

私たちは、外来看護師として、緩和ケア外来でたくさんの患者さんやご家族の方々の診療介助を行ってきました。つらい症状に対する症状緩和を求める患者さん、抗がん剤治療を続けるかどうか悩む患者さん、不安やつらい気持ちをお話しされる患者さん、これからどこでどのように過ごすか、療養場所について相談される患者さん、などなど、おひとりおひとりの唯一無二の人生にふれる時間でもありました。治らない病状の患者さんと家族がよりよく生きていくために、病院という枠組みを越えて、その生活をどのように支援すればいいかを準備する時間でもありました。

私たちは、原口先生の緩和ケアに対する思いに共感を覚え、忙しい日々でしたが、やりがいを持って業務を行っていました。残念ながら勤務異動となりましたが、患者さんやご家族の思いに寄り添う姿勢は、今でも心がけています。緩和ケア外来は、みどりの杜病院へつなぐ重要な架け橋です。

患者さんが安心して生活するためには

蒲池　景子（看護師）

緩和ケア外来に携わる中で、疾患への不安を抱えながら自分が望む場所で生活する患者さんの気持ちをいつも考えていました。日々変化する体調の中で患者さんが安心して生活するためには、関わる全てのスタッフとの情報の共有・連携が必要です。また、緊急入院のバックアップ体制が整っていると、患者さんが望む場所で安心して生活ができることを学びました。

ひととき

池末いづみ　國武さおり　松﨑里恵　原口　勝

みどりの杜病院が開院して今年（二〇二〇年）で十年経ち、八女筑後地域の方に緩和ケア、在宅医療が認知されるようになってきました。もし、重篤な病にかかって治癒が望めないという状況になったとき、残された時間をどこでどのように過ごすか、選択肢をもって考えることができるようになり、それを支える体制が整ってきました。

その要となる公立病院の緩和ケア外来の池末いづみさん（看護師）、みどりの杜病院の在宅医療推進室の訪問診療を担当されている國武さおりさん（同）、八女筑後医師会訪問看護ステーションの松﨑里恵さん（同）、そして原口先生にお話をうかがいました。

（Q＝編集部）

Q　それぞれの部署でご活躍の皆さんですが、何年くらいになりますか。

國武　私は訪問診療に入ってまだ三年目で、その前は一年間、病棟勤務をしていました。

池末　私はみどりの杜病院の立ち上げのときから八年いて、今は公立病院の緩和ケアチームと緩和ケア外来で四年目になります。実際にみどりの杜に勤務していたので、患者さんに自信をもって「大丈夫、あそこは安心です」って勧められますね。

松﨑　訪問看護ステーションが開設されて今年で二十五年になりますが、私はその一年後の入職ですから二十四年になります。介護保険が導入される前の老人の訪問看護のころからです。

Q　ベテランですね。八女市郡は県下で一、二を争う広域圏で、山間部がほとんどを占めていますが、訪問看護師さんは全域をまわられるのですか？

松﨑　そうですね。依頼があればどこへでも行きます。片道一時間くらいかけて、矢部村の奥まで行くこともありますけど、必ずしもいい道じゃないし、結構怖いところもあります。

Q　大水害とかもありましたからね。ところで今、緩和ケアが在宅、病院、ホスピスの連携でとてもスムースにいっているようですが、みどりの杜病院が開院してからのことですか。

松﨑　原口先生が公立病院に来られてからですね。地元の先生に診ていただいて通常の在宅に関しては問題なかったのですが、この地域ではがん末期を自宅で診ることはあまりなくて、麻薬を使われる診療所もほとんどなかったんです。ですから緩和ケアに関しては、原口先生に一から教えていただきました。

原口　はじめは僕が疼痛コントロールをして訪看さんに指導していたんだけど、今は訪看の皆さんが覚えて適切に情報をくれるから、それを聞いて僕がコントロールするようなことが多くなりましたね。

Q　緩和ケアに取り組む診療所や緩和ケア医は増えてきましたか。

松﨑　いやあ、緩和ケアに携わる診療所はまだまだ少なくて、末期がんの在宅での看取りは八、九割が原口先生です。

池末　それでも、急性期の医師に緩和ケアに関心をもたれる先生が増えてきました。

原口　医師の研修の一環に必ずみどりの杜病院での研修が入っていて、その人数も日にちも増えてきています。地元の開業医の後継者となる若手医師は地域医療に対して柔軟な考え方で、在宅や緩和医療への関心をもつ方が増えてきて、そのへんは心強いです。

Q　病院側から見て緩和ケアに対する考え方が変わってきたのでしょうか。

池末　すごく変わってきたと思う。これまでは在宅という考えがあまりなかったけど、それは在宅を診てくれる医師がいなかったからで、今は院内から電話がかかってきて「大丈夫かな、今（在宅に）繋いでもいいかな」と尋ねてこられます。それだけではなく、病院側からも「バックベッドをちゃんととるからね」と言っていただけて、双方に信頼があります。

Q　患者さんやお家の方も安心ですね。

池末　そうだと思います。訪問看護がしっかりしているから在宅を依頼する病院の先生方も私も安心です。

Q　今、ステーションのスタッフは何人ですか。

松﨑　二十人ですね。若手も育ってきています。

Q　患者さん、ご家族など地域の受け入れの感触はどうでしょうか。

松﨑　地域性と言っていいかどうかわかりませんが、以前は自動車に書かれたステーション名がわからないように来てほしいとか、隣近所を気にして自宅に人を入れたくないとか、自分たちで看るからいいとかおっしゃるご家族や患者さんが多かったですね。親戚や近所の人から「どうして病院に連れて行かんとね?」、「なんで治療をせんとね」って不審に受け取られたり責められたりということがあったようです。そういうこともあり訪看の需要は伸び悩んでいたのですが、原口先生が地域に出られたり、在宅をアピールしたり、自宅で看取りをした人がその経験を周りに話してくれたりするうちに徐々に増えていきました。何年もかけて、少しずつそういった意識を変えていくという作業が必要でした。

Q　在宅での看取り件数はどのくらいですか。

松﨑　去年は四十五名でした。以前は十名くらいで、非がんの患者さんや老衰の方が対象でした。

Q　國武さんはみどりの杜病院から訪問診療に行っておられますが、ホスピス緩和ケア病棟の対象患者は、がんかＨＩＶの方ですよね。

國武　在宅医療推進室からの訪問にそういう縛りはありません。非がんの患者さんのお家にも訪問します。訪問診療の対象となる方は、基本的に通院困難な方です。呼吸不全、心不全の患者さんのところにも行っています。ＣＯＰＤ（慢性閉塞性肺疾患）の患者さんもいます。

Q　池末さんは公立八女総合病院の緩和ケア外来にいつもいらっしゃるんですか。原口先生はいつ？

池末　原口先生は火曜日と木曜日で、予約制にしています。他の日は、お電話があれば私が対応しています。最初は院内からの問い合わせが多かったのですが、最近は、他の大学病院や急性期病院など院外からの紹介も増えています。緩和ケア外来では、患者さんの要望や状況を聞いて病院、在宅、ホスピス（緩和ケア病棟）という選択肢を提示するわけですが、その三つのどこでもいいですよって言えるのがありがたいですね。在宅はどんな患者さんでも引き受けていただける、原口先生は必ず引き受けてくださるし、家に帰られるとすぐに訪看さんが行ってくださるので、それができています。

だから院内の患者さんが「家に帰りたい」と希望されていると相談があれば、たとえ明日亡くなるかもしれないという方でも、介護タクシーを呼んで帰ってもらいます。

Q　池末さんは緩和ケアの認定看護師の資格をお持ちですね。

池末　みどりの杜病院で七、八年働いているなかで看護のレベルをもっと上げたいと思って取りに行ったのですが、資格を取って、さあ、がんばろうと思っていた矢先に、公立病院ががん診療連携拠点病院なので異動になりました。診療連携拠点病院には緩和ケアチームが必要で、緩和ケア認定看護師がチームにいなければならなかったんです。

Q　看護に違いを感じますか？

池末　そうですね。緩和ケアチームと緩和ケア外来となると、みどりの杜にいたころに比べると、患者さんとの関係、距離が少しあるような感じがします。緩和ケア外来では、患者さんに初めてお会いしてお話を聞いても、すぐに在宅につないで数日間しか会えないことがありますから。患者さんはいろんな思いで来られる方が多くて、初めての方はどこまで話してもらえるのかなというところから始めるので、必ず受付までお迎えに行くようにしています。

　幸い病院の玄関から外来の部屋まで遠いので、一緒に歩きながら「心配なことでもなんでも話していい先生なんですよ。ゆっくり話しましょうね」などと話します。できるだけ患者さんの緊張を解いてバトンタッチする、その役割が必要なポジションだと思っています。

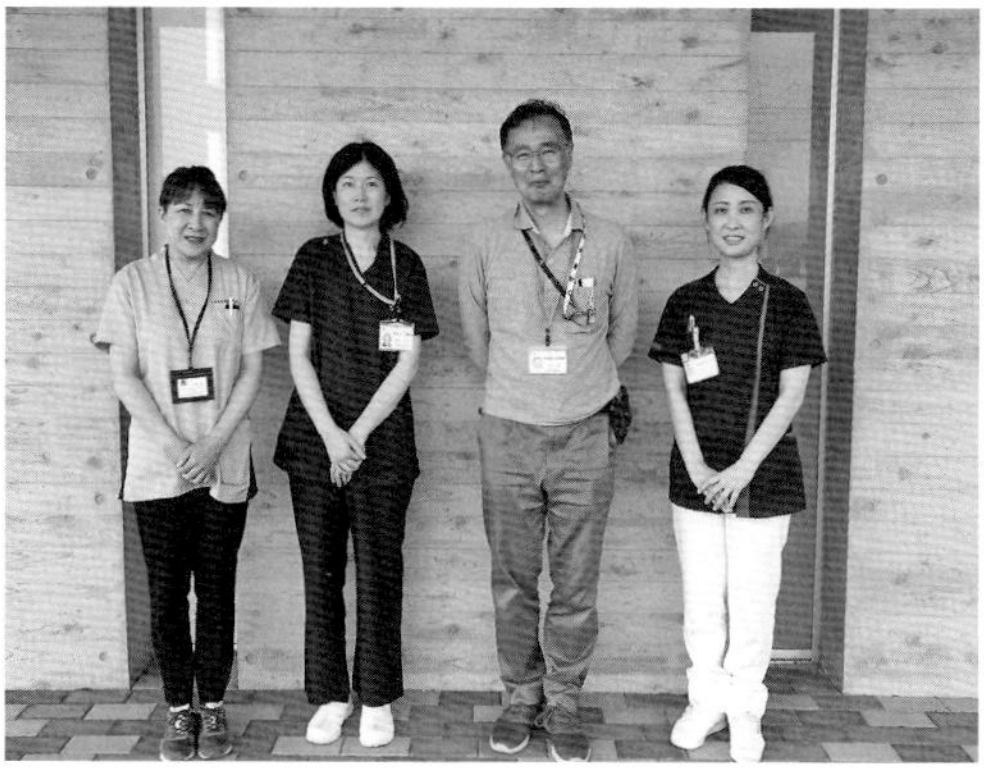

左から松﨑里恵、國武さおり、原口勝、池末いづみ

Q　患者さん、ご家族にとって、緩和ケア外来はちょっとハードルが高いのではないでしょうか。

池末　患者さんには少なからず緩和ケアに否定的な方もいらっしゃっ

て、「自分はもう助からないんでしょう」、「前の先生に諦められました」と言って紹介状を持ってこられることもあります。ずっと沈黙の方もいらっしゃるし、電話でお話を聞くときもありますし、ご家族の電話も受けます。どう向き合われるかのサポートが仕事です。緩和ケアチームとしても入院治療のはじめのころから入れるようになったので、私自身は今、緩和ケアやホスピスがもっとやさしい言葉になるように、それを解《ほぐ》す作業をしたいと思っています。

Q　國武さん、松﨑さんは今のお仕事をどういうふうに考えておられますか。

國武　私は以前、病院の医療連携室で退院・転院調整をして、その後、病棟で一年間勉強させてもらって、在宅医療推進室で訪問診療に携わるようになったんですが、今までの経験を生かすことができてやりがいを感じています。病院にいたときは、患者さんのその後が見えなくて、退院後、どういう生活をされているかなと気になっていたところがあったんですが、ここでは流れの最後までみることができます。先生がうまく症状緩和されて、安心できる訪問看護師さんがいらっしゃるので、不安なく在宅看取りができる環境が整っていると思います。

松﨑　私は在宅でどれだけ満足度が上がるか、家族の充実感を高められるようにと考えています。できればご自宅で看取りたいと思うのですが、最後のところで救急車で病院に運ばれていくこともあり、もうちょっと早めに説明しておけばよかった、タイミングがむずかしいということがあります。

ご自宅で患者さんが苦痛のないように、ご家族と一緒に看取ることができればいいですね。まだまだ勉強中です。

訪問診療

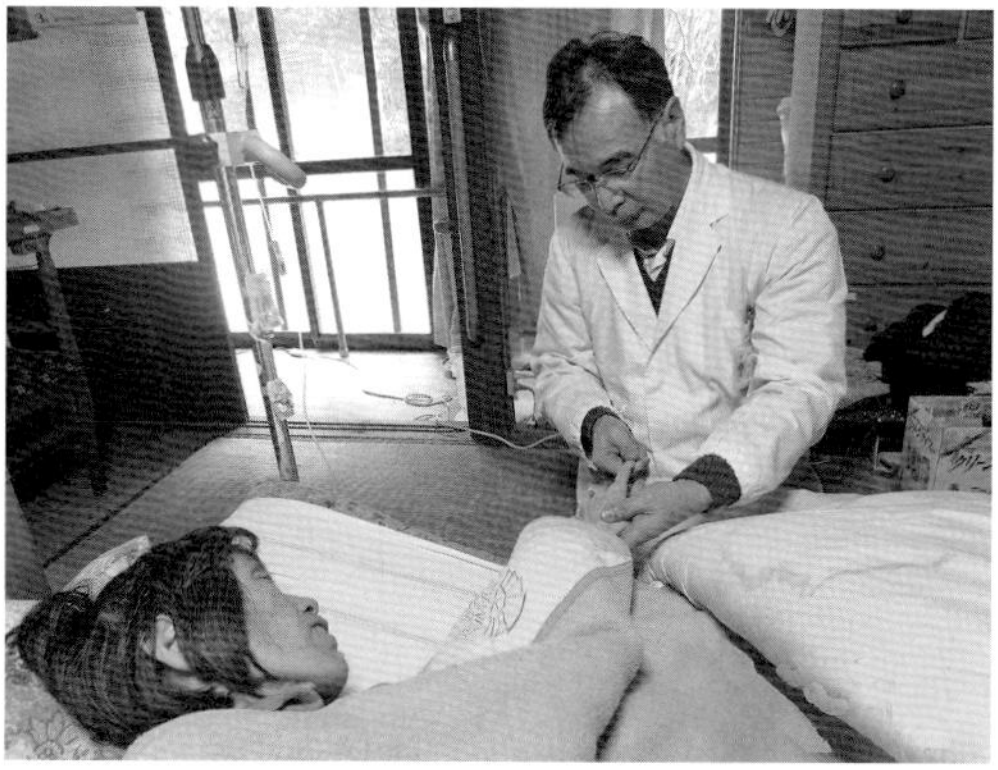

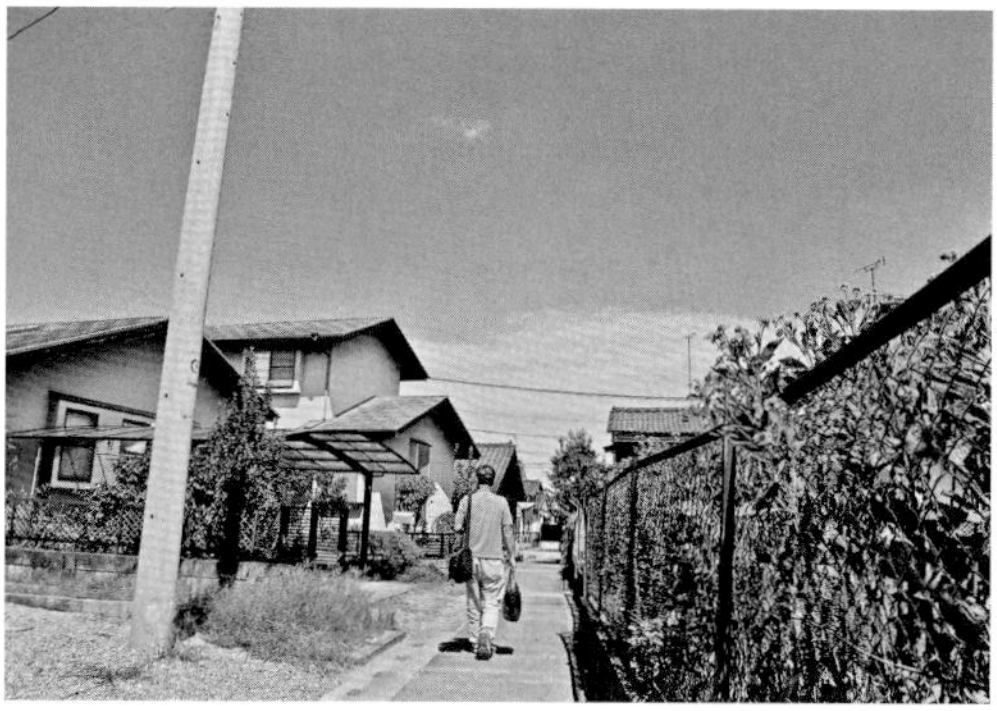

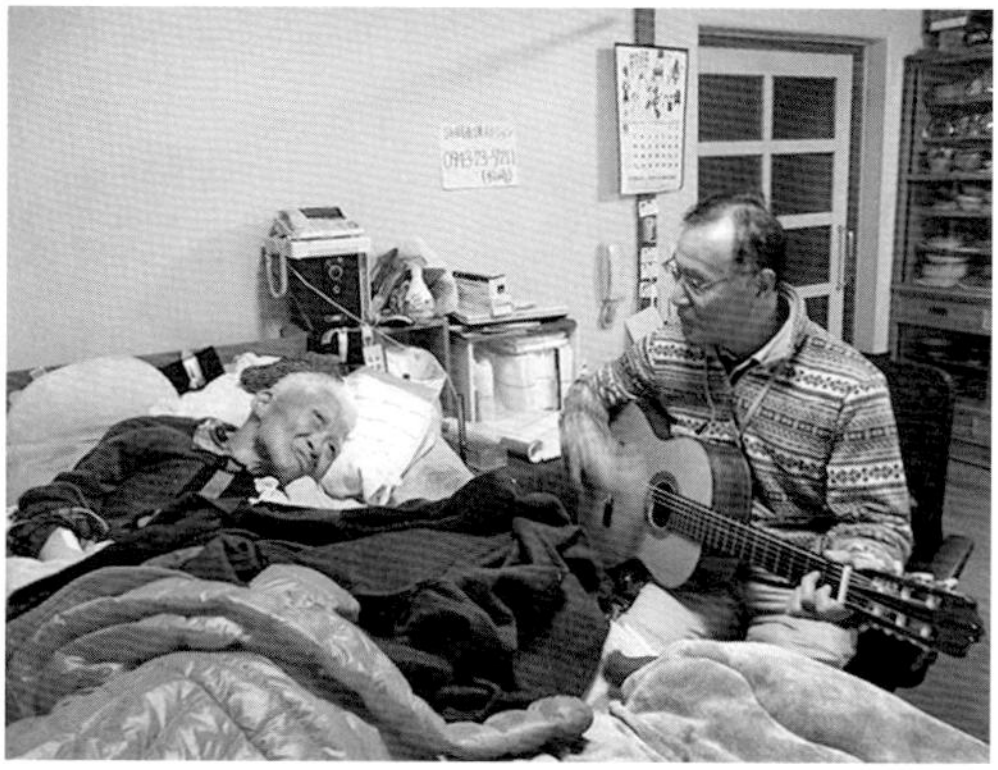

在宅診療からホスピスに……、最期は家で──自宅とホスピスを行き来した方たち

片時もそばを離れない奥さんのためのレスパイト入院

中沢武志さん（六十八歳）は、奥さんと二人暮らしでした。息子さんが四人、娘さんが一人いて、それぞれに家庭がありました。体重が減り、病院を受診したところ、肝門部胆管がんが見つかりました。ところが、手術を受けるために入院していた急性期病院の病棟内で転倒してしまい、頭部外傷を受けたため緊急の開頭手術を受けましたが、後遺症として失語症が残り話すことができなくなりました。

その後、開腹手術も受けましたが、がんは十二指腸に浸潤して切除できず、胆管内の胆汁を外に出すためのドレナージ術が行われました。

退院後に訪問診療の依頼があり、訪問看護と連携して在宅ケアを行いました。

右上腹部に痛みがありましたが、口で説明してもらえないので、家族や医療者は表情や動作で痛みの部位や強さを推し量ることになりました。家では中沢さんは、いつの間にか外に出てしまうことがあり目が離せないので、奥さんは二十四時間、片時も離れることなく付き添っておられました。奥さんの心配は「本人はいろいろなことを伝えたいのだろうけど、それが伝わらないので、本当はとても苦しんでいるんじゃないか」ということでした。

在宅ケアに移行して三カ月の間に、右上腹部の痛みが強くなり、麻薬性鎮痛剤の内服薬から、貼付剤に変更しました。夜眠れなかったり、昼間も落ち着かずに突如庭に出るなどの行動が見られ、奥さんの介護疲れがたまっていきました。そこで子どもさん達からも勧められて、みどりの杜病院のレスパイト入院（介護者の疲れを癒すために患者さんが入院すること）を利用されましたが、入院してからも、奥さんはずっと中沢さんに付き添っておられました。職員が「お家で休まれたらどうですか」と声をかけても、「入院してから、私は休養が取れるようになりました」と言われて、中沢さんが身の置き場がないように病室内を動き回ったり、病室を出て廊下に寝そべるなどされても、奥さんは寝そべった中沢さんに寄り添っておられました。

主治医が痛みが強くなっているのではと判断し、鎮痛剤をモルヒネの持続皮下注射に変えたところ痛みが緩和したようで、その後、中沢さんは車椅子に座って穏やかに過ごされるようになりました。

入院して二週間経ち急に衰弱が進んだので、主治医からご家族に「余命が今日か明日」と伝えられました。奥さんは「最期は家に連れて帰って家族全員で看取りたい」と希望されました。その日は日曜日でしたが、即自宅退院となり、入院前の訪問診療と訪問看護を再開することになりました。子どもさん達もお孫さん達も全員家に泊まり込んで付き添われました。

退院の翌日の夜に看取りとなりました。奥さんから「最期は家族みんなで見守りました。家に連れて帰れてよかったです」との言葉をいただきました。

緩和ケア外来からホスピスに体験入院

吉沢佳代子さん（六十八歳）は、ご主人と二人暮らしでしたが、左上歯肉がんと診断されて、大学病院で手術を受けました。その後、数回再発して、そのたびに手術と抗がん剤治療が繰り返されました。

発病から十五年経って公立病院に紹介となり、緩和ケア外来を受診されました。口腔内の病変は時々出血し、左頬部に痛みがあったので、耳鼻咽喉科の医師と併せて診ていくことになりました。生活は自立していましたが、「これからどうなっていくのか不安です。残された時間が限られてきたという事実をどう受け入れていいのかわかりません」と心のつらさを言葉にして話されました。外来には必ず妹さんと長女さんか次女さんが付き添って来られました。

これまでの治療の経過や医療者との人間関係についての葛藤も話されました。話は長くなり、三十分の予約枠を超えて一時間になることも度々でしたから、予約は最後の十六時半からの枠を取り、時間を超過しても構わないようにしました。鎮痛剤など苦痛緩和のための処方を行いましたが、診療時間のほとんどは傾聴でした。

月に一回の外来通院が半年経った頃に、みどりの杜病院の体験入院を勧めました。入院後に感想を尋ねると「何かあれば、すぐに看護師さんが来てくれます。入院したら家事をしなくてよいので楽です。不安がありません。病院の職員に対してこんなにいい人間関係が築けることに気づきました」と話してくださいました。約二週間の入院の後、退院して再び緩和ケア外来で経過を観ることになりました。吉沢さんの訴えは身体症状のみとなり、心のつらさを口にされることはほとんどなくなりました。

体験入院から五カ月後に、左頬部の痛みが強くなり、ホスピスに再入院となり、麻薬性鎮痛剤で痛みの緩和を図りました。

死に対する怖さを訴えられるようになり、臨床宗教師も介入するようになりました。左頬部には瘻孔《ろうこう》ができて、食事を摂ることが困難となりました。吉沢さんご自身もご主人も延命治療を望まないと、あらためて意思表示をされました。最期は、病棟の広い家族控室にご家族が一緒に泊まり込んで過ごされました。再入院から二カ月後の看取りでした。

入院面談は受けたけれども、入院までは在宅ケアを受けたい

柴田豊博さん（八十六歳）は、奥さんと二人暮らしでした。肺がんにかかり、縦隔《じゅうかく》のリンパ節や小脳や咽頭に転移が見られました。肺気腫《はいきしゅ》の既往歴《きおうれき》（それまでにかかったことのある病気）もあって抗がん治療は望まれませんでした。本人自らが望んでホスピスの入院面談を受けられ、次のような状況がわかりました。

咽頭部の痛みがあり、鎮痛剤を内服しており、ＡＤＬ（日常生活動作）は動くと息切れがあり、衣服の着脱に介助を要し、自宅内では物につかまりながら歩いていました。要介護2で週に一回ヘルパーが介入し、入浴介助を行っていました。

面談の折は「今すぐは入院しないで、在宅ケアを受けたい」と望まれ、訪問看護と連携して訪問診療を開始しました。家では労作時《ろうさじ》（体を動かしている時）の呼吸苦の緩和目的に在宅酸素療法を導入しました。ま

た、咽頭部の痛みが強くなったため、麻薬性鎮痛剤を処方しました。

「夫婦二人暮らしなので、いつでも入院させてもらってよい。家族には伝えるべきことは伝えているので、思い残すことはない」とおっしゃっていました。

咽頭部の腫瘤が大きくなり、「のどが塞がって息が止まってしまうのかと思うと不安です。八十歳過ぎたから、もう死んでよかと思います。でも痛くないように死にたいです。病院に入ったほうが楽かなと思う時はあります。家内が疲れているようだから、長女と次女が帰ってきてしばらくそばにいてくれることになりました」と話しておられました。

胸水が溜まり呼吸苦があり、終日ベッドから足を垂らした端坐位《たんざい》（椅子やベッドなどの端に、足を下ろして座った姿勢）で過ごされ、夜間のみ鎮静剤を持続皮下注射して眠れるようにしました。

柴田さんは結局、一カ月半の在宅ケアの後、ホスピスに入院されました。入院後はモルヒネの持続皮下注射を開始して、鎮静剤を使わなくても眠れるようになり、アイスクリームやヨーグルトは摂取できました。入院中に誕生日を迎えられて、皆でお祝いができました。入院後、二週間目に看取りとなりましたが、傍《かたわら》には愛犬が寄り添っていました。

地域住民に向けた啓発活動

みどりの杜病院と緩和ケアを知ってもらうための無料講話活動

二〇一五年五月より一般市民へのホスピスケアや在宅ケアの啓発活動の一環として、公民館などの公共施設に出向いて無料講話を行うようにしました。当時、赤字経営でしたので、公立病院として診療以外のことで地域に貢献できる方法はないかと考え、無料講話活動を思いつきました。

まず、市役所や町役場、民生委員会などを通じて講話を案内するチラシを配布しました。電話やファクシミリで講話の依頼を受けると、担当の高畠副院長が日時を調整しました。指定された場所にパソコンやプロジェクター、スクリーンを持参し、私と高畠副院長が二人で出向きました。

講話の時間は三十分間〜一時間で、パワーポイントを用いてホスピス緩和ケアとはどういうものかを伝え、緩和ケア外来や在宅緩和ケアやホスピスでの入院療養について、実際の写真を用いてわかりやすく話しました。特に外来・在宅・入院の形態で切れ目なく緩和ケアが受けられることと、

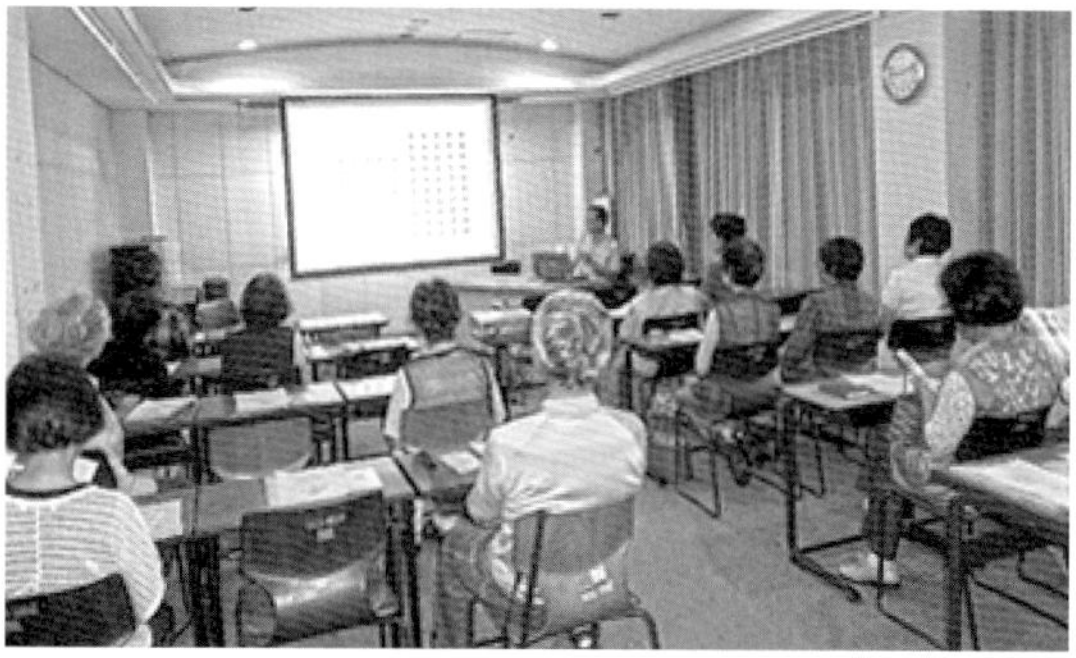

緩和ケアを知ってもらうための無料講話会

在宅と入院の行き来ができることを伝えました。講話後には、意見交換の時間を設けました。

二〇一八年一月からは、ほぼ高畠副院長だけで無料講話活動を行うようになりました。

二〇一五年五月～一九年十一月の四年半に行った講話は全部で二十八件でした。高齢者サロンなどの地域の集会が二十三件、傾聴ボランティアの会主催が一件、地域包括支援センター主催が一件、民生委員会主催が一件、在宅介護者の会主催が一件、社会福祉協議会主催が一件、病院での勉強会が一件でした。講話後の意見交換では、「がんにかかってもいろいろな選択肢があって、療養できることがわかって安心だ」という感想が多く聞かれました。

図 15　無料講話を開いた場所と回数

2015 ～ 2019 年度（5 年間）：28 回

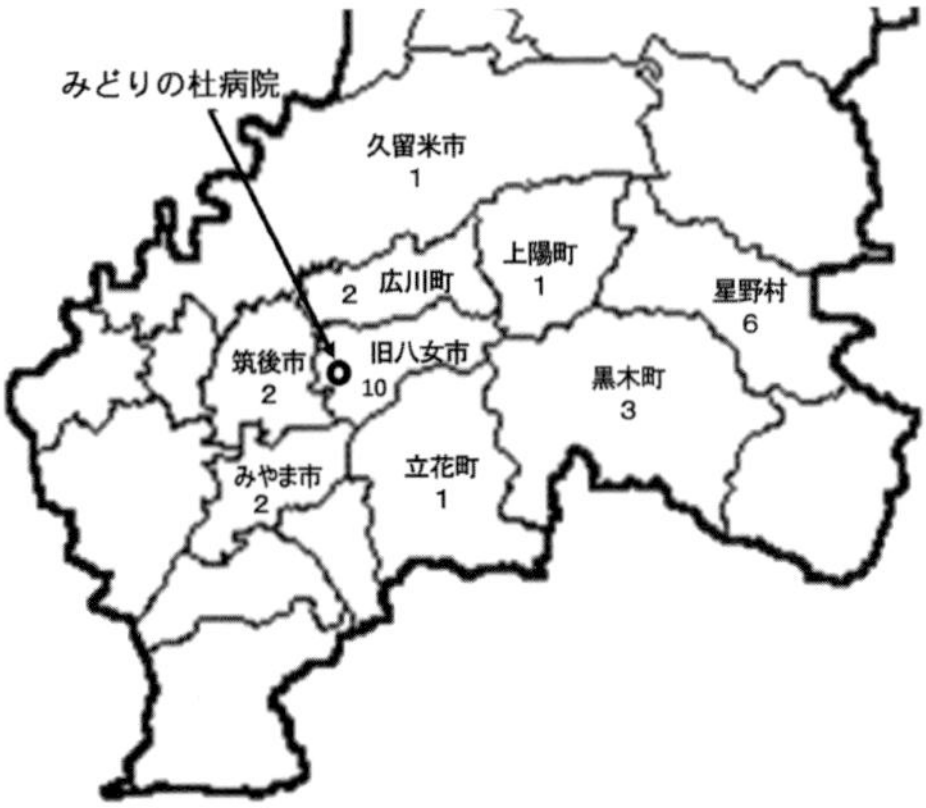

図 16　無料講話アンケート結果

Q　末期がんになったら、ホスピスに入りたいと思われますか

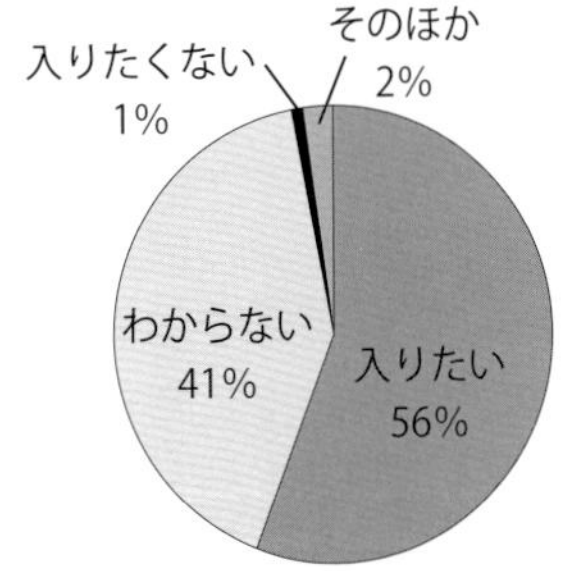

Q　在宅ケアを受けたいと思いましたか

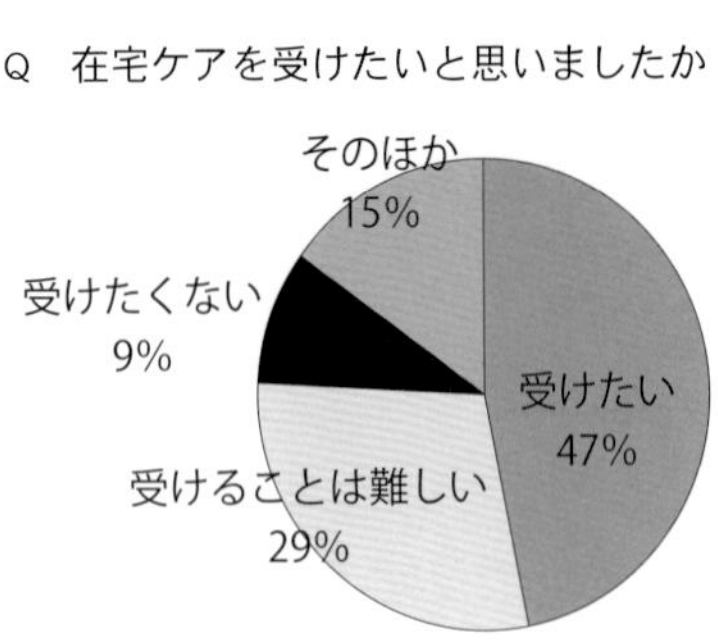

高齢者サロンなどの年間行事に組み込まれることで、通常の講演会などにはなかなか足を運んでもらえない一般市民への啓発活動として有用に働いたのではないかと思います。

無料講話活動で感じたこと

高畠　蔦代（看護師、副院長）

原口院長と二人で始めた無料講話活動を、二〇一八年から私が独りで行うようになりました。

当時は参加者から「みどりの杜病院て聞いたことあるけど、どんな病院かようわからん」と言われることが多かったのですが、回を重ねるごとに「あー、知っとる」と言われるようになりました。高齢者サロンの参加者にご遺族の方がおられ、そのご近所の方や知り合いの方が一人、二人、三人と増えていったように感じます。

初めの頃は「あそこはホスピスというところで、縁がないなら、ないほうがよかもんね」という言葉が多く聞かれました。「死に場所」、「姥捨《うば》て山」とか、「一度入ったら死ぬまで出られんけん、あんた行きなさんな」という言葉も耳にしていました。

しかし回を重ねるうちに、だんだんとそういう負のイメージの言葉を聞かなくなりました。「知り合いがお世話になって、ようしてもらいました」、「えらい、いい病院て聞きました」という声のほうが大きくなってきたので、負のイメージを持っている方が、あまり声を大にしておっしゃらなくなったというのもあるかもしれません。しかし「がんになったほうが最期は幸せなんじゃないかと思う」と言われる方もいらっしゃいました。ご挨拶をしていただいて、中には泣かれる方もおられました。亡くなった方のことを思い出しながら話されるのですが、それを隣で聞いている近所の方が「あーそげんね、そげなとこならよかよね」と相づちを打たれるというように受け取られ方が変わってきました。回を重ねるごとに、ホスピスがいいイメージに変わっていることを感じています。地域に出かけて「よう、みてもらいました。お世話になりました」という生の声を聴けるのは幸せなことだと思います。

最近の数回は、座談会形式でやってみました。私だけがお話しするのではなくて、皆さんでお茶を飲みながら話したいことを思い思いに話したり、私が質問に答えたり、と自由に話せる場ができて非常によかったです。

高齢者のお一人暮らしが増えているのも実感しますが、そういう方々が交流する高齢者サロンのような場が、地域には本当に必要だなと思いました。「ご自分の最期はどうしたいと思われますか」と問いかけると、お年を召していらっしゃる方ほど、「自分の最期はこうあってほしい」ときちんと答えられます。でもそれを「家族と話したことはない」とおっしゃるので、「ご家族と話し合ってみたらどうですか」と提案したら、「じゃ今日帰って話してみよう」と言ってくださいました。そういう時は、「あー、お話しできてよかったなあ」と思って帰ってきます。

地域の方々の思いに触れると、「私たちは医療者として、どうしたらいいのかな」と、考えさせられます。緩和ケアを知ってもらうということはもちろんですが、地域の方々が求めておられることにどう応えていくかを考える必要があると思います。地域のニーズは、病院から外に出ないとわからないものです。

今後の展望を見出す——コロナ禍の中から

独立型ホスピスならではのコロナ対策

コロナ禍で、入院患者さんへの面会が制限されています。病院により面会できる家族の数や時間は異なりますが、面会制限が一般病院より緩やかという理由でみどりの杜病院への入院を希望される方も増えてきました。

みどりの杜病院では二〇二〇年九月の時点で、各々の入院患者さんに生活支援者を三人選んで面会の申請書を書いていただいています。また、新型コロナウィルス感染症の予防を徹底していただくという条件で、病室での二十四時間の付き添いも可としています。

三人の生活支援者以外は、病室の外からの窓越しの面会を許可しています。独立型ホスピスで、建物が平屋で各部屋が庭に通じている環境だからできることですが、一回の面会につき人数は三人まで、時間は五分程度と制限しています。日勤帯であれば何回でも面会は可能で

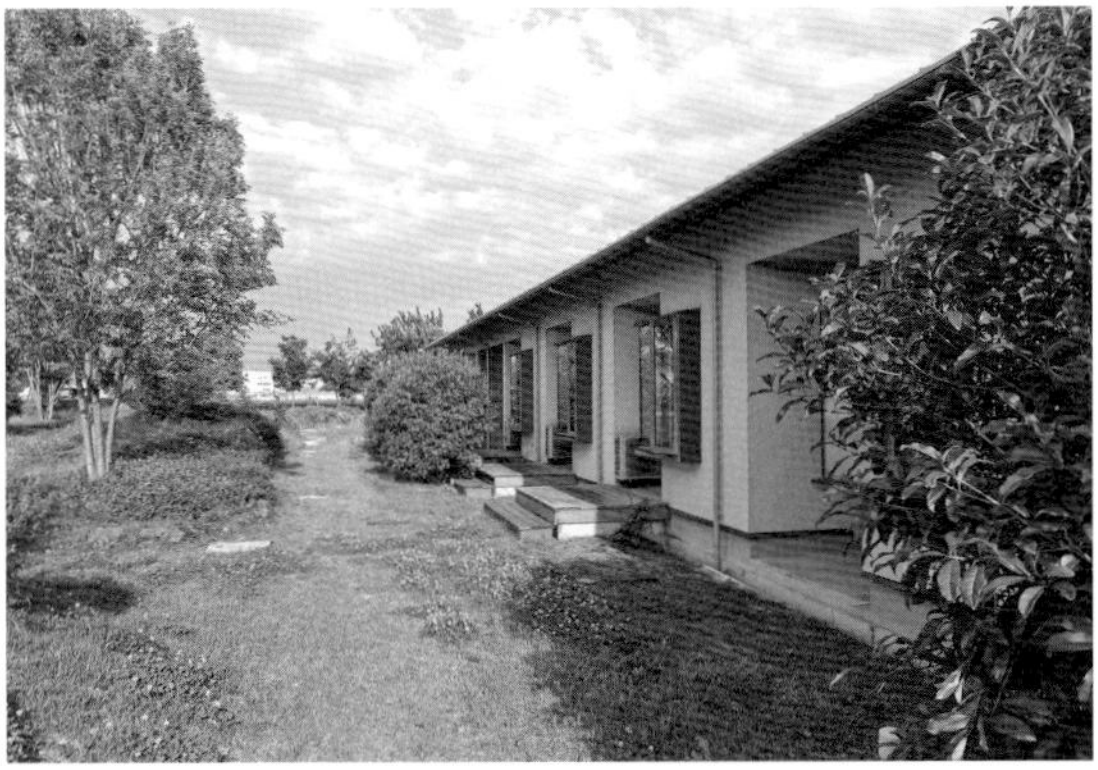

すべての個室は中庭に向けて窓がある

す。窓を開けて体を触れ合ったり、ドアを開けて出入りすることはできません。

今後、入院患者さんの外泊や外出の制限をどのように緩めていくかは検討中です。

在宅医療希望者の増加と対応

コロナ禍の下、一般の病院でも緩和ケア病棟でも、身近な方が自由に患者さんに付き添えるわけではないので、「家族と自由に過ごしたい」と望んで、退院して在宅医療を受ける患者さんが増えてきました。みどりの杜病院でも訪問診療の依頼が増えていて、コロナ禍前の一・五倍に増えました。当院に在宅医療推進室があり、入院と在宅の移行が円滑なのが功を奏していると思われます。

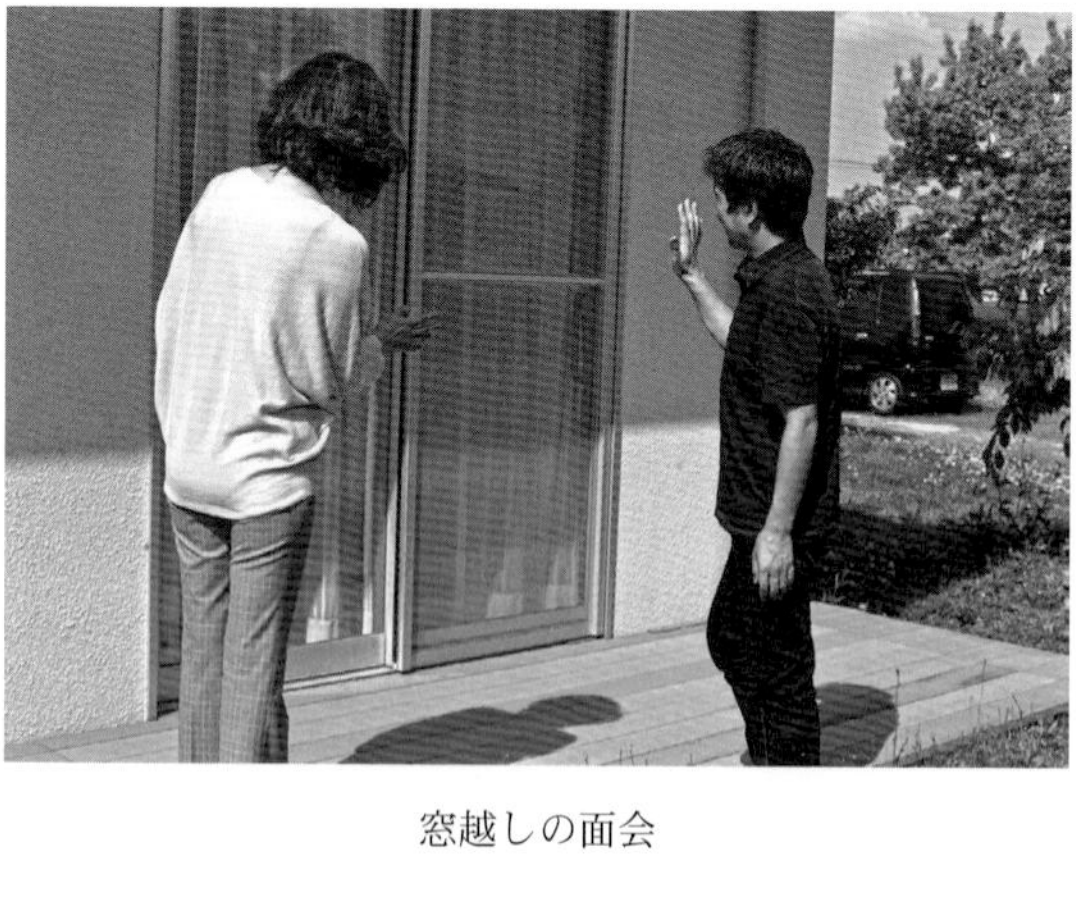

窓越しの面会

平日の午前中に訪問診療を行っていますが、私一人では回り切れなくなり、火曜日と木曜日は私ともう一人の医師で二手に分かれて訪問診療を行うようになりました。火曜日の午前中は病棟を診る三人の常勤医師が交替で、木曜日の午前中は非常勤の医師が分担して訪問診療を行うことで、今のところ全部の患者さんを回り切れています。

当然のことですが、在宅医療の収益もコロナ禍前に比べて一・五倍に増えています。

今後のみどりの杜病院とホスピス緩和ケアの展望についていくつか述べてみます。

ホスピス緩和ケアの展望

一、緩和ケア医が、入院だけでなく外来と在宅でも診療を行うようにする。

みどりの杜病院の外来は入院予約のための面談がほとんどで、経過観察のための外来は退院した患者さんにのみ行われています。

通院できる患者さんに症状緩和を行いながら定期的に経過を見ていく外来は、私が公立病院に出向いて行っています。緩和ケア外来を設置した当時は、「死に場所」とみなされているみどりの杜病院に外来通院を希望する患者さんが果たしているだろうかという思いもあり、それよりも、抗がん治療を継続している患者さんや、骨転移などの病変に放射線照射が必要な患者さんや、血液検査やＣＴ検査など定期的な検査を希望する患者さんがおられる公立病院のほうが緩和ケア外来を行う利点が多いと判断しました。

幸い緩和ケア外来は院内外からの需要が高まり、在宅・ホスピス・病院のスムースな連携を促すことで、患者さん・ご家族には療養場所を選択できるということを知ってもらえるようになりました（二三〜三四ページ）。その一方で、みどりの杜病院が「死に場所」ではないということが認識されるようになってきました。今後（二〇二〇年現在）は「みどりの杜病院の外来で診てもらってもいい」という患者さんについては、みどりの杜病院で入院を担当する医師に外来診療を委ねる予定です。

在宅医療も緩和ケア外来も望まれる医療であり、医師募集中です。当面は、現在勤務している緩和ケア医が入院・在宅・外来のいずれの形態でも診療を行いながら、ホスピス緩和ケアを提供していきます。

二、家族ケアや遺族ケアに関して、ピアサポートの力を借りる。

病棟では定期的にみどりの会（遺族会）を開催してきましたが、参加されるご遺族は限られています。職員のマンパワー的に、同じご遺族に繰り返し案内して悲嘆ケアの場を提供することは難しい現状があります。

福岡市に拠点がある「福岡ホスピスの会」というボランティア活動があります（代表　柴田須磨子氏）。主に福岡市近郊の緩和ケア病棟でボランティア活動を行っていましたが、二〇一六年からは順天堂大学名誉教授の樋野興夫《ひのおきお》先生が提唱されたがん哲学外来・メディカルカフェを活動の中心に据えました。

福岡ホスピスの会のメディカルカフェは「ぬくみカフェ」という名称で、ピアサポート（同じ体験をした人たちによる支え合い）の活動ですが、奇数月の第四土曜日に集まり、闘病中の方やその家族・ご遺族が支え合う場になっています。世話人がファシリテーターを務め、私は顧問として医療的な相談に応じています。

在宅医療における遺族ケアは全国的な課題です。現在（二〇二〇年）コロナ禍で中断していますが、八女筑後地域でも二〇一九年に八女筑後訪問看護ステーションの中で遺族カフェ（ぬくぬくカフェ）を始めており、軌道に乗ったところでした。そこに参加して感じたことは、体験者の方には、「自分の体験を生かしたい。役に立ちたい」という熱い思いが続いていることです。

このように市民が支え合う力を実感し、その必要性を強く感じたこともあり、二〇二〇年十月二十四日に八女市で第三回日本メディカルヴィレッジ学会を主催することになりました。メディカルヴィレッジ学会は、

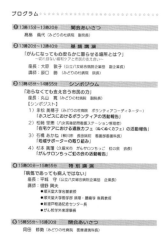

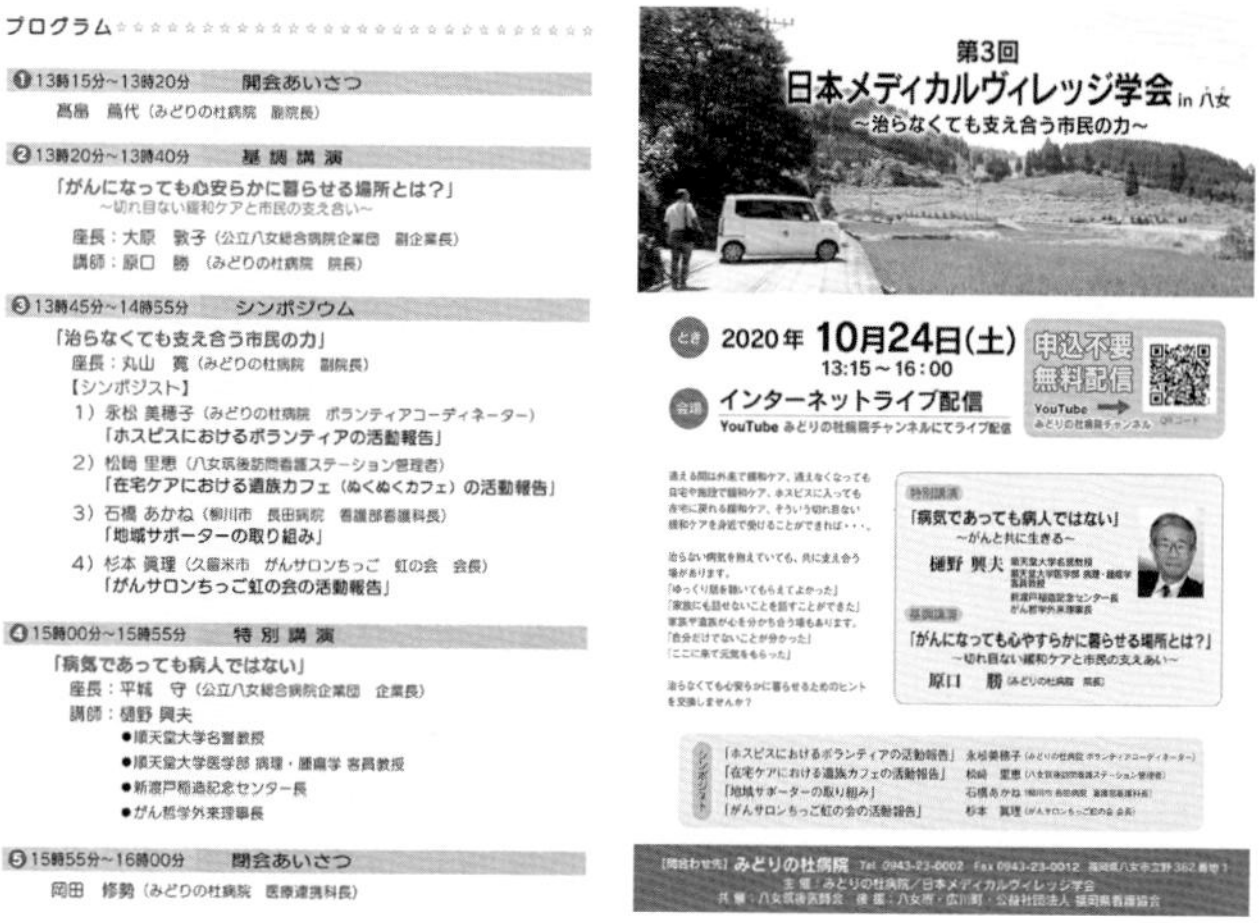

「第３回日本メディカルヴィレッジ学会 in 八女」WEB 開催のお知らせ

みどりの杜病院の
ＱＲコード

がんなどの病を抱えた患者さんやそのご家族が、最期まで安心して暮らすことのできる場所（メディカルヴィレッジ）を実現することを目指しています。

今回のテーマを「支え合う市民の力」とし、八女筑後・久留米市・柳川市でピアサポートを実践している方々にシンポジストとして発表していただきます。みどりの杜病院のボランティアコーディネーターの永松美穂子さんがシンポジストの一人として、一時停止したホスピスボランティアの活動をどのように再開しているかを報告します。

コロナ禍でオンラインの開催ですが、発表の動画はユーチューブにアップしているので、インターネットを開けばいつでも見てもらえます。全国学会ですので、学会を契機に全国の方々と「治らなくても心安らかに暮らせる」ヒントを交換したいと考えています。

三、地域に出向いて行っている無料講話活動をカフェの形式でも行う。

無料講話活動（四七～五〇ページ）で地域に出てみてわかったことですが、地域住民は公民館活動などでいろいろな勉強をされています。ホスピス緩和ケアや在宅医療などについてお話しすると、いろんな質問を受けます。自分や家族の健康に関する質問が多いのですが、もしもの時に備えての話し合いが家庭内ではあまり話し合われていないことにも気づきました。いわゆるアドバンスケアプランニングは、私たちホスピス緩和ケアに携わる医療関係者が地域に出向いて語り合いのきっかけを作ることが効果的だと感じましたが、実際にはやはりマンパワー的に体験者など市民の力を借りなければ実践は難しいと思います。

二と三はコロナ禍に留意して三密を避けて開催する工夫が必要ですので、地域の状況を見ながら段階的に進めていかざるを得ません。

がんなどの病を抱えた患者さんやそのご家族が、最期まで安心して暮らすことのできる場所を実現するために、完全独立型ホスピス　みどりの杜病院は「地域に切れ目ない緩和ケアを提供する」という使命を担っていると考えます。市民の支え合う力を引き出すために、市民活動やボランティア活動との連携も大切にしていきたいと考えています。

みどりの杜病院に
来て、見て、出会って

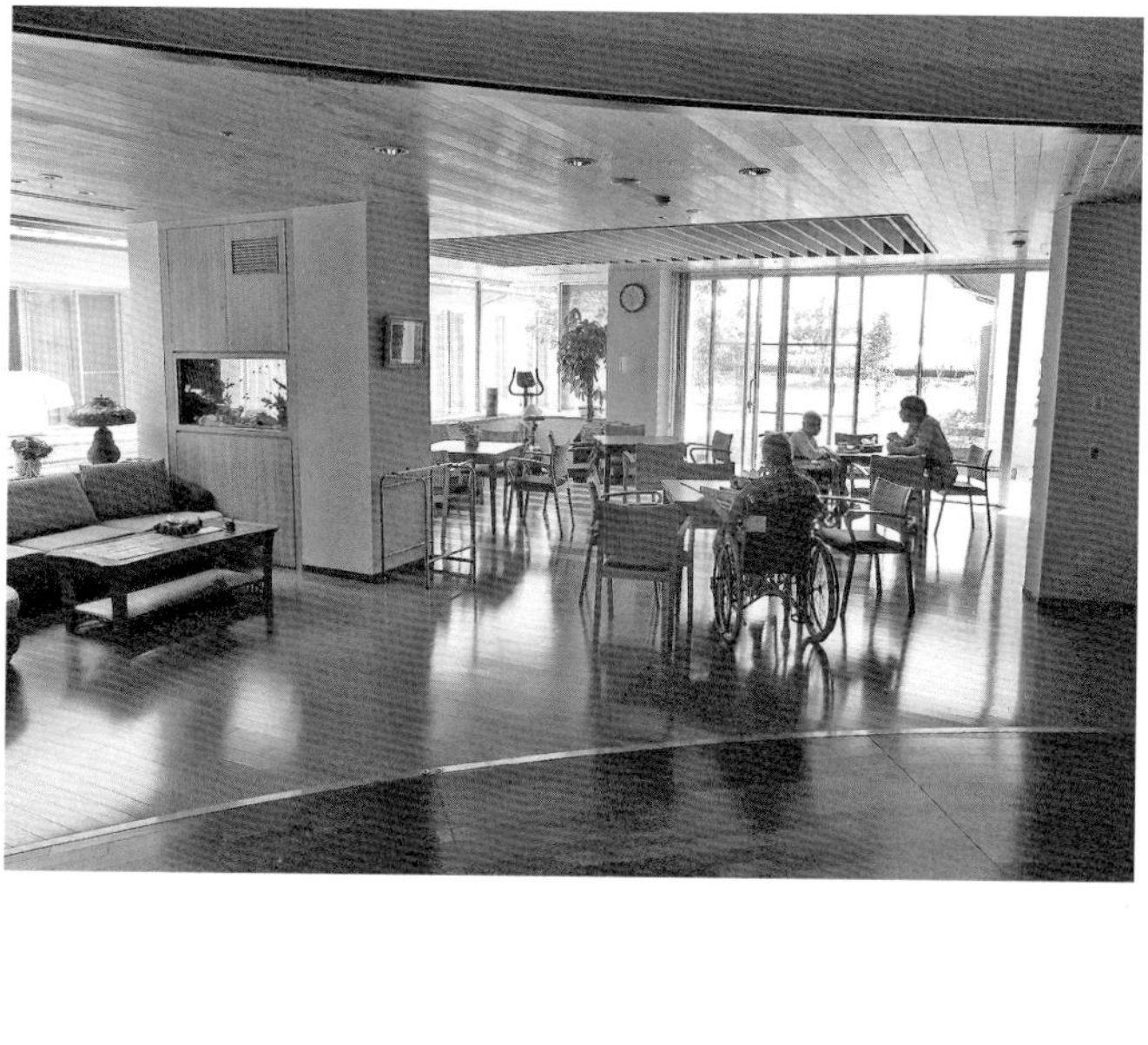

故郷八女で緩和ケア、在宅医療を展開するまで

原口　勝（医師、院長）

八女の在宅医療事情

「バングラデシュどころではありません。八女をなんとかしてください」

二〇一〇年に八女筑後訪問看護ステーションの訪問看護師の松﨑里恵さんが、当時、私が勤めていた福岡市南区の那珂川病院にがん看護の研修に来られました。その時初めて、お互いに八女出身ということがわかり、松﨑さんから八女の在宅医療の現状を聞くことになったのです。

私が「NPO法人　バングラデシュと手をつなぐ会」の主催で現地視察に行ったことを話した時に、松﨑さんの口から出たのが冒頭の言葉でした。

「かかりつけ医にもう少し訪問診療や往診をしてもらえたらと思うことがあります。本人が『家に居たい』、家族が『家で看たい』と言っても、最後は病院に入院になってしまうことがあります」、「点滴をつづけて身体がむくんでしまうことがあります。痛みを緩和する方法や鎮静の仕方がもっと広まればいいのですが。退院のタイミングが遅れて、自宅に帰っても動けないままで数日しか家で過ごせないことがあります」、「抗がん剤治療を受けている患者さんが衰弱した時に、休薬や治療の中止を主治医と話し合えたらよいなと思うことがあります」と言葉がつづきました。

八女のために何かできないかと思いましたが、当時は那珂川病院で二人の緩和ケア医で緩和ケア病棟・緩和ケ

ア外来・在宅診療と三つの仕事を兼任していて、とうてい八女の支援ができる状況ではないと思いました。

緩和ケアのアウトリーチ

ところが、翌年の二〇一一年に大学の医局の関係で那珂川病院の院長に依頼があり、週に半日だけ非常勤として下関市の病院の緩和ケア外来を担当することになりました。

「アウトリーチ」という言葉があります。院内から地域に出向いて診療の援助を行うことで、緩和ケア医にもアウトリーチが求められています。新年度にその業務を更新するかどうか考えた時に、「どうせ行くなら、下関ではなくて八女に行こう」と思ったわけです。

そこで二〇一二年度になり、当時の八女筑後医師会の植田清一郎会長と黒岩光副会長に面会して、週に半日、八女で訪問診療をさせてほしいとお願いしました。八女筑後訪問看護ステーションは医師会立でしたので、その指導を行うという名目でした。幸いに認めていただき準備を進めていたのですが、七月十八日に北部九州豪雨災害が起こりました。八女筑後では未曾有の土砂災害や河川の氾濫があり、そのため実際に八女筑後で訪問診療を開始したのは二〇一二年八月八日からでした。

毎週木曜日の午前中、八女に出向いて訪問診療を行うようになりましたが、これが「保険医療機関の所在地と患家の所在地との距離が一六キロを超える往診については、当該保険医療機関からの往診を必要とする絶対的な理由がある場合に認められるものである」という規定に抵触しました。那珂川病院は社会医療法人であり、公益性の高い活動を行うことが求められています。へき地医療や離島医療もその一つであり、当時、那珂川病院の医局に離島での診療の依頼が来ていました。私は、八女のへき地医療をその一環と位置付けて、社会医療法人の那珂川病院に課せられた医療活動として認めてもらおうと考えました。

毎週木曜日の朝、ＪＲで筑後市の羽犬塚《はいぬづか》駅に着くと、八女筑後訪問看護ステーションの松﨑さんと管理者の南さんが迎えに来てくれて、患者さんのお宅を訪問します。西鉄電車と西鉄バスで八女市まで行き、バス停に迎えに来てもらうこともありました。訪問看護師が医師の診療に同行しても訪問看護の保険請求はできませんから、訪問看護としては別の時間に訪問することになります。ですから、松﨑さんと南さんは、訪問診療を実地体験して、医師との情報交換を行うことが主な業務になります。

私は訪問診療を終えると、八女筑後訪問看護ステーションに行き、そこで院外処方箋を筑後市の蔵数薬局にファックスを送り、調剤された薬剤を訪問看護師が受け取って患者さんのご自宅に届けました。往診や看取りの場合は、福岡市から車で駆けつけました。夜間に亡くなられた場合には、翌朝往診を行いました。那珂川病院の仕事の都合でどうしても訪問できないときは、地元の開業医に看取りを依頼することもありました。

このようなかたちで緩和ケアのアウトリーチを行った結果、二〇一二年八月から二〇一三年五月までの十カ月間に八人のがん患者さんの訪問診療を行い、六人を在宅で看取りました。

公立八女総合病院の訪問診療と緩和ケア外来

その体験から言えることは、医師が体一つで出向いても訪問診療はできるということです。そして在宅ケアの主役は訪問看護師であり、訪問看護師が仕事をしやすいように援助するのが医師の役割だと思いました。そのためには症状緩和を適切に行い、患者・家族や訪問看護師に過不足なく情報提供を行う必要があります。

しかし現実は、病院の医師に「訪問診療を半日でもしてみませんか」と提案しても、「とてもそんな時間はありません」、「夜の呼び出しに応じていたら自分の時間が持てない」と返ってくるのが現状です。

八女での訪問診療をつづけている中で、地域の基幹病院である公立八女総合病院の平城守副企業長（当時）から「訪問診療に同行したい」という依頼があり、同行して訪問診療の現場を見ていただきました。また別の機会でしたが、「公立八女総合病院はがん診療連携拠点病院であり、緩和ケア外来を開設しようと考えています」と緩和ケア外来の運営について相談があり、那珂川病院の緩和ケア外来での体験に基いて説明しました。このとき、「緩和ケア外来を具体的にイメージしにくい」という平城副企業長の言葉に、「八女に毎週木曜日の午前中に訪問診療に来ているので、午後は公立八女総合病院の緩和ケア外来を担当しましょう」と返答してしまいました。

こうして二〇一三年六月から公立八女総合病院の非常勤医師として緩和ケア外来を担当することになり、八女の訪問診療も公立八女総合病院の非常勤として行うことになりました。那珂川病院にとってはなんのメリットもなかったので、下川院長からいただいた承諾も渋々だったと思います。毎週木曜日に公立八女総合病院に出向いて、午前中は訪問診療に回り、午後は緩和ケア外来を行うということがつづきました。これも那珂川病院の緩和ケア医のアウトリーチだと思います。

二〇一三年六月から二〇一五年四月までの約二年間、公立八女総合病院の非常勤として、十七人の訪問診療を行い、九人を在宅で看取りました。在宅看取りは、平城副企業長や公立八女総合病院の外科医師に依頼することもありました。また、同じ期間に緩和ケア外来では、一〇九人の診療を行いました。在宅や外来のバックベッド、いわゆる緊急入院も公立八女総合病院で受けてもらいました。

みどりの杜病院の院長に

二〇一四年の暮れに、平城副企業長から「みどりの杜病院の院長が退職を考えておられるようです。みどりの杜病院に勤めていただけませんか」と打診がありました。当時五十八歳で、定年の六十歳まであと二年ありました。定年までは那珂川病院に勤めようと考えていましたから、「新年度からみどりの杜病院に勤めるのは難しいです」と返答しました。

しかし、打診していただいたのを契機に、それまで漠然と将来は出身地の八女で医療を行いたいと考えていたのが、在宅医療と緩和ケア外来で公立八女総合病院とのつながりができたことで、緩和ケア医として働く場があればそれも自分を生かせる、と考えるようになりました。

私は八女東部の星野村の出身ですが、実家には母親と妹が住んでいます。老いた母親のことも考慮して、仕事の場を福岡市から八女に移すことが最善と考えるようになりました。みどりの杜病院で働けば在宅医療も緩和ケアのいずれにも携わることができるので、これを好機ととらえ、平城副企業長にみどりの杜病院で勤務したいとの意思を伝えました。

那珂川病院には十年間お世話になり、緩和ケア病棟の立ち上げから診療と運営に携わり、緩和ケア外来や在宅医療まで多くの経験を積ませてもらいました。定年まで二年残しての退職となり、当時の下川院長はじめ職員の皆様、特に緩和ケアに携わるスタッフには大変申し訳ないと思っています。

二〇一五年四月からみどりの杜病院に院長として勤務することになりました。公立八女総合病院の緩和ケア外来にはみどりの杜病院から出向いて行うことになり、院内に在宅医療推進室を設置してもらい、五月からみどりの杜病院が訪問診療を行うことになりました。

こうした経緯でみどりの杜病院という場に落ち着いて、地域の皆さんとともに緩和ケア、在宅医療を故郷八女で展開する活動に取り組むことになりました。

病院立ち上げの前後を振り返って

高畠　蔦代（看護師、副院長）

私は病院の設計から関わらせていただいたのですが、その時は、いち看護師が病院の設計から関わることができるというのは幸せなことだなと思いました。看護の視点から「こうあったらいいよね」と話し合っていたら、それを設計士さんが聴いておられて、次の会議の時に、「この前お話しされたことはこういうことですか」と図面に起こしてこられたんです。「ダメ元でいろんなことを話してみてもいいのかな」と、病院の職員も、なんでも話してみるというように意識が変わってきました。

全国でも数少ない完全独立型ホスピスである神奈川県のピースハウス病院と東京都小平市の聖ヨハネ桜町病院、大分市の大分ゆふみ病院、北九州市の聖ヨハネ会病院に視察に行かせていただき、それぞれの建物や設備を見学して、管理者の方から思いを聴くことができて、とても勉強になりました。そのなかで、ある管理者から「看護師がとにかく辞めていきます。三年経ったらほぼ全員の看護師が入れ替わると思ったほうがいいですよ」と言われ、その時は「どういうこと？」と思ったのですが、実際にみどりの杜病院が動き出すと「あ、こういうことか」と実感することが度々ありました。

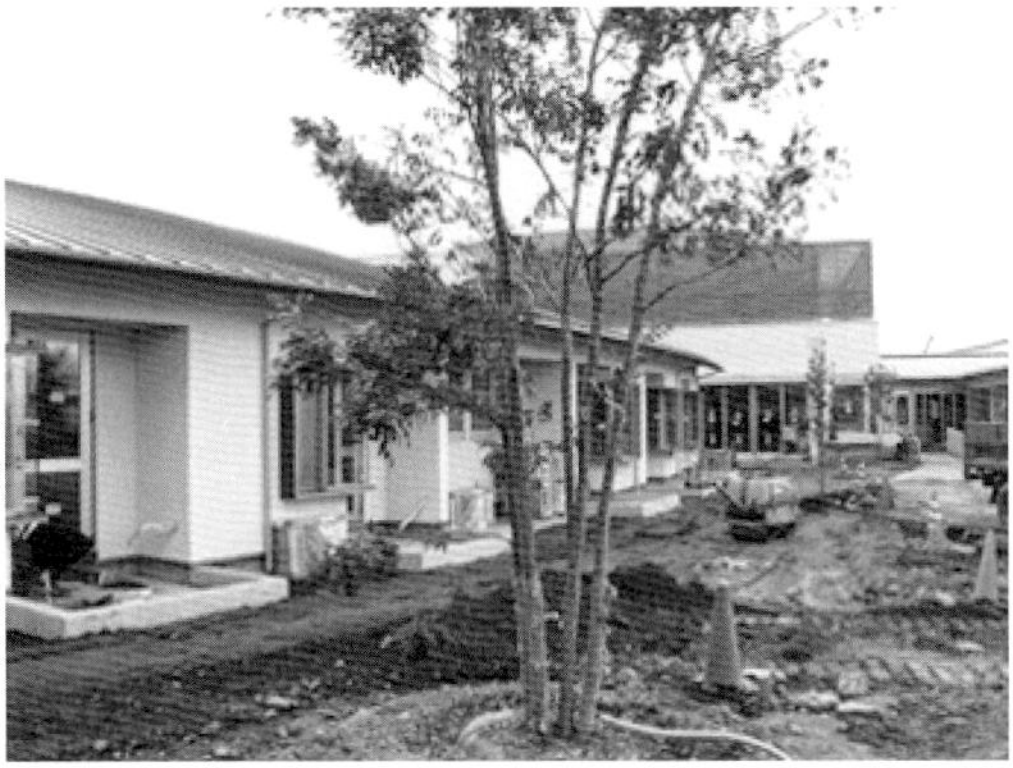

建設工事中のみどりの杜病院

幸いみどりの杜病院では、今でも立ち上げの時からいる看護師の半数が勤めてくれています。「それはなぜかな？」と考えてみました。一つには、立ち上げる前に、公立八女総合病院の緩和ケア認定看護師の岩田明寿香さんが、緩和ケア委員会のチームの底上げのために一年間でプログラムを組んで、研修会を開いてくださったことがあると思います。もう一つは、入院患者さんの受け入れを一気にしなかったことも、よかったのではないかと思います。

開設した時点では緩和ケア病棟で勤務した経験がある看護師が二人しかいなかったので、毎日一人ずつ入院患者さんを受け入れていくことにしました。そのためスタッフも徐々に慣れていくことができ、三年経っても全員が辞めることにならなかったのではないかと思います。

私自身は、看護協会を通じて東京や神戸で開かれた緩和ケアの研修会に参加し、そこで座学や実習を受け、「（緩和ケアは）看護の基本で何も特別なことはない」ということを学ぶことができました。しかし、「ホスピスは最後に行くところ」と思っている看護師もまだまだ多いので、地域住民よりも医療者に対してホスピス緩和ケアについて発信していかなければならないのではと思っています。

十年を振り返る

矢野　裕紀（管理課）

みどりの杜病院開設のきっかけとなったのは、十数年前に当時の公立八女総合病院の緩和ケアチームから、「緩和ケア専門の病棟をつくりたい」という話が持ち上がったことからでした。

私がその担当をすることになり（そのまま現在に至りますが）、当初は公立八女総合病院の敷地内に別棟を建てて緩和ケア病床を設置するというプランでした。しかしこの場合、敷地が狭小であるために、緩和ケアチームが重視していた療養環境面が十分に整備できないことが予見されました。おそらく病室のカーテンを開けたら、見晴らしのいい景色が広がっているのではなく、無機質な病院のコンクリートの壁が見えていたはずです。

療養環境を重視するとすれば、次に検討すべきは完全独立型の緩和ケア専門病院でした。

完全独立型となると一つの医療機関となるわけですから、新たに検討すべきことが大きく増えました。病床規模やスタッフの配置数はどうするのか、院内に給食施設をつくるのか、経営的に採算は取れるのかなど、さまざまな検討を行ったことを思い出します。その結果、病床数三十床で八割から九割の稼働率であれば大丈夫だと試算し、独立型の緩和ケア病院の建設について企業団議会より承認をいただきました。

それから早速、多職種によるプロジェクトチームを発足させ、同じような形態の病院である、大分ゆふみ病院やピースハウス病院などを見学させていただきました。このときに見聞きした内容が、現在のみどりの杜病院の運営に大きく役立っていると感じています。当時ご協力くださった方々には改めて御礼申し上げます。

さて、用地を決定し設計業者を選定してからは、プロジェクトチームで活発に話し合いを進めていきました。ときには建設現場を見学に行くこともありましたが、ある日、近隣の住民の方と話す機会がありました。工事中の現場の片隅で、「ここには何をつくるとね？」と尋ねられたので、私は「ホスピスと言って主にがんの終末期の方をみる病院ですよ」と答えました。「あーそうね、それなら俺もお世話にならんといかんね」と笑顔で話されました。病院開設

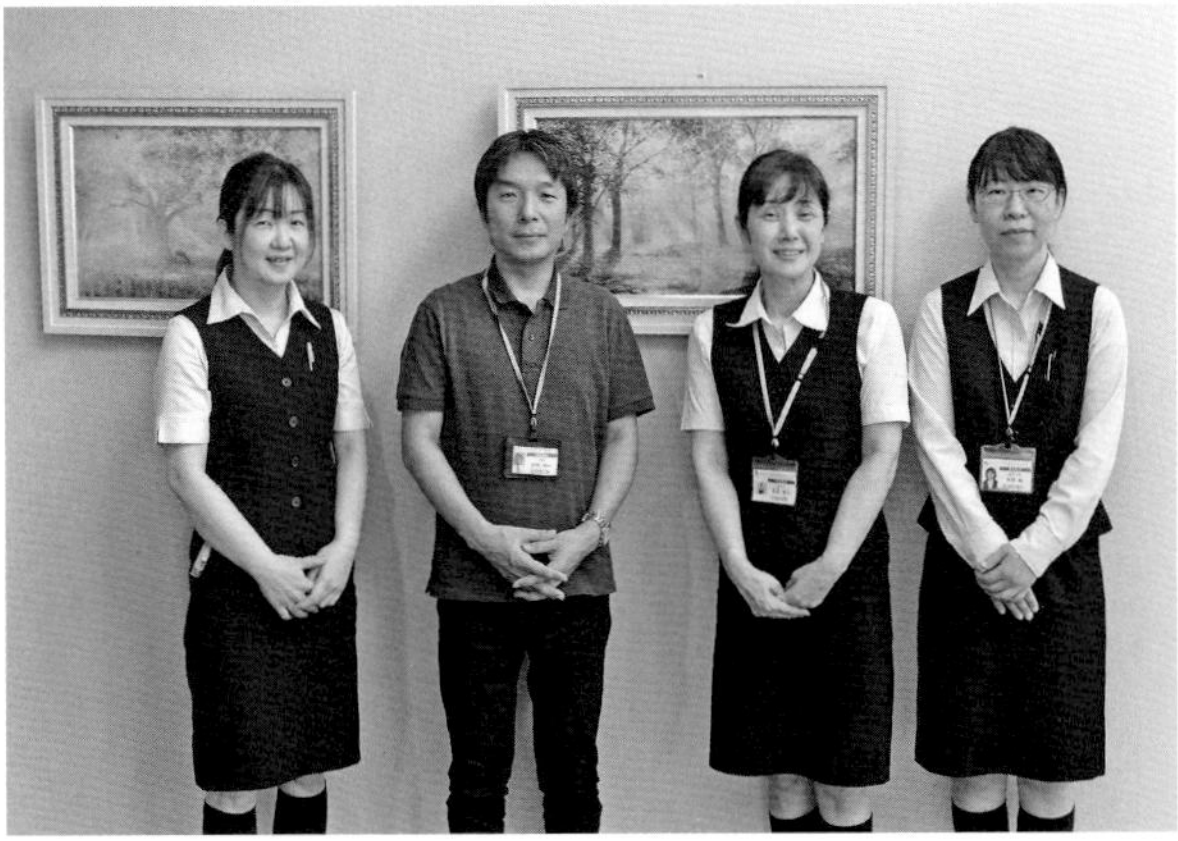

管理課のスタッフ。左から２番目、矢野裕紀

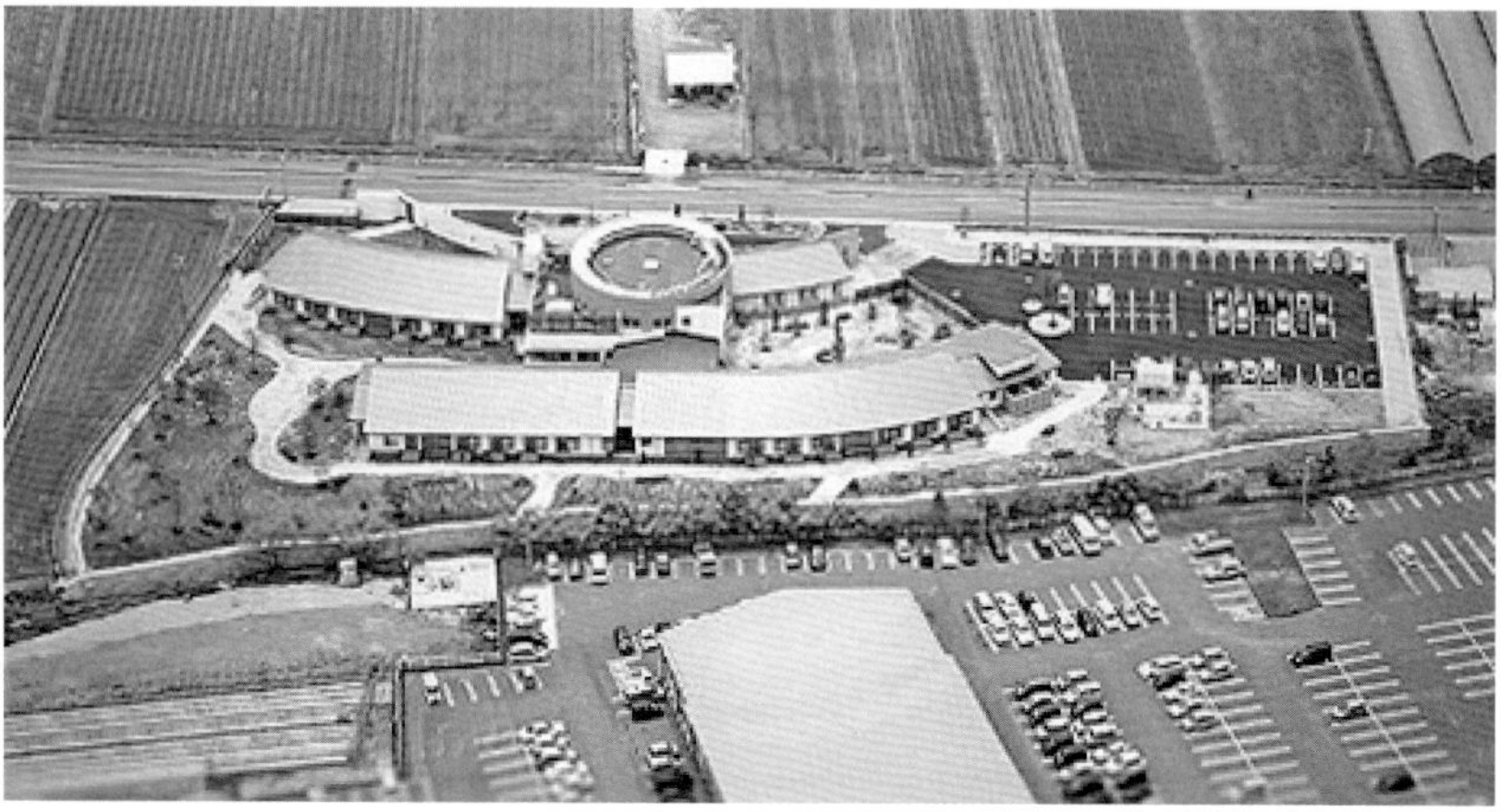

田園地帯の真ん中に建つみどりの杜病院。上空から

に向けて多方面の関係者の方と事務的な話を進めていく業務で多忙な時期でしたので、その笑顔が非常に印象に残っています。と同時に、この病院がきっと地域の方々にとって必要とされる病院になるに違いない、そのような病院にしなくてはならない、と強く感じたことを覚えています。

このような紆余曲折を経て、二〇一一年五月にみどりの杜病院は開院しました。開院してしばらくは医師や看護師の配置数が安定せず、入院患者数が伸び悩む時期もあり経営的に難しい時期がつづきました。看護師の中には、「緩和ケアに携わりたくてこの病院に就職したのに……」という声もありました。

しかし時が経つにつれ地域の方々の認知度も高まり、在宅診療も行うようになり、徐々に多くの方に利用していただけるようになりました。今では三百名を超えるボランティアの方の登録をいただいていますが、これは開院当初には想像できないことでした。

これからもいろいろな方に支えられながら、また、いろいろな方の支えになれるよう病院運営をつづけていければと思っています。

ひとりひとりの人へのこころ寄せ

丸山　寛（医師、副院長）

みどりの杜病院に私が赴任したのは二〇一五年三月で、医師になって三十年目を迎える少し前でした。当院開院が二〇一一年五月なので、満四歳の誕生日間近のフレッシュな病院に仲間入りしたことになります。振り返れば、個人的事情で私が外科医として勤務しながら緩和ケアを志した時期が当院開院時期とちょうど重なります。運命を主体的に捉える姿勢からすれば、みどりの杜病院と私の「出会いと親交」は必然であったとも言えそうです。

緩和ケアに携わるようになった個人的事情とは、〝幸運にも〟患者になる体験をしたことなのですが、これは今から考えると「宝物」でした。〝有難さ〟の次元が異なる体験でした。この有難さとは何が成せる業か、何が変化したのか、何が至らぬ部分であったのかと問うてきて、どうやら、その根源としての「感性」と、いくらか体系化されたものとしての「価値観」ということだろうか、と思うに至りました。これらの体験が手掛かりとなり、〝それぞれに宝物（感性と価値観の発見）が宿るひとりひとりの人へのこころ寄せ〟がホスピスで働く私のテーマとなりました。こころの自律への支援とも言えるかと思います。

さて、みどりの杜病院は黎明期特有の困難な時期を既に終えて（未だ困難の時期と個人的に感じる職員もいるかもしれませんが）、現在は発展の段階に入っていると感じます。医療が保障されながらも、医療者が管理する組織から、地域に開かれた集いの場に徐々に変容していっています。何百人というボランティアさんもその大きな支えになってくださっています。主眼が、建物や仕組みといったハードから、人という温かいソフトに代わっていく姿をリアルタイムで眺める機会を得ました。こういうことだったのか、と感じ入る一種の社会変革現象のようでもありました。ここまで言うと私の「感性」が少し疑われそうでもありますが、実感です。
読者の方は、私がここみどりの杜病院において、幸せの中で働き、暮らし、人間としての時を刻んでいることをきっと容易に想像してくださることと思います。最後に、掛け替えのない人生のどこかでみどりの杜病院とそこに集う仲間と（一期一会の人とも）出会えたことに感謝して、本寄稿文を閉じさせていただきます。

自分自身は大きな自然の一部

上野　裕子（医師）

みどりの杜病院は八女市の平野部にあり、高速八女インターから車で五分ほどのところにあります。大きな看板はなく、一見すると何の目的の建物かよくわからない、不思議な佇まいです。知らないと通り過ぎてしまいそうな外観ですが、隣接した駐車場に車を置いてすぐに院内に入れる手軽さは、ご家族には評判がいいようです。小さな玄関をくぐると、南向きのロビーは明るく開放感があり、木造二階建ての建物は弧を描いて、全体に柔らかい印象を与えています。周りには田園風景が拡がります。

二〇一四年の春、初めてみどりの杜病院を訪れたとき、案内していただいた院内の心地よさに惹かれて、ここで働かせていただくことに心が躍りました。格子戸の先のお部屋には温かみがあります。リラクゼーションルームを覗くとアロマの香りに包まれます。秋からの勤務を心待ちにしました。

それから約六年、福岡市内から高速道路を使っての通勤となりましたが、野鳥や四季おりおりの花に出会える楽しみがあり、毎日の通勤も苦になりません。柔らかい土を踏み、鳥の声に耳を傾け、植物に目を向けると、たくさんの命の営みを感じます。浅くなっていた呼吸が自然と深くなって、まるで時間を取り戻したかのような感覚がします。

毎年、早春に、花壇の水仙やバラの花が咲くとき、お家から持ってきて植えてくださった、その方とご家族を思い出します。

満開の桜の下、文字通り桜吹雪のなかで花びらと一緒に頂くお昼ご飯は格別でした。

中庭で伸び放題に育った雑草が、風に吹かれて一斉に揺らめく様子を、お部屋から扉をあけて眺めるのも良いものでした。

初夏の早朝、健康に良いと教えていただき、一緒に素足で庭を歩いたときの、足の裏に触れた朝露のひんやりとした感覚。

なかなか、お部屋から出てきてもらえない患者さんも、夏野菜の収穫の時期は毎朝、収穫をご自身の仕事として楽しみに庭に出てこられました。もぎたてのトマトやキュウリを「持っていかんね」と持たせてくれたお母さんのような優しさを忘れられません。

晴れ渡った秋空の下、車椅子で眺めにいったコスモスの群生。

ご自分で動けなくなり、食べられなくなったときに、ただ生きていることを苦しまれた患者さんには、窓をあけて風を通しながら、限りなく拡がる碧い空を眺めていただきました。まるで吸い込まれるかのように見つめておられた横顔の美しさ。そうして過ごされた小一時間に言葉はありませんでしたが、その方はその後、最後まで穏やかに過ごされました。

思い通りにならない日常に苛立ち、人生に悲嘆を感じるとき、ただ純粋に存在しているだけの存在である自然に共鳴できれば、手放せない苦しみから解放されるように感じます。自然を見つめる視線の先にあるもの……それは、愛そのもの、優しさ、穏やかさであるように思います。そして、それが、その方の内面に拡がっていくのを感じます。そして、ご家族に、人生に、すべてのことに、ただただ感謝の気持ちで、この世界にお別れを告げられるとき、その方の世界が拡がっていくのを感じます。

私にとってここで過ごす時間は、お一人お一人の患者さんから、自分の知らない世界、経験したことのない世界を見せていただく貴重な時間で、多くのことを教えていただき、また、たくさんの愛と優しさをいただきました。厳しい態度をとられるときは、何かが違っていることに気づく大事なチャンスでした。ご自身の本来の世界に戻られた方は、どの方も、皆さんそれぞれにその方の人生を全うされたと感じるようになりました。ご家族やご友人の方々が、そのことを信頼して、安心してご自身の人生を前向きに生きていかれますように、と願っています。感謝を込めて。

全人的苦痛の緩和

脇田　和博（医師）

私は呼吸器外科の医師として鹿児島で働いていたのですが、家庭の事情により外科業務の継続が困難となり、二〇一七年四月からみどりの杜病院で勤務することになりました。全く知らない土地で、これまで専門としていなかった分野での再出発だったため、うまくいくかとても不安でしたが、当院で研鑽を積み、二〇二〇年より日本緩和医療学会認定医となることができました。

みどりの杜病院で働いてよかったことは、私よりも前から緩和医療に携わっている医師や看護師や介護士などのスタッフが、私の環境を理解して支えてくれていることです。スタッフ間で、お互いの境遇を理解し支え合うからこそ、緩和医療を行ってこられたのだと感じました。

緩和医療に携わってよかったことは、身体症状以外の症状で苦しむ患者さんとご家族がいることがわかったことです。書いてみると当たり前のことのようです。しかし、実際に医師として患者さんに関わる時、多くの外科医や内科医がそうではないかと思いますが、痛みなどの「身体症状」に対して原因を調べ、治療を行うということが大事であると考えていました。

緩和医療では「苦痛」というものは体の症状のみでなく、精神的苦痛や社会的苦痛、そしてスピリチュアルな苦痛と呼ばれるものがあり、それらを含めて「全人的苦痛」と表現されています。この全人的苦痛にアプローチしていく必要があり、その方法は投薬などの治療だけで行うことは難しく、看護・介護によるアプローチやソーシャルワーカーの介入なども欠かすことのできない重要な要素です。また、その中で精神的苦痛等に介入するためにコミュニケーションスキルや認知行動療法などの心理的介入を習得することも有用だと学びました。

医師としてはまだ若輩者ですが、これからも研鑽に励み、当ホスピスに入院される患者さん及びご家族の全人的苦痛の緩和に取り組みたいと考えております。

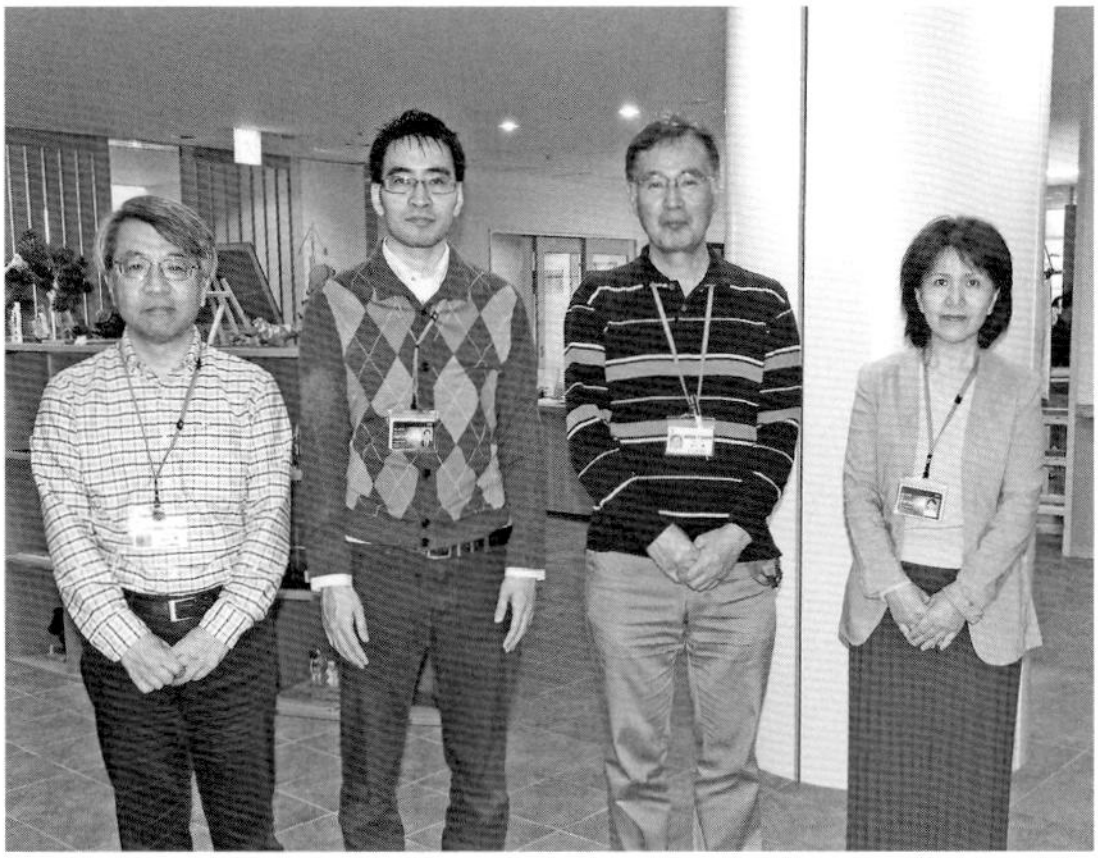

みどりの杜病院の４人の医師。左から、丸山寛医師、脇田和博医師、原口勝医師、上野裕子

ひととき

北川昌子　岩田文路　岡田修勢

みどりの杜病院は、県道九六号線と並行して走る「バルビゾンの道」沿いに建っています。長閑《のどか》な田園地帯にまっすぐ走る道についたのこの名前は、郷土の画家・坂本繁二郎（一八八二―一九六九）がフランスから帰国後、ミレーやコローなどバルビゾン派の画家が愛した美しい田園風景に郷里の景色がよく似ていることから、そう呼んだことにちなみます。近くを流れる筑後川の支流・花宗《はなむね》川沿いには、坂本の終の住処となった家があります。

洒落た外灯が立つ広い駐車場と緩やかな弧を描く病院の外壁、庭の木々や彩豊かな花壇という外観からは、病院と気づかないかもしれません。以前、近くに温泉センターがあったこともありよく温泉と間違えられて、シャンプーやタオルが入った袋を下げて怪訝《けげん》な顔で訪ねてくる人がいました。「今もときどきあるんですよ。看板を出してないから間違えられるんでしょうね」と科長の岡田修勢《ひろせ》さんは笑います。

開設以来これまで（二〇二〇年八月現在）一四八四人の方を看取ってきました。これらは院内で看取った人の数で、在宅療養の方をご自宅やそれまで暮らしておられた施設で看取った人数を入れると一七〇七人に上ります。こうした数字の多寡は運営面では評価の大きな対象となりますが、病院の真価は実際に利用された患者さんとご家族にしかわかりません。

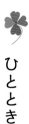

みどりの杜病院で亡くなられた方、在宅診療で亡くなられた方など三人のご家族、北川昌子さん、岩田文路さん、安達ゆきさん、そしてご自身も家族としてみどりの杜病院でお母様を看取られた岡田科長にお話をうかがいました。（七三～七六ページ／一四六～一四八ページ）。

北川昌子さんは筑後にお住まいで、一昨年、三男・将太さんを見送られました。将太さんは重篤な末期がんでしたが、総合病院で外科手術をされた後はご両親が在宅療養を選択され、訪問看護とみどりの杜病院に定期的に入院治療することで、ご両親の介護のもとで亡くなりました。（Q＝編集部）

北川　息子は将太といいます。二十八歳でした。ダウン症やったからですねえ。はじめは頭にコブのようなものができて、本人は触らせんし、よくわからなかったんですよ。でも、どんどん大きくなってきて、やっと病院につれていったときは手術して頭の部分をごっそり取らなければならないと言われて。出血もひどかったし、手術中の危険性もあると言われたので、飛び出た部分だけを切ってもらって、治らないのなら化学療法もしなくていい、本人が痛い思いをしたり、苦しくないようにとだけ考えました。本人も病院を嫌がって、入院が苦痛だったからですね。

岡田　血管肉腫だったんです。

北川　病院を退院してからは家で看ました。訪問看護師さんに来てもらってですね。

二日に一回、将太の頭の傷をきれいにして包帯を巻き直さなければならなかったけど、夫と二人でやっていました。出血がひどくてですね。将太が座っていた場所や壁には今も出血の跡が残っています。

家に帰ってから亡くなるまで、みどりの杜にはほぼ一カ月に一回くらいの割合で泊まりに来ていました。

岡田　全部で十一回入院されています。輸血が必要だったからですね。

北川　将太はここに来たときだけお風呂に入るんですよ。家では絶対に入ろうとしなかった。痛いし怖かったんだろうと思うんですよ。爪も切らせてくれませんでした。でも、ここに来たときだけ、お風呂に入って爪もきれいにしてもらっていました。

ここでは安心しとったんでしょうね。自分のケアをしてくれるところと思っていたんでしょうね。夫は夜も泊まり込んでいました。

岡田　お父さんがずっと付き添っておられて、私たちは着替えでも食事でも将太さんの身の回りのことはお父さんに訊ねてやっていました。お風呂には座ったまま入ってもらうんですが、将太さんも自分で胸にパチャパチャってお湯をかけて手伝ってくれて。

北川　夫は将太が三男ということもあって可愛がっとったからですね。亡くなったのは十二月十四日、翌日がクリスマス会ということで泊まりに来ていたときでした。

岡田　クリスマス会で食べるメニューも決めておられたんですよ。

北川　急な大出血で、私は間に合わなかったけど、でも、これからどんどん悪くなることはわかっていたし、まあだ自分で歩けよったからですね。それ以上、つらい思いをせずにすんだんだと思っています。

ここですか？　ここは自由で自宅にいるようなんです。以前入院していた病院の中にも緩和ケア病棟がありましたが、その階に上がるとなんだか厳かな感じがしてですね。ここはふつうにしてもらえて、将太も安心して任せていたようです。

＊　＊

岩田文路さんは、このインタビューの二年ほど前に、実のお母さん（中野美枝子さん）を膵臓がんで亡くされました。六十三歳でした。前年の三月には、母方のお祖母さんもここで見送られています。

岩田　母は四年前に胃がんで手術を受けて、そのときは回復したんですが、膵臓に転移して。母が入院する前に、ここで祖母を看取っています。祖母が三月に亡くなったんですが、母はその年の十二月に転移が見つかって、総合病院で化学療法を受けていました。でも、効果が出なくて、そのころからきつい治療はやめてみどりの杜に転院したいと思っていたようです。

岡田　ここに来られるまでがすごいんですよね。

岩田　母は絶対に転院したいと言って譲らず、しまいにはハンガーストライキをしたんですよ。病院の医師はまだ治療できると思っておられたので、母の強い意思表示に看護師さんが泣かれてですね。私は菓子折りを持って挨拶に行ったのですが、母はそれほど強固でした。母の気持ちは固かったのですが、ただ、父がどうしても諦めきれなくて、なんとか治療を続けてほしいと思っていたようです。

　十二月に転移がわかって、みどりの杜に転院したのが三月でした。この先、母がどうしたいかと先方の病院と話し合っていたところに、みどりの杜からベッドが空きましたと電話があって、もう即転院でした。ここに来た時、母は「ハーー」って大きなため息をついて。あんなに長いため息は聞いたことがありませんでした。

　それから四カ月、ここで過ごしました。ただ、母はそのころ別人のようで、何を話しても返答はまったく上の空で、「ありがとう」って言っていても心はここにない感じでした。

岡田　安達さんは傾聴ボランティアをしてくださっていましたが、中野さんともお話しされていましたよね。

安達　ええ、中野さんはとても静かな方という印象でした。なにか全部を悟った感じで、とても落ち着いておられました。

岩田　安達さんとお話をするようになったころから、母は少し元気が出たように見えました。エコたわし作りもするようになって。

安達　じっとしているのも嫌だから何かしたいと言われて、それでエコたわしを作りましょうかと。

岡田　中野さんは本当になんでもできる方でしたね。たわしの編み目なんかすごく綺麗で。

岩田　母に「アクリル毛糸と針を買ってきてちょうだい」と頼まれたときは、「はい！」ってうれしくてすぐに買いに行きました。

母は病気になる前は中高一貫校の化学教室で助手をしていたのですが、朝三時半には起きて畑の仕事をしてそれから朝ごはんの準備をして家事を済ますと学校に行き、帰ってきても畑仕事、それから夕飯の準備といつも忙しく働いていて、私は母のことを風のように前を通り過ぎる人だと思っていました。

当時、うちの子どもは小学生と中学生でしたが、私は子どもたちが学校に行くと夕飯の用意をしてここに来ていました。自宅は広川町ですぐ近くでしたから。ここで半日母と過ごして、学校から帰ってきた子どもたちと父と、ラウンジのキッチンが自由に使えるのでそこで夕飯を温めなおしたりして一緒に食べて、それから家に帰っていました。父はそのまま泊まることが多かったようです。

安達さんが母の聞き書きをしてくださって、学校や母が通勤していた道まで写真に撮ってまとめてくださった本を、今も大切に神棚に置いています。これを読むと、何を考えているのかわからなかった入院当時の母の気持ちがわかるようです。

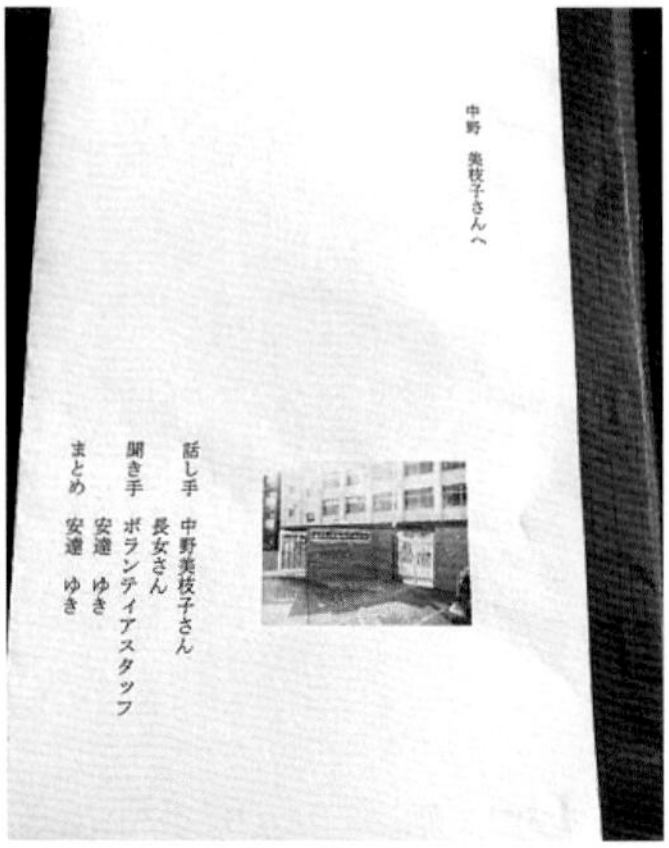

安達ゆきさんによる岩田さんのお母さん、中野美枝子さんの聞き書き本

みどりの杜病院の施設案内

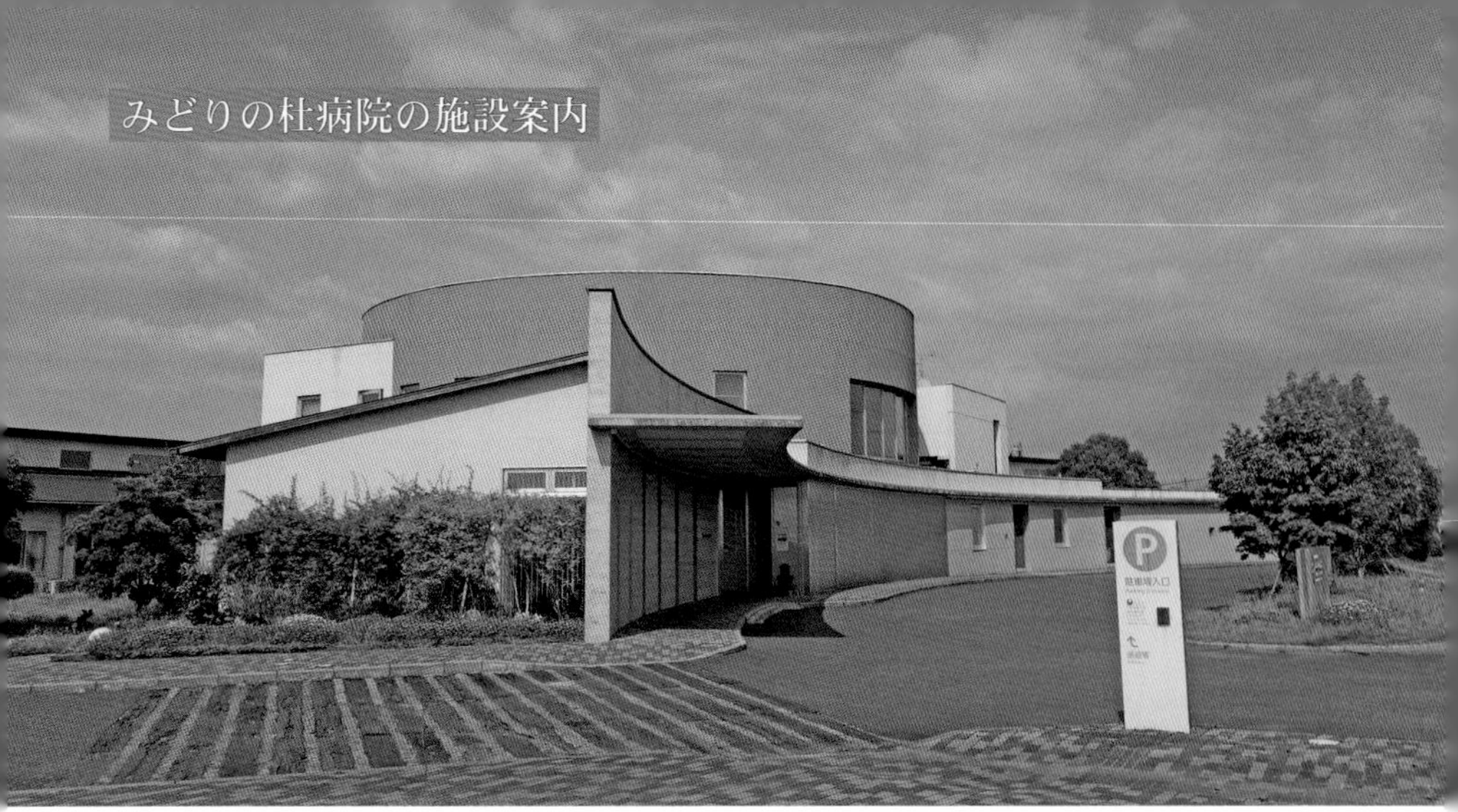

みどりの杜病院、駐車場側からみた外観。庇がある外壁の奥が玄関になる

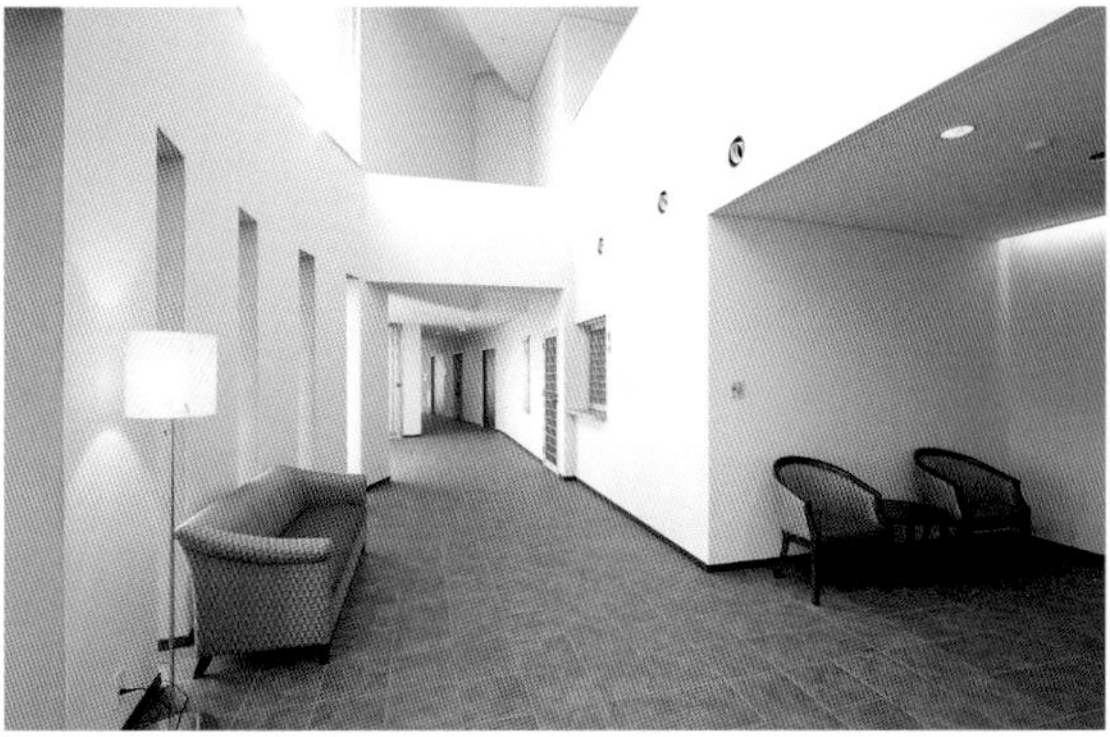

やわらかな外光が差し込むエントランス

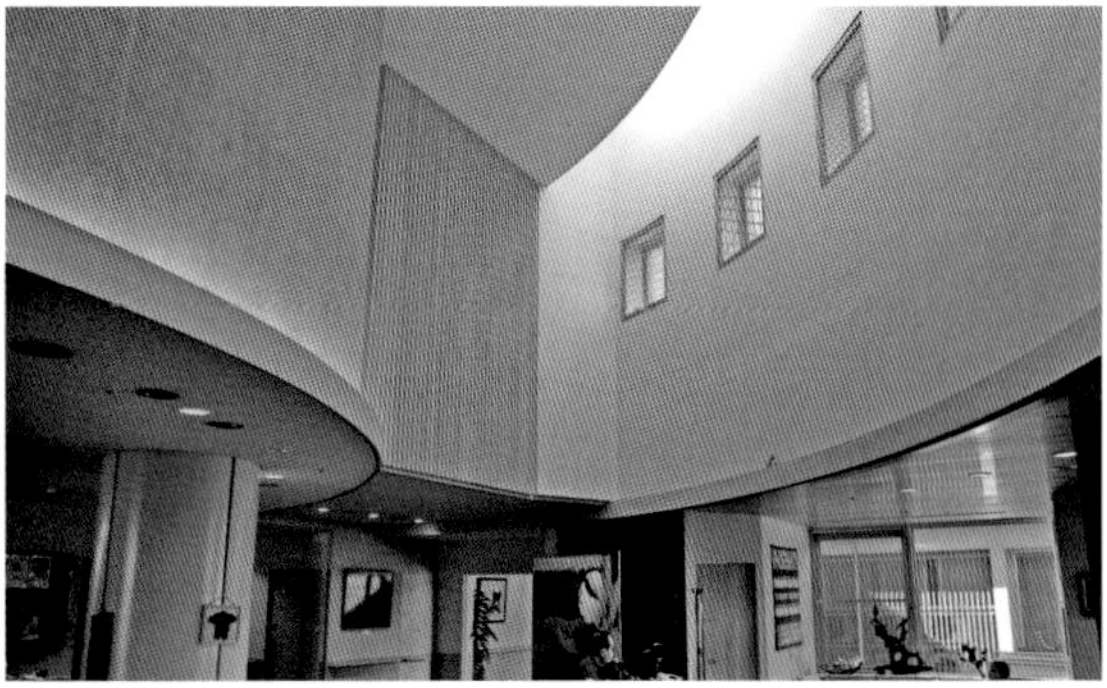

中央廊下の天井は吹き抜けで、壁紙に手漉き和紙、吹き抜け窓の格子には竹細工など八女の特産品を使用している

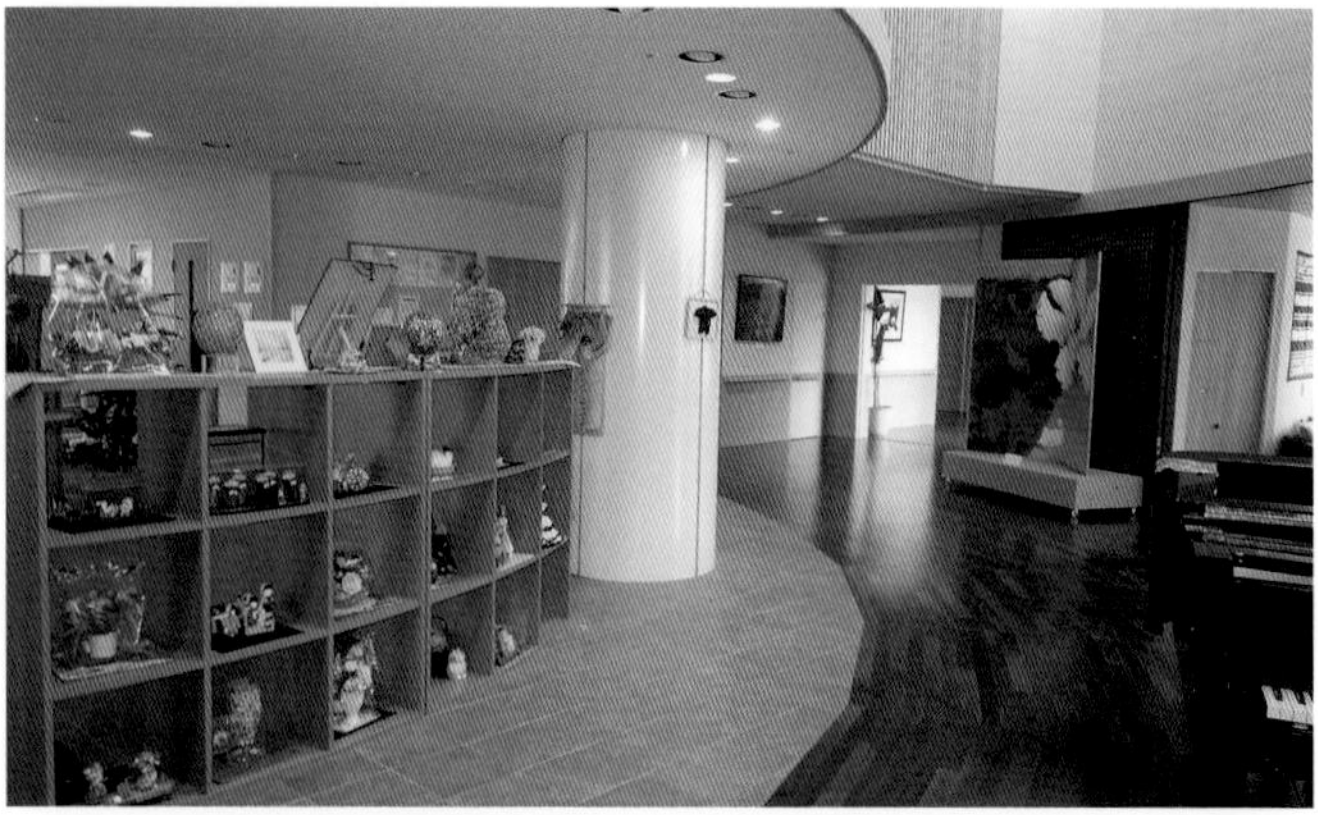

２つの病棟をつなぐ中央廊下

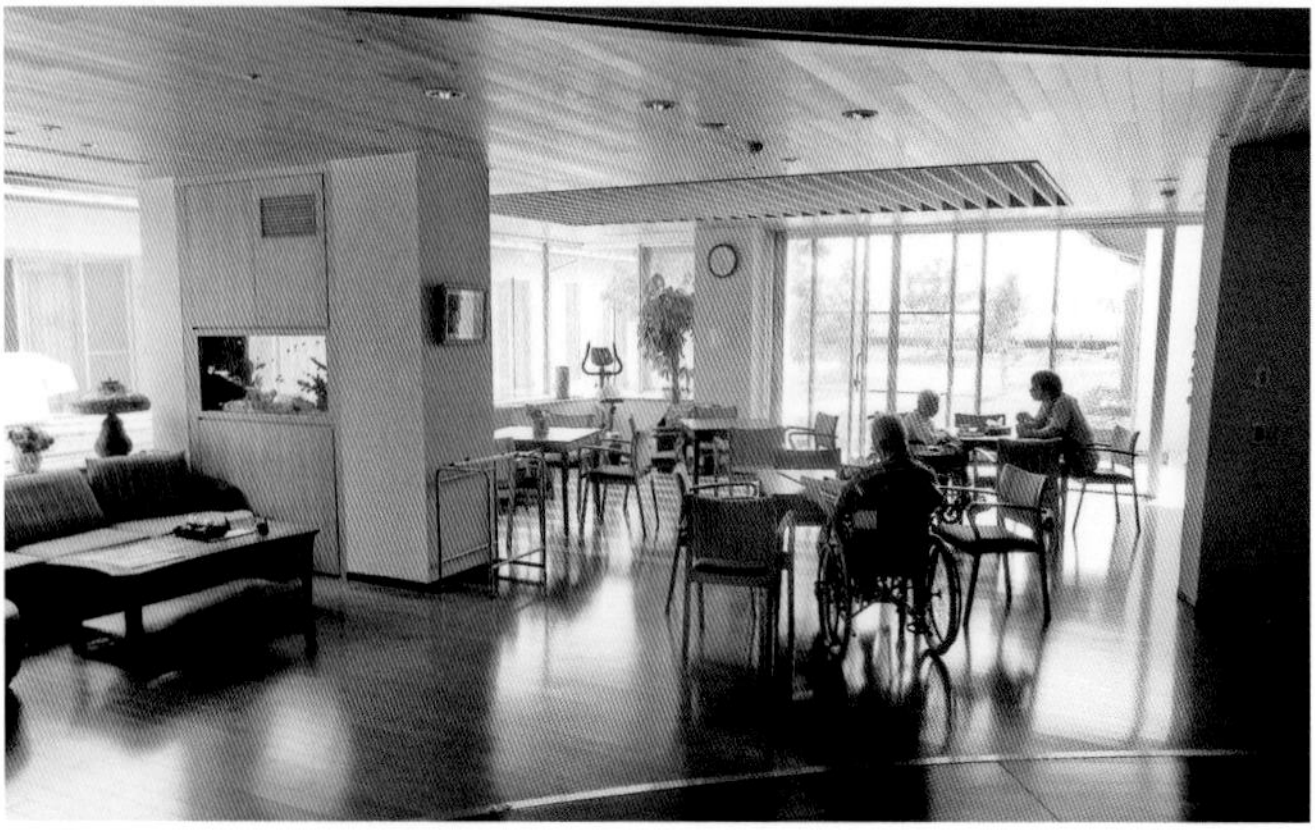

中央のラウンジは中庭に向かって大きな窓があり開放感に溢れている

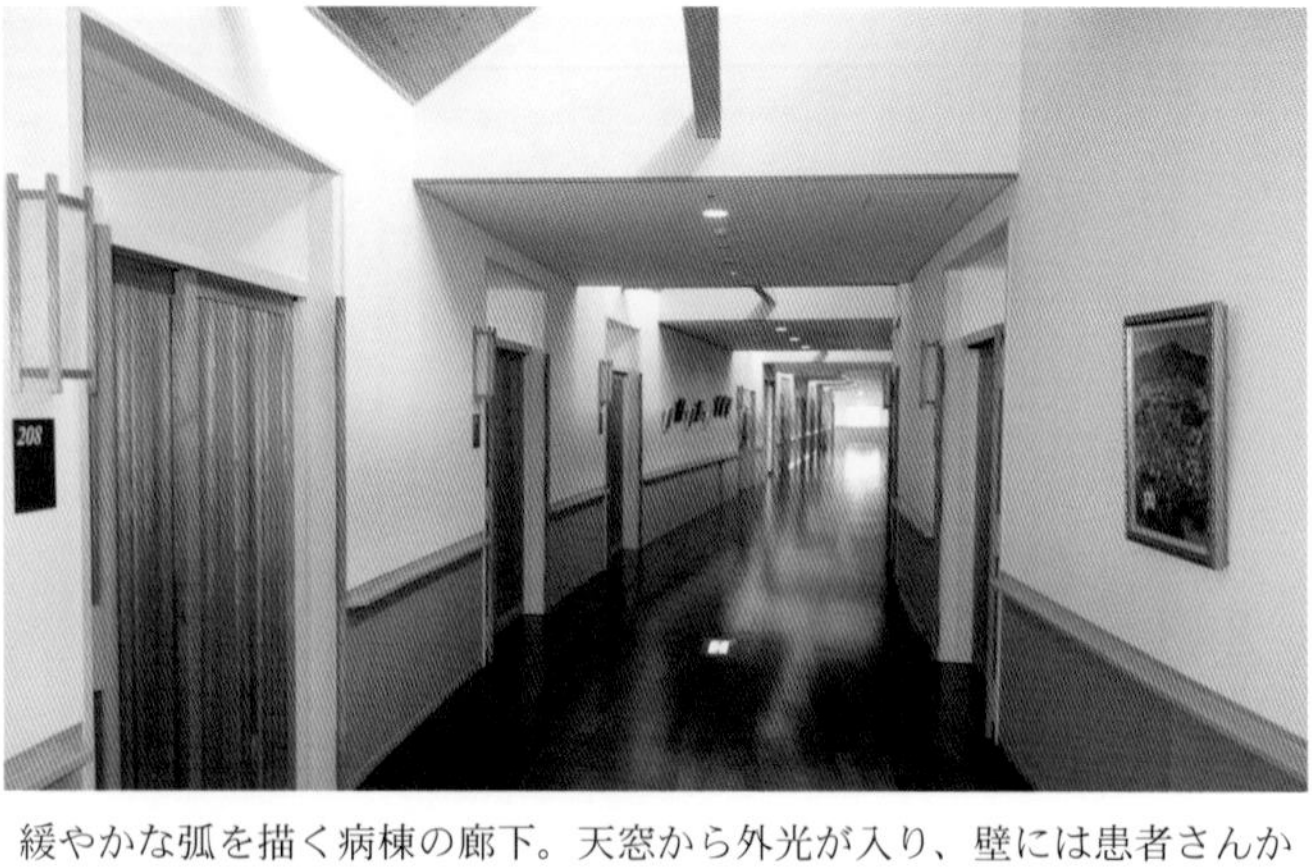

緩やかな弧を描く病棟の廊下。天窓から外光が入り、壁には患者さんから寄贈された絵や写真、作品がかかる

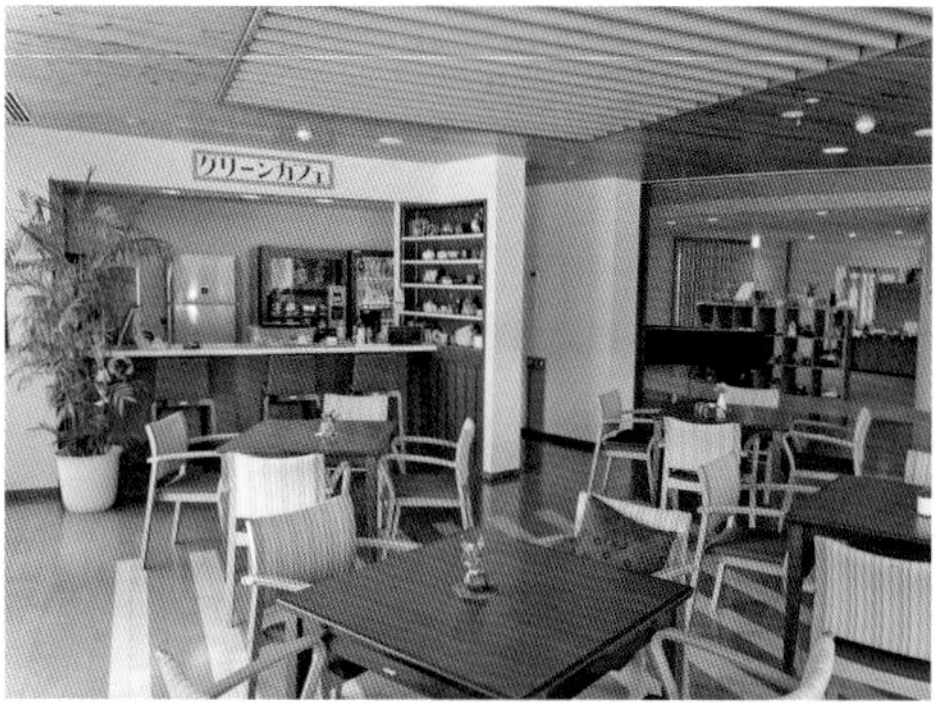

グリーンカフェは、ティーボランティアがお茶を出したり、ご家族が持参のお料理を温めたりできる

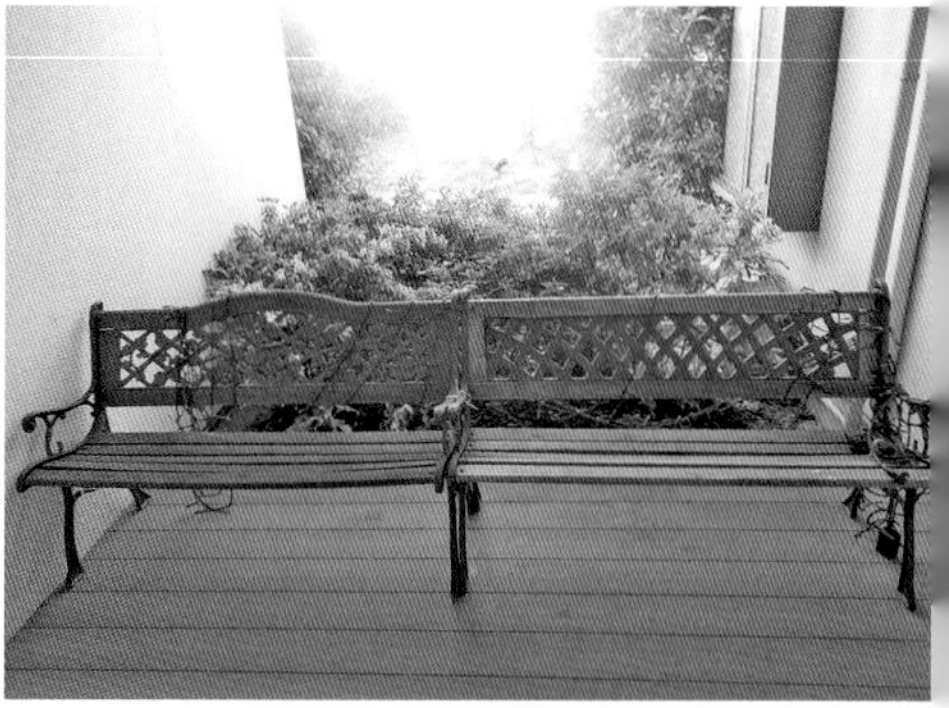

患者さんが一息いれてプライバシーを保つことができる場所。ここは喫煙者用

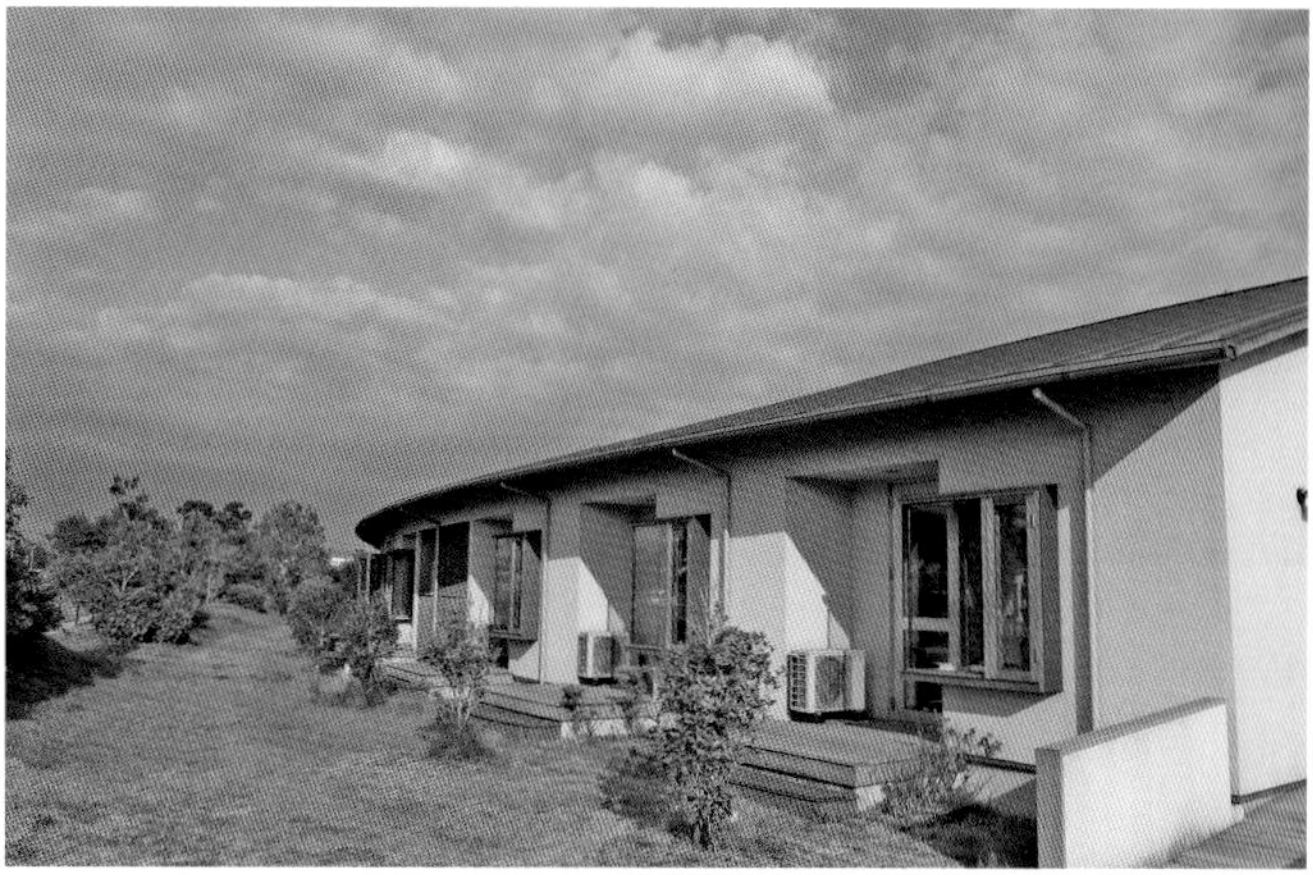

各病室には中庭に向かう窓がある

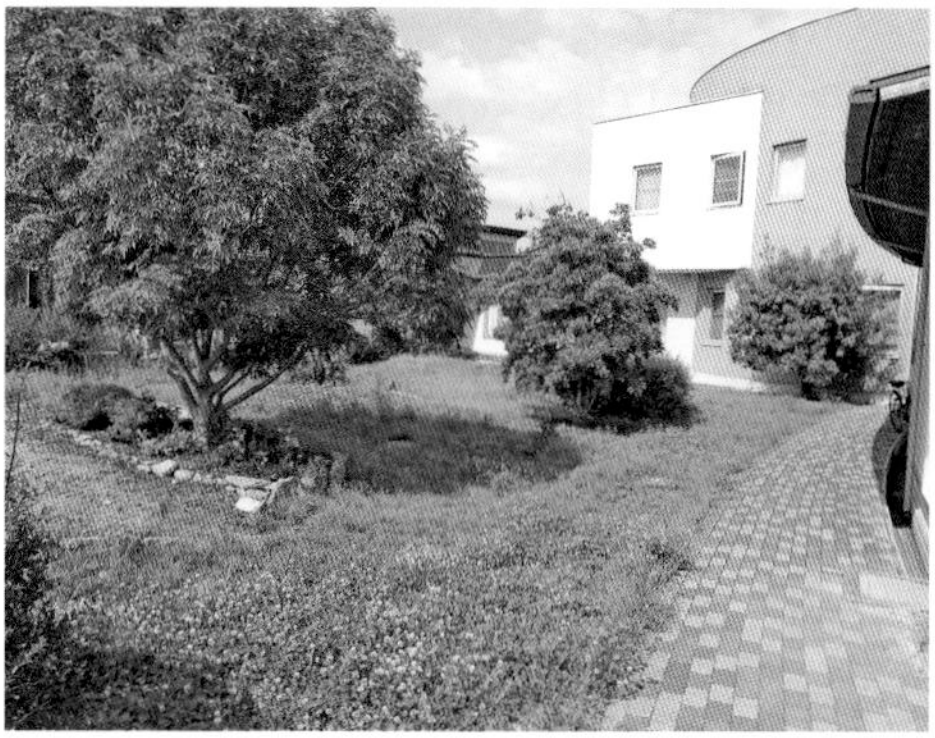

中庭には、遺族の会が植樹する木々が育ち、間にはボランティアさんが丹精する畑がある

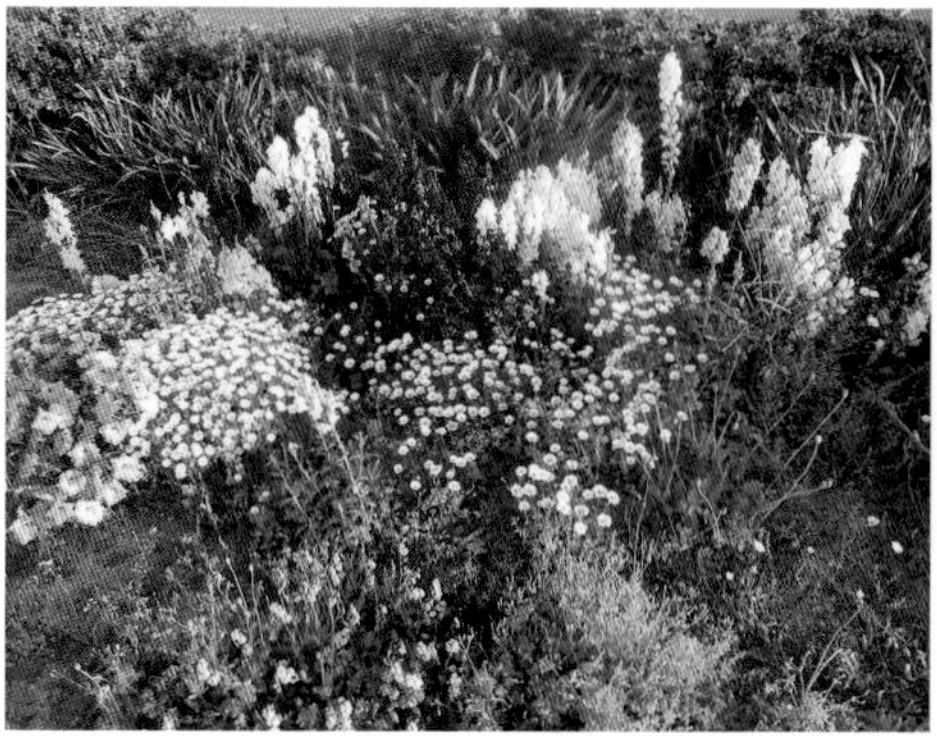

園芸ボランティアが育てた草花は、担当看護師が摘んで患者さんが入院される前に部屋に生けておく

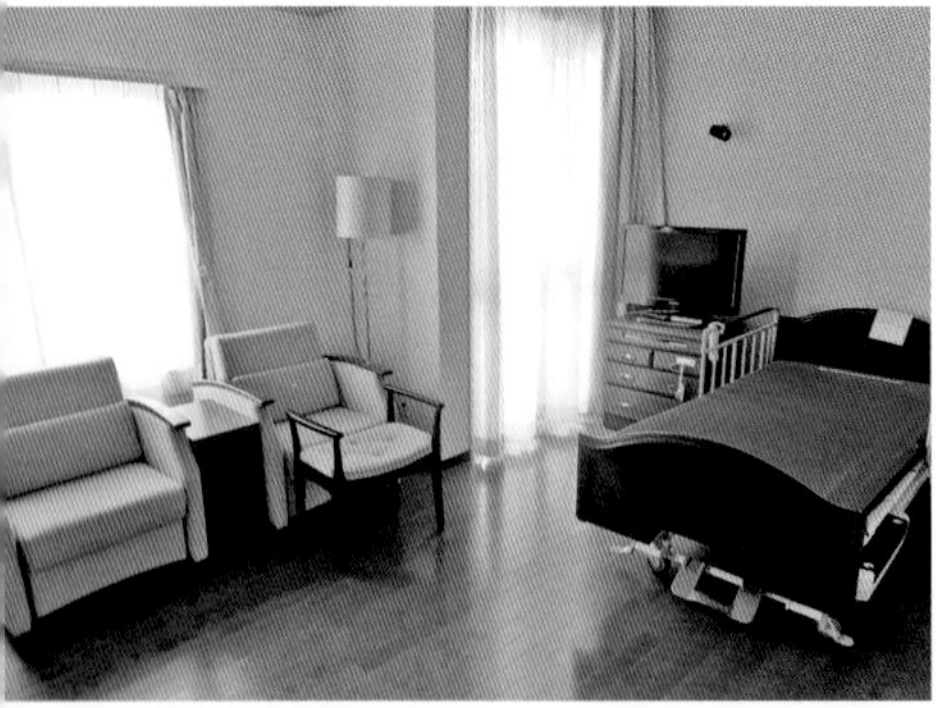

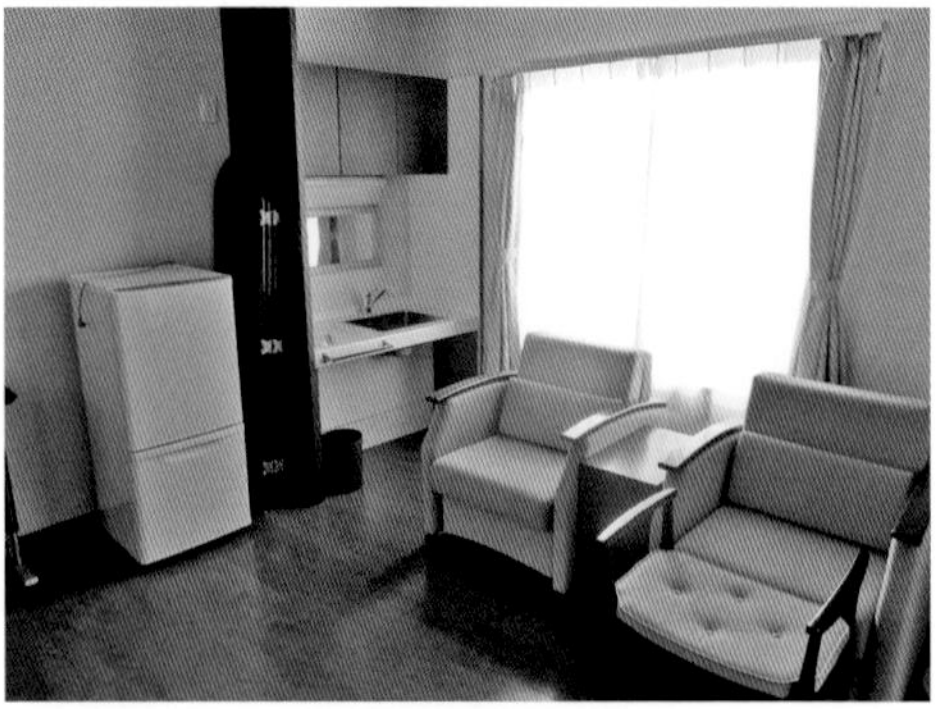

病室はすべて個室。大きな窓と掃き出し窓がある開放的な空間で、家族や見舞客がくつろげる部屋（左）。家族などが付き添う場合、椅子は簡易ベッドとして使うことができるようになっている（右）

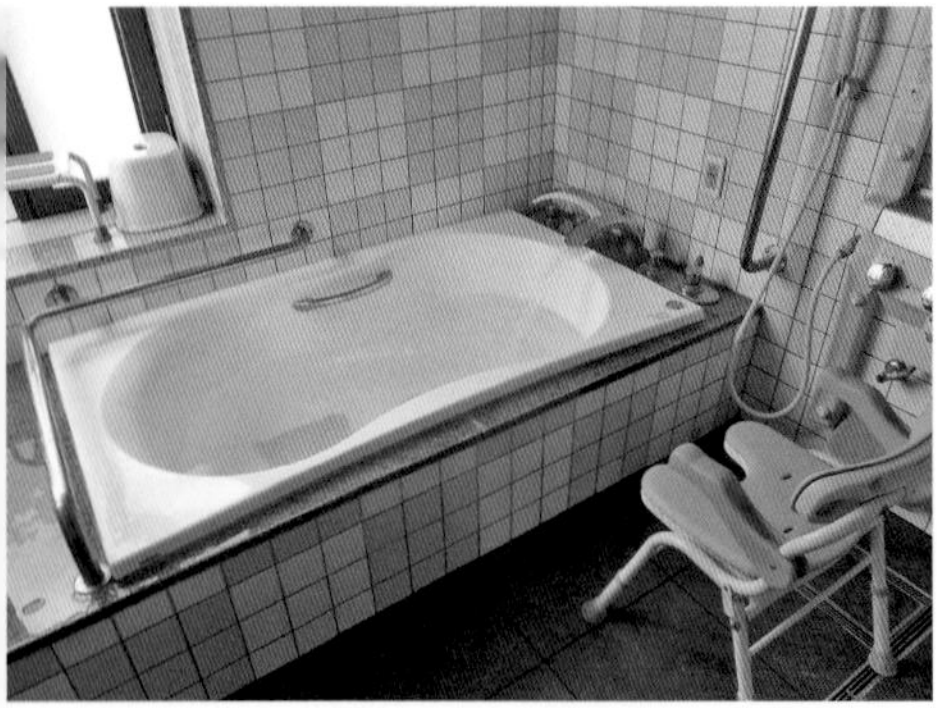

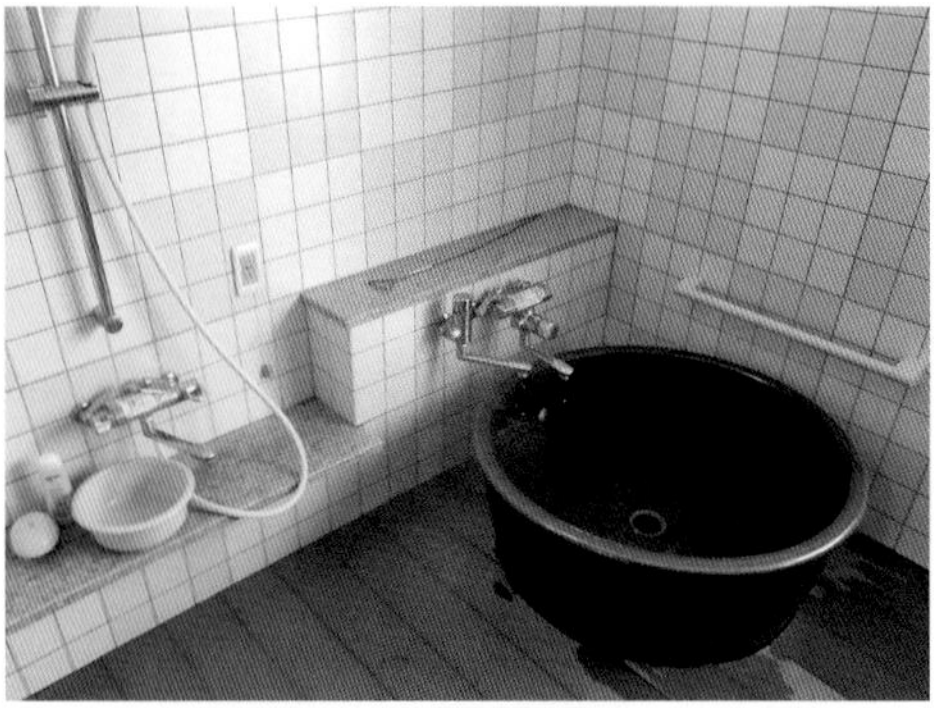

浴場内部。湯は天然の温泉水を使用している（左）。陶製の小さな湯船は、小柄な人が入るのにちょうどよく、足湯にも使える（右）

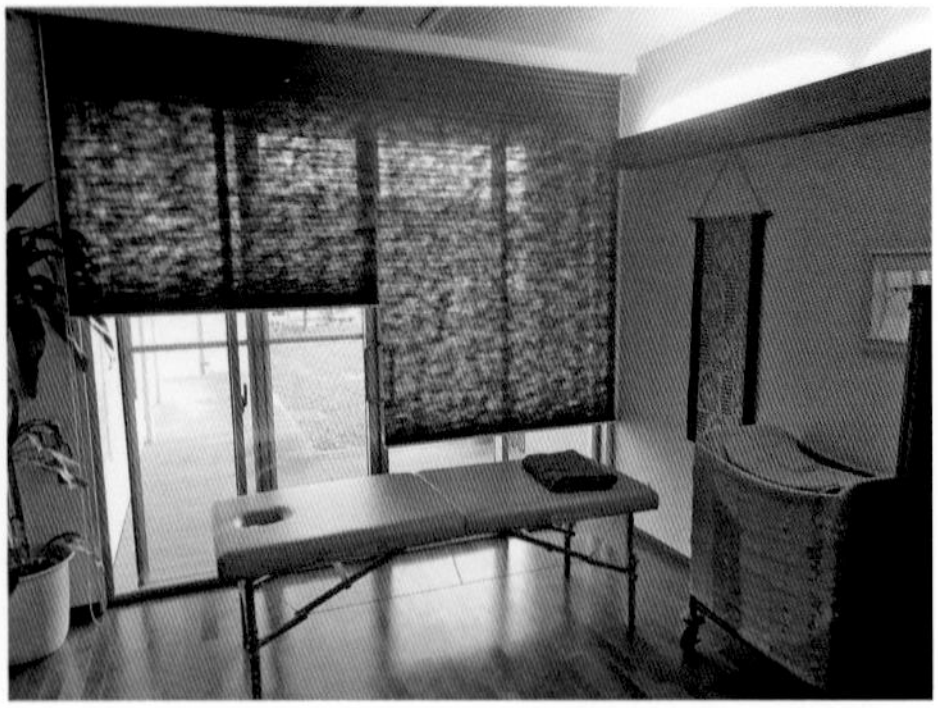

アロマルーム

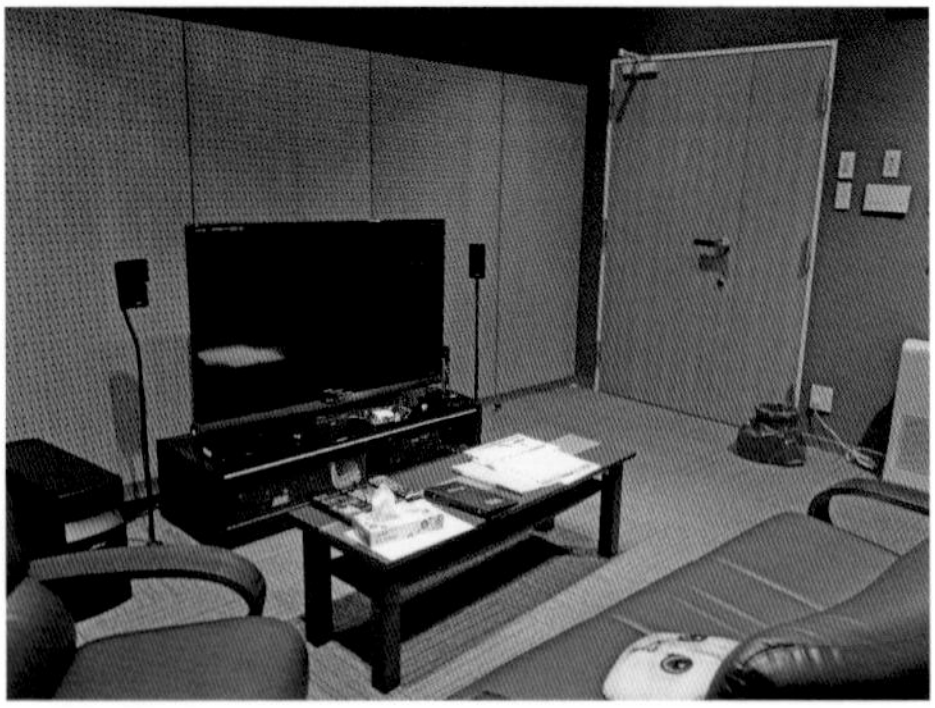

シアタールーム。ビデオを観たり、カラオケを楽しむことができる

ひととき

高畠 蔦代　矢野 裕紀

完全独立型ホスピスみどりの杜病院はやわらかな弧を描くユニークなフォルムで、病院のイメージから程遠い感じの建物です。内部は「和」を基調にしたもてなしの空間になっています。みどりの杜病院の設計時から携わってきた高畠蔦代副院長、管理課の矢野裕紀さんに当時のことを振り返りながら、病院を案内していただきました。

（Q＝編集部）

Q：内部に入ると、全体に「和」の空間が広がって、日本家屋のやわらかさを感じるのですが、設計の段階でそれを意識されたのでしょうか。

矢野：設計の段階で木造平屋建てを注文して、あまり病院っぽくない建物を目指していました。病院なので病院の機能はしっかりと確保した上で、患者さん、ご家族にどれだけ快適に過ごしていただけるか。それを建築前に、設計士といろいろな職種の人、医師、看護師、事務、栄養士、薬剤師などがプロジェクトチームをつくって、週一回の会議で意見や希望を出していきました。

「家庭に近いしつらえ」、「民家の質感」、「旅館のようなイメージ」、いっぱい話し合いましたね。チームのメンバーから出た、八女市の公立病院ということもあるから、伝統工芸品をどこかに活かせないかという意見を取り入れています。八女は伝統工芸が盛んな土地で、その一つに手漉《てす》き和紙がありますが、これをラウンジの吹き抜けの部分の壁に使っています。各部屋の玄関灯にも使って、やわらかな光で照らすようにしています。あと、吹き抜けの窓の格子に使っているのも八女の伝統工芸の竹細工です。

Q：木造平屋ということも関係するのかもしれませんが、開放感がありますね。

矢野：そうですね。やはりそれは、これだけの敷地があったからできたのだと思います。三〇〇〇坪（一万平米）ありますから。この広さを確保できたことは大きいですね。院内のラウンジで歌や踊り、演奏会、レクリエーションなども十分にできる広さがあります。開院当初はいなかったボランティアさんがいろいろなところで活躍してくださって、行事にも参加してくださるようになり、ラウンジが活用されることも増えてきました。

Q：ここにいると、時間がゆるやかに過ぎていくような感覚があります。

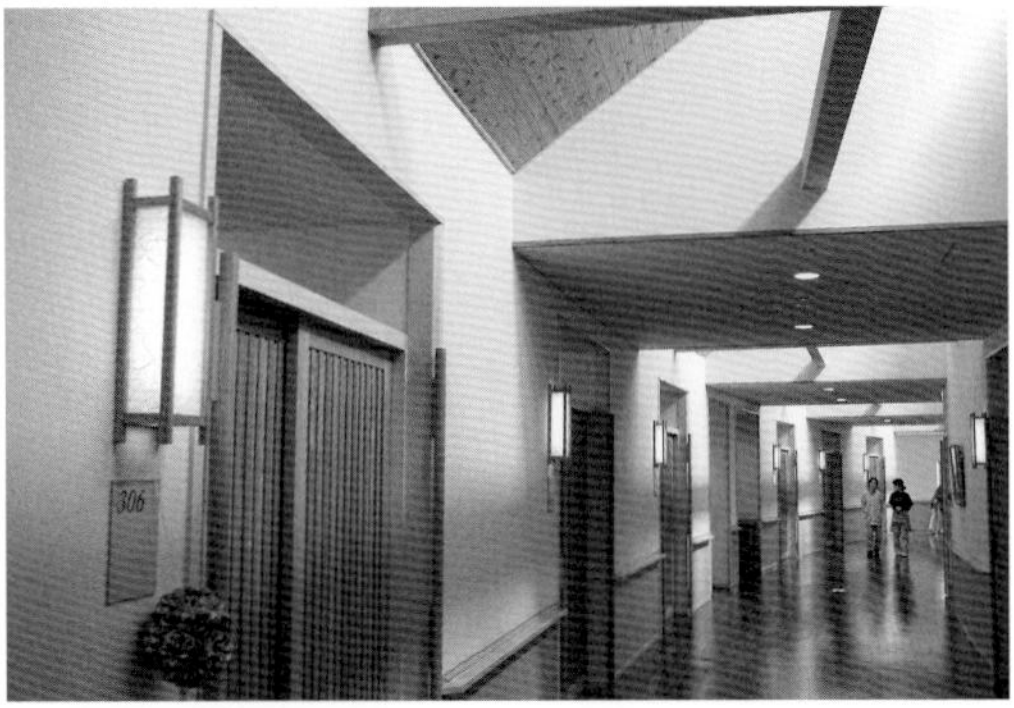

手漉き和紙を使った各部屋の玄関灯

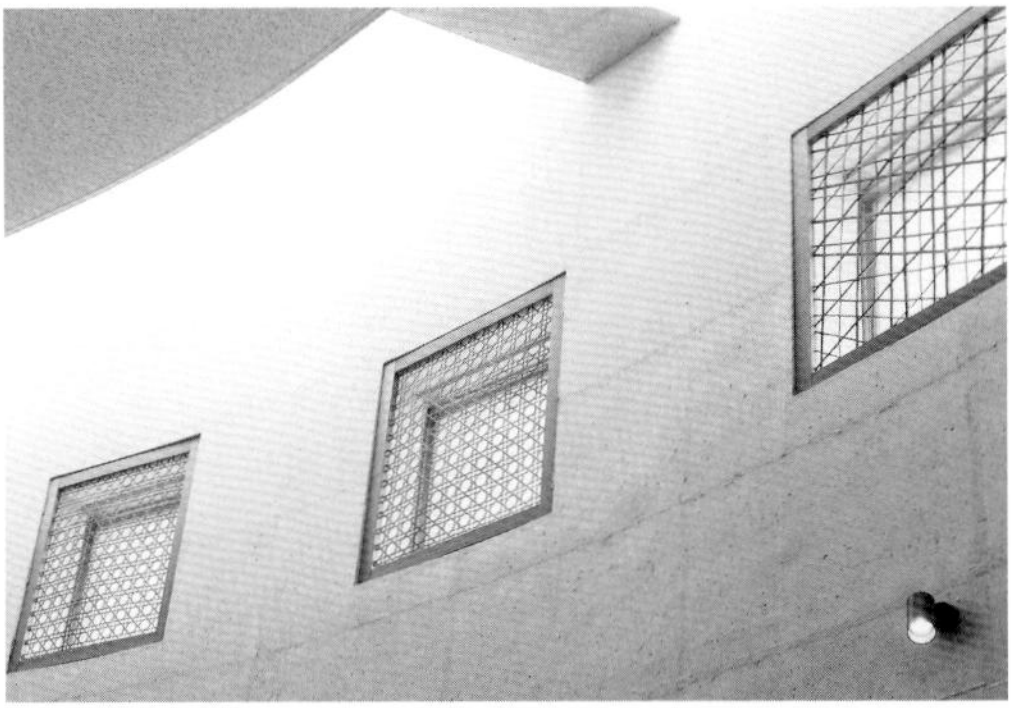
八女の竹細工を使ったラウンジの吹き抜け窓の格子

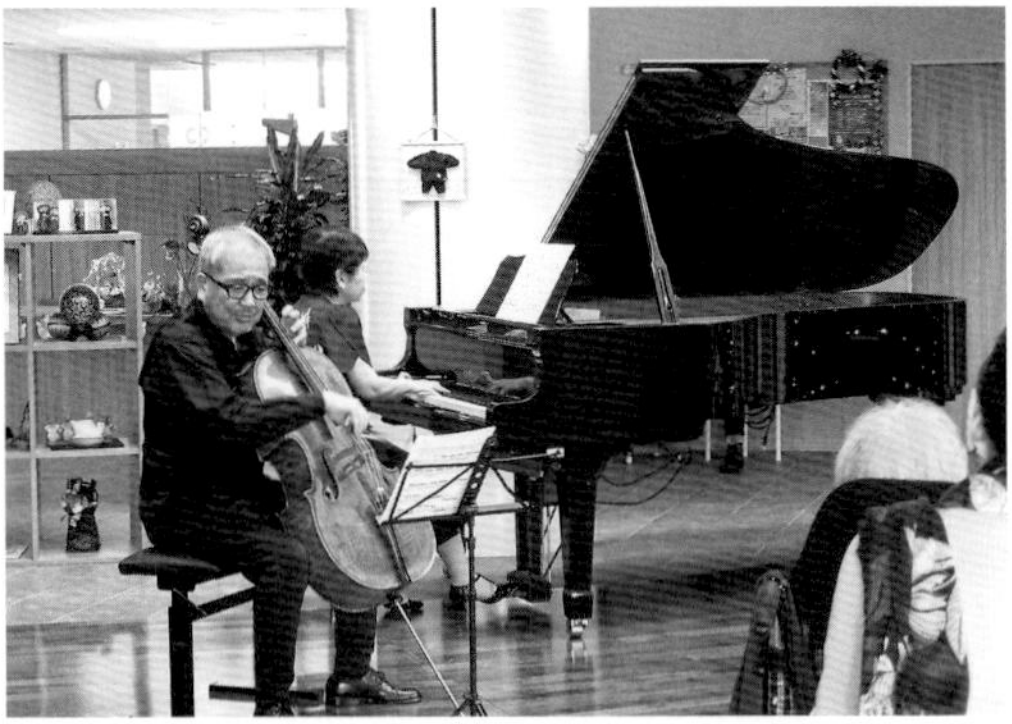
広いラウンジを利用したミニコンサート

高畠：そう言ってくださる方は多いです。設計士さんは小川圭子さん（(株) メイ建築研究所）という女性の方でしたが、お祖母さんを緩和ケアで看取られた経験があって、私たちの思いをわかってくださって、とても助かりました。

建築にはまったくの素人の私たちがプロジェクトチーム内で交わす何げない話を設計士さんが聞いてくださっていて、後日「この前話されていたのはこういうことですか」という感じで図面にしてこられるんです。それを見ると、「これは無理よね」と思っていても、「意外とできるのかな」というふうに変わってきて、とりあえず「何でも言っちゃえ」というふうになりましたね。

Q：外観もそうですが、内部もゆるやかなカーブが多用してあります。廊下も直線的な病院と違いますね。各部屋の扉が見えたり。

高畠：はい。前院長は精神科医でしたが、真っ直ぐより曲線があるほうがいいと言われて。曲線だと柔らかさが表現できます。

矢野：看護師の動線は長いんですよ。ここから病棟の端っこまで全部個室で平屋ですから結構あります。一般的な病院はナースステーションを囲うように病室がありますが、うちは東西に病棟が配置されていますから。

高畠：冗談で、自転車がほしいとか、ローラースケートがほしいとか、そのくらい長い動線です。

でも、三つの棟にそれぞれの給湯室や汚物処理室もあれば、ちょっとした休憩室もあります。設計士さんがそこも考えてくれましたので、スタッフの作業全てが施設の中心部に戻らなくてもいいようになっています。あとは、汚物処理室とか、嫌な臭いが外に逃げるように作っていただいています。処理室にいても匂わないんですよよ。

Q：みどりの杜病院は、外の空間も広々していますね。空も広いし。

高畠：例えば、病院の中にあるホスピス病棟は屋上やテラスに木や草花を植えて自然を感じてもらえるように工夫されています。もちろん屋上からの眺めがいいとか利点はいっぱいあると思いますが、独立型で広い敷地に建つ平屋建てであることの強みは、自然が豊かなことだと思います。ここは雨が降ったら雨の匂い、土の匂いが感じられます。地に足がついたところがいいと、最近では口コミで病院のことを知ったという方が県外から問い合わせてくださいます。

　矢野さんが本書に書いていますけど、私たちはみどりの会という遺族会を開いておりまして、一年から一年半くらい前に亡くなられた患者さんのご家族に連絡を差し上げて、その当時の患者さんの写真とかを集めてつくったスライドショーを見ながら同じ時期を過ごしたご家族同士が語り合う場を設けています。その会の最後に植樹をします。今、敷地内にさまざまな樹木が植わっていますが、プレートが差してある木は遺族会の記念樹なんです。

　地域のみなさんと一緒にこの病院とともに育てていってほしい、いつか本当にみどりの森になっていければいいなと願っています。

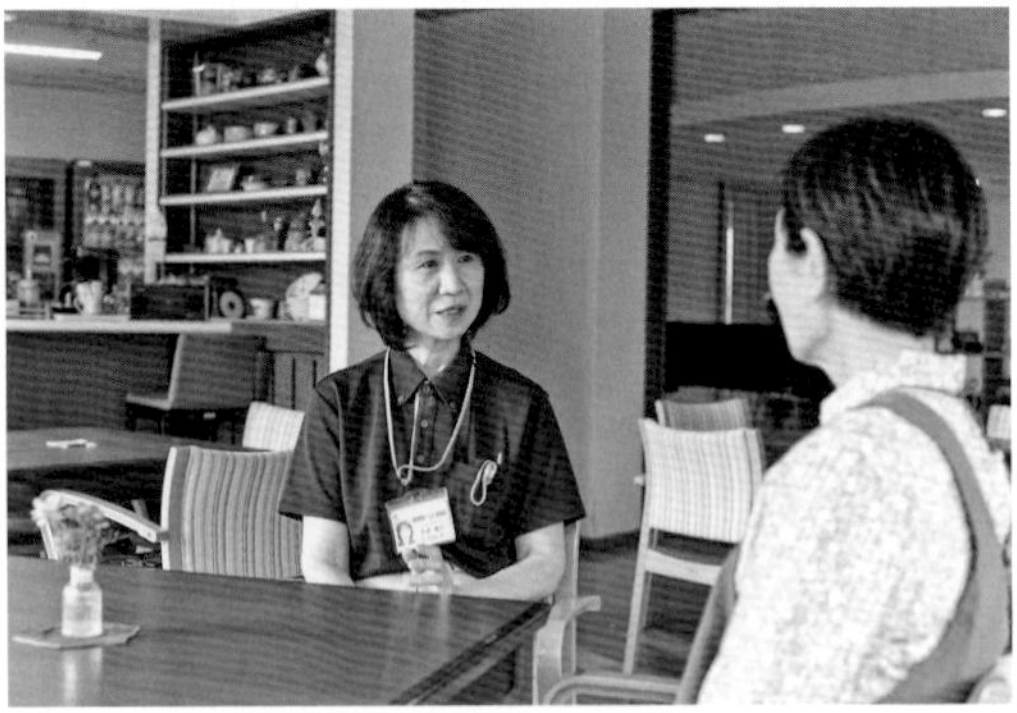

ラウンジでご家族の話をうかがう高畠副院長

みどりの杜病院で出会った人々

患者さんとご家族と私たちと。忘れられない時間《とき》

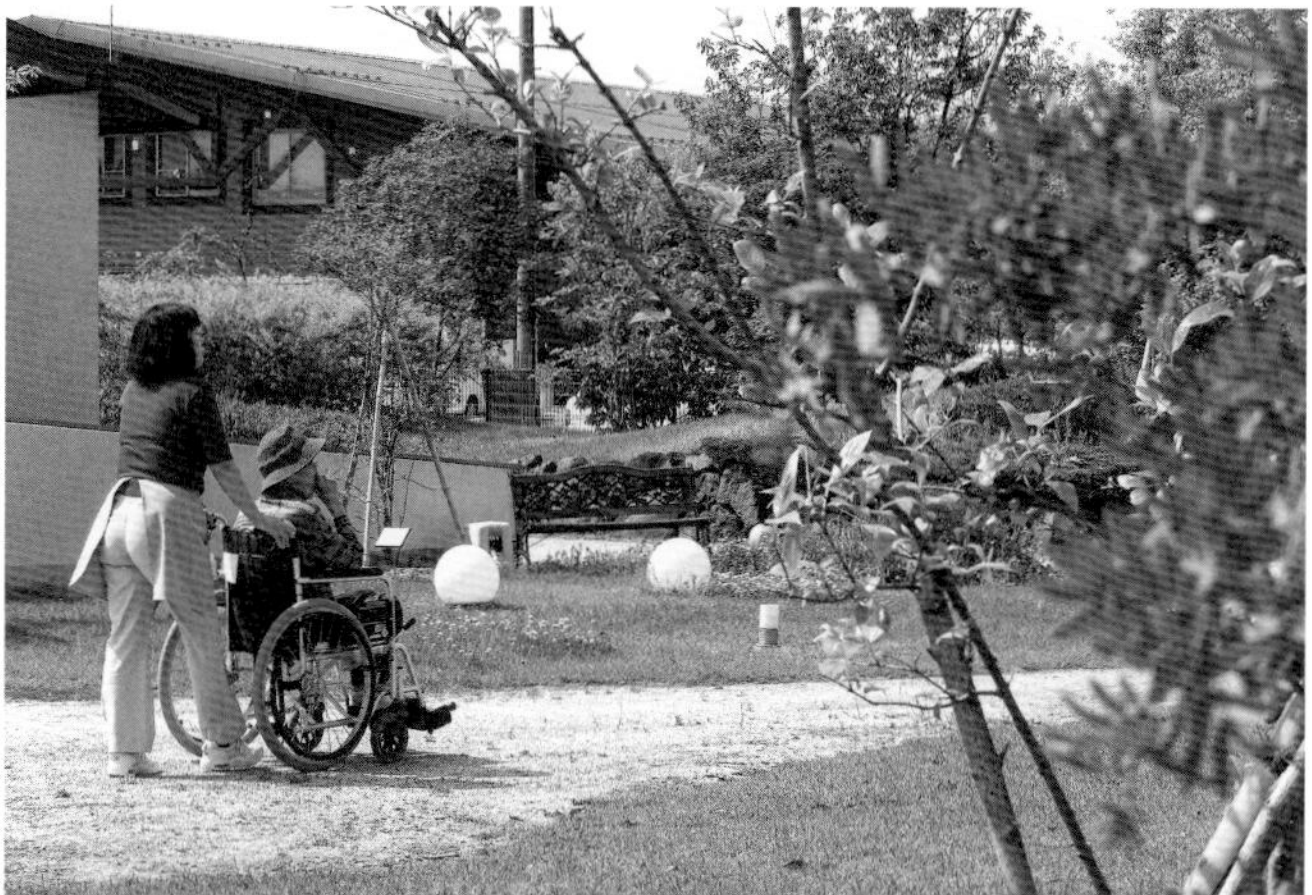

みどりの杜病院を紹介します

豊枝　寿美《かずみ》（看護師）

ご本人の希望を叶えること

人は最期が近づいてくると、今までできていたことができなくなり、それに向き合わざるを得ないつらさ、病気と向き合うつらさ、食べたいのに食べられないつらさ、もっと家族と一緒にいたいのにいることができないつらさ、家に帰りたいのに帰れないつらさ、さまざまなつらい波が押し寄せてきます。

それでも、私たちは患者さんが最期までその人らしく過ごせることを大切にして、ご本人が望むことが叶えられるように、ご家族と一緒に考えながらケアを行っています。

時には、「自分が望むことを家族に伝えると家族に負担をかけることになる」と、躊躇《ちゅうちょ》される方もおられます。その場合には、時期やタイミングを見計らってご本人が望んでおられることをご家族にお伝えしています。もちろん、すべてが叶うわけではありませんが、ご本人が望んでいることを、みんなで理解しようしていることが伝わることが大切で、「その過程がよかったな」と後で振り返って思うことが多いです。

緩和ケアにおいて、「唯一、これが正しい」ということはありません。患者さんにとって、家族にとって最善と思われることを一緒に考えて、実行していくことが大切です。そうすると患者さんが亡くなられた後も、そのことを思い出して笑って話せることが多いような気がします。

みどりの杜病院の日々

みどりの杜病院で過ごす一日一日、体の調子も心の模様も違う中、私は自分自身と患者さん・ご家族の笑いを大事にしています。ちょっとした会話の中や、テレビを観ている時や、家族との面会の中で、溢れる笑い声や穏やかな笑顔はまわりも元気にしてくれます。

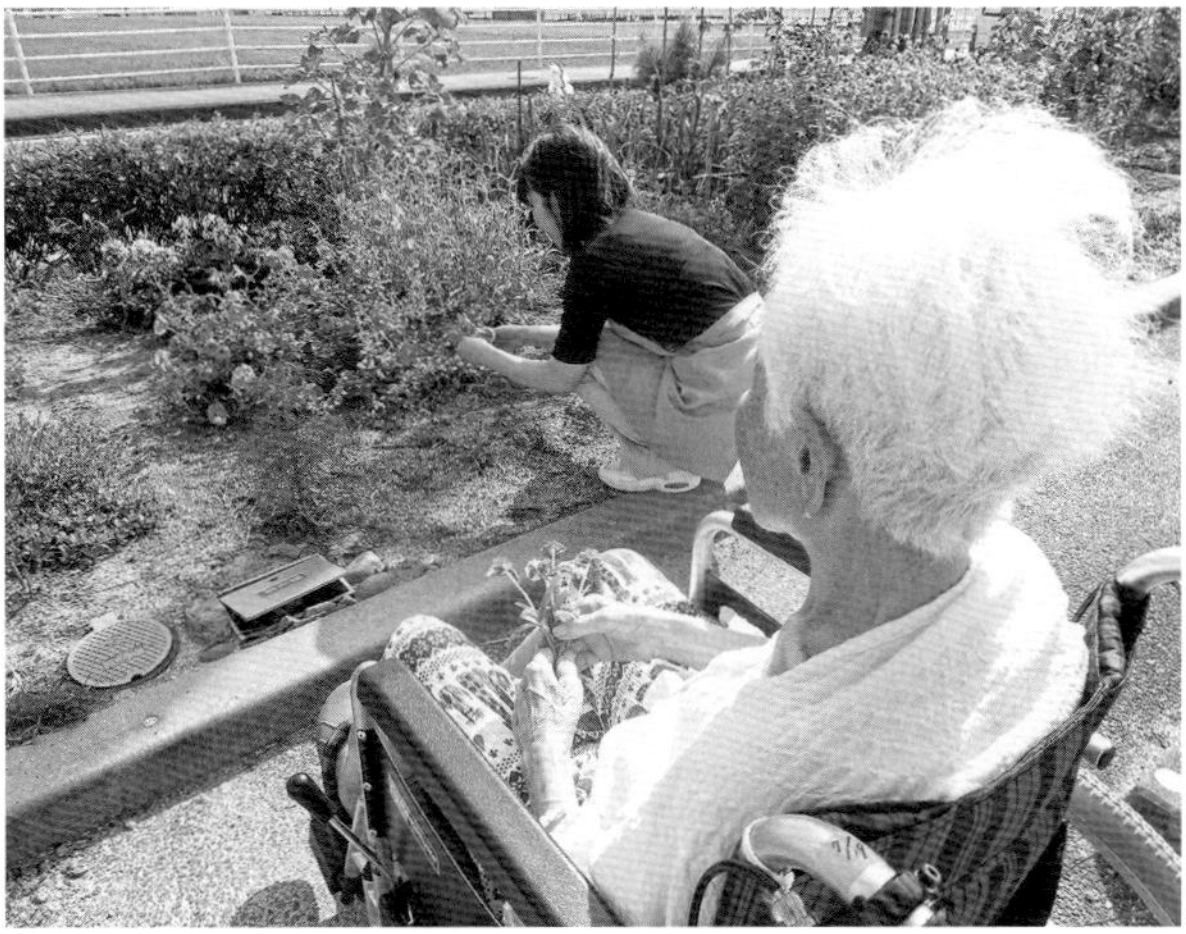
花を摘みに庭に出て日光浴

周囲の環境も大事です。病室から外を眺めると、庭は草木の緑や花の色に染まり、鳥が飛んでいます。窓を開ければ自然の息吹が聞こえます。自然の風を感じて、一息ついて、外に出れば日の光を浴びながら気温を肌で感じて季節を味わうことができます。ボランティアさんが育てる庭の花を眺めたり、摘んで部屋に飾ることもできます。

また、ラウンジといって、お茶をするスペース（グリーンカフェ）があります。そこでコーヒーなどを飲みながら、患者さん同士、ボランティア、看護師、時には医師、他の患者さんの家族と他愛ない話をすることもあります。そこには、いつも和《なご》やかな穏やかな空気が流れています。時折、楽しそうな笑い声が聞こえてきたりして、こちらまで楽しくなることもあります。

ある患者さんが、「この歳になってこういう体になってしまったが、こんなふうに仲良くなれる人ができるとは思わなかった」と話されたことがあります。もちろん、後に悲しいお別れを経験することもありますが、「ああやって自分もお別れするんやね。こんなふうにみんなに見送られるとなら、一張羅《いっちょうら》ば用意せやんね」などと話しながら、一緒にお見送りすることもあります。

看取りと遺族会

「死」についてお話しすることも度々です。さまざまな人がおられ、さまざまな考えがあり、その時々でお話の内容も異なりますが、本人・ご家族ともに心の準備をして旅立たれることが多いように思います。独身の方、身寄りがない方、家族と疎遠になっている方など「お一人」の方もおられれば、それぞれに準備をされています。最期の迎え方を自ら尋ねる患者さん・ご家族もいますが、反対に言葉にするのもつらく、考えることもできない患者さん・ご家族もおられます。本当にさまざまです。その時、その人にあったケアを、担当看護師が中心になってスタッフみんなで考えていきます。

看取りの場面についても、一般病院との違いがあります。心電図モニターなどの機械はなく、決まって血圧を測ることはありません。最期は本人の息遣いや、脈の触れ具合で残された時間を予測します。家族に見守られながら眠るように旅立つ方もいますが、誰もいない時間に静かに一人で旅立たれる方もいます。どちらも悲しみに変わりはありませんが、旅立ちの後、ご家族にはゆっくりお部屋でお別れをしていただきます。湯かんといって、亡くなられた後にお風呂に入って帰られる方が多いです。スタッフはご家族と一緒に体を洗い、メイクをします。その時にご家族がそれまでのいろいろな思いを吐露《とろ》されることもあります。亡くなられて半年から一年の間に、遺族会を開催しています。ご家族とスタッフがいくつかのテーブルに分かれて座ってお話しして、涙したり、笑ったりしながら故人を偲びます。その後で庭に出て、記念樹を植えています。

もっと早く来ればよかった

緩和ケア病院というと、「最期に行く病院」と敬遠する方がまだまだいらっしゃいます。入院期間は一日の方もいますし、一年以上の方もおられます。症状が落ちついて自宅へ退院される方もいますし、入退院を繰り返す方もいます。でも「もっと早く来ればよかった」と言われることが多く、予想していた暗いイメージと違って、穏やかな明るい雰囲気に驚かれるようです。

たくさんのボランティアさんにも支えられて、日々いろいろなイベントがあります。傾聴師といって、患者さん・ご家族の話し相手になる方もいます。ラウンジで美味しいお茶やコーヒーを淹れてくれる方もいます。庭の花や木々の世話をしてくれたり、草刈りなどの手入れをしてくださる方もいます。手芸が得意な方、髪をカットしてくれる方、アロママッサージをしてくれる方、ピアノやギターの演奏で和ませてくれる方、踊りが得意な方、笑いヨガで楽しませてくれる方など、ボランティアさんのお手伝いは多種多様です。

二大イベントの夏祭りとクリスマス会がありますが、それに参加することを楽しみに体調を整える方も多いです。その一方で、人の集まるところに出て行くのを好まれず、自分の部屋で静かに過ごされる方もおられます。みどりの杜病院に入院された方は、ここで思い思いの過ごし方をされ、私たちはそれぞれに支援します。

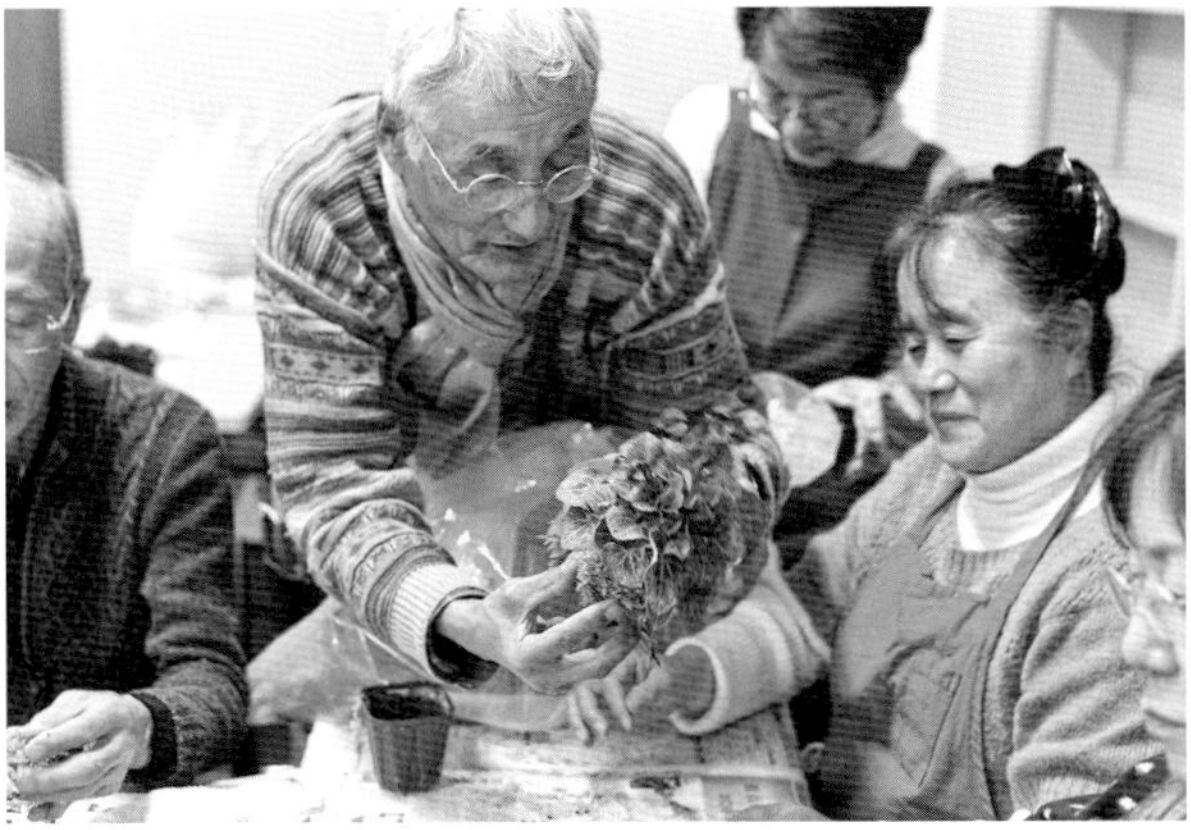

園芸指導のボランティア

病院敷地内は禁煙ですが、患者さんのみ喫煙できるスペースもありますし、アルコールも主治医の許可があれば、夕食に付けることができます。できるだけ自宅と同じように過ごしていただくために、各部屋はお気に入りの写真や趣味の物を飾ったり、それぞれの個性に合わせて使っていただいています。

いかがでしたでしょうか？　少しでもみどりの杜病院の様子が見えてきたなら、幸いです。

医療の専門職と多くのボランティアによって、みどりの杜病院は支えられています。患者さんの体が少しでも楽になり、その人らしく、穏やかに過ごしていただけるように、これからもスタッフが協力してお手伝いをさせていただきたいと思っています。もっと知りたいと思われたら、ホームページをご覧になったり、見学や相談にも来てください。お待ちしています。

患者さんからいただく大切なおくりもの

岡田 修勢《ひろせ》（看護師）

井沢文枝さん（七十八歳）は、手すき和紙の仕事をしながら農家の仕事もして、明るくて元気者で、地域の中でも中心的な存在でした。ご主人が大腸がんや脳梗塞の既往があって人工透析を受けていたので、自分が夫を看取るものと思っていました。ですから、自分に肺がんが見つかった時、その状況は到底受け入れられるわけがありませんでした。本人だけでなく、家族みんなに動揺が見られました。

みどりの杜病院に入院された時も「本当はここに来たくなかった」が第一声でした。前日まで入院するかどうかで家族の中でだいぶもめたようでした。でも入院後は「家よりもここに居たほうが安心」という言葉が聴かれるようになりました。井沢さんには、胸の痛みと息苦しさの症状がありました。家に居る時は不安でどうかなりそうということで、痛み止めのオプソ（モルヒネ水溶液）を頻回に飲んでいました。麻薬性鎮痛剤のフェントステープ（フェンタニル貼付剤）を貼っていましたが、途中からＭＳコンチン（モルヒネ徐放錠）の内服を併用しました。ＭＳコンチンを飲み始めたら眠気が出ましたが、一週間飲みつづけたら眠気は消え、痛みも治まりました。

ただ、不安が強くて部屋から出られない時期がありました。ある程度親しくなった頃だったので、私はじっと部屋の中にいた井沢さんに向かって「いつまでそうしとくつもりですか」と言ってしまいました。すると「一生このままでよか」と強い口調で返事がありました。

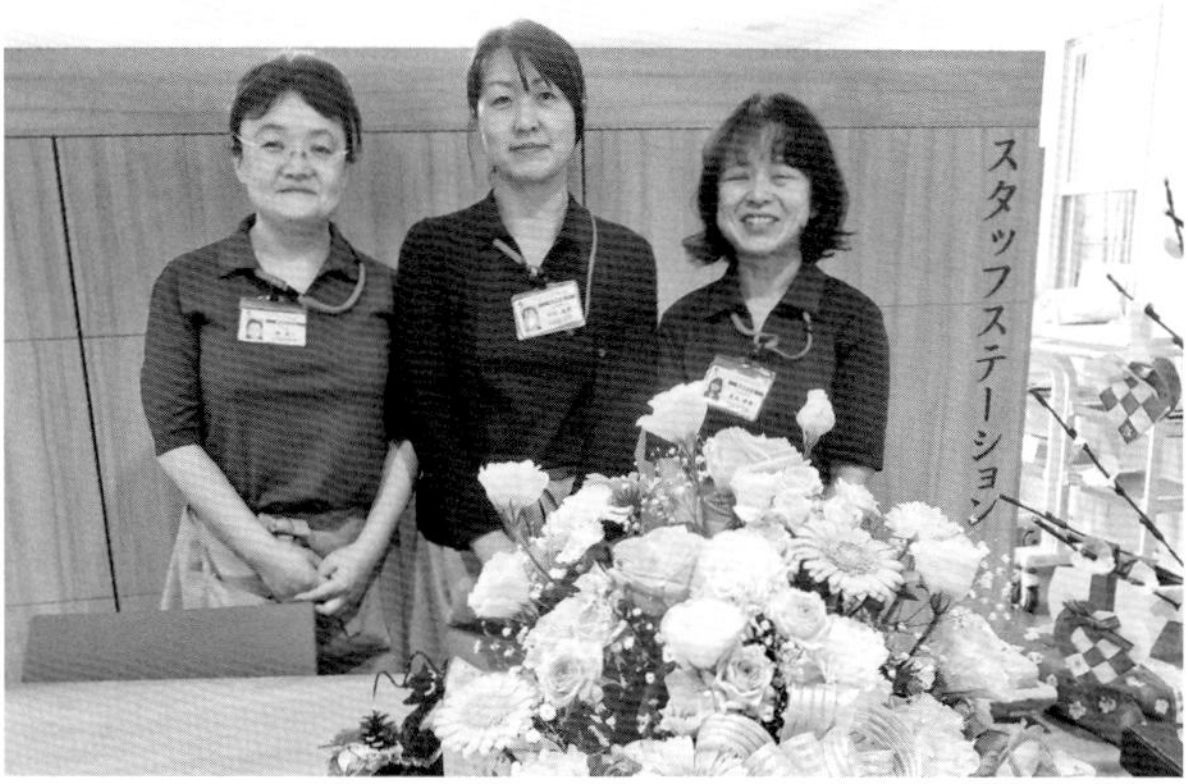

左から楠直子主任、岡田修勢科長、豊枝寿美主任

医師の勧めで抗うつ薬を飲み始めて二週間経った頃から効果が出ました。他の看護師が担当した日に「外に出たい」と言われたので、短時間でしたが外に出て散歩したそうです。井沢さんは担当の看護師に「部屋を少し出て歩いたことをあの人（岡田）に伝えといて」とおっしゃったそうです。後でそれを聞いて、とても嬉しかったことを覚えています。以後、井沢さんは前向きに過ごされるようになりました。

長男さんと次男さんのお嫁さん達が主に面倒をみておられて、朝から夜寝るまで交代で付き添っておられました。その期間は、お孫さん達がそれぞれの家庭でお手伝いをされていたようです。

私は筑豊の出身で、団子汁を食べる習慣がなくて、井沢さんに団子汁の作り方・だしの取り方を尋ねたら、細かに教えていただきました。練習して団子汁を作って持って行ったら、付き添っておられたご主人やお嫁さんにも味見をしてもらって「合格」と言っていただけて、とても嬉しかったのです。それから団子汁を作るたびに、井沢さんを思い出します。

堀由美子さん（五十一歳）は、脳腫瘍で腰椎と骨盤に転移があって動けませんでした。疼痛コントロールも大変でしたし、食事がなかなか入りませんでした。

子どもさんが三人で、長男さんと次男さんは独立していましたが、一番下は高三の女の子でした。「子どもたちのために一日でも長生きしたい。毎日少しでも多く食べたい」といつも言っておられました。私は食事介助にこだわって、三十分でも一時間でもかけていました。時間の許す限り、食事のお手伝いをすることが私にできることかなと思っていました。他の看護師にも、「本人が食べたくないと言っても、一口でもいいから食べてもらって」と頼みました。

沖縄在住の長男さんが来る日が決まっていて、その日までは食べつづけてほしいと思いました。無事に長男さんには会えたのですが、長男さんが来られた日の翌日から、もう食べることは無理だと欠食になりました。

そして看取りが近いと思って出勤したところ、他の看護師が「もう堀さんの呼吸が止まりそうです」と教えてくれたので、急いで部屋に行きました。ご家族がたくさん集まっておられました。「岡田さんが来るのを待ってました」と、私は一番前に押し出されて堀さんのそばに立ちました。そうして間近に見守る中で息を引き取られました。ご家族から「間に合ってよかった」と言っていただきました。

堀さんはおしゃべりが好きだったので、たくさんお話しをしました。夫婦円満のコツや料理の下ごしらえのポイントを教えてもらったことを思い出します。

患者さん達からは、いつも大切なおくりものをいただいています。

家族のことを心配するのも生きる張り合い

楠　直子（看護師）

斉藤さん（六十四歳　女性）は笑顔の素敵な方でした。ご主人と二人暮らしで、息子さんが関東に住んでおられました。乳がんで手術を受けた後に再発して、腹水も溜まっていて、ご主人には「余命は二〜三週間」と伝えられていました。お食事はほとんど入らなくなっており、何度かご本人に「量を減らしましょうか？　軟らかく食べやすい食事に変えましょうか？」と提案しましたが、「普通食のままでいいです。量も普通でいいです」といつも同じ答えが返ってきました。

夕方六時に夕食を配膳するのですが、八時になってもそのまま置いてあるので、「下げましょうか」と尋ねても、いつも「ゆっくり食べたいから、そのまま置いといてください」と言われました。

このことはスタッフの間でも安全面から問題視されていました。ある時、「食中毒の心配もありますから引きますね」と下げようとしたところ、ものすごく怒られて「急《せ》かさないでください。ゆっくり食べるんだから、そのまま置いといてくださいと言ってるでしょ」という強い口調の言葉が返ってきました。

後にわかったことですが、食事はご主人に食べてもらうために取っておかれていたのでした。

普通であれば私たちは、ご本人がご主人の食事の心配をしなくてすむように働きかけます。しかし、斉藤さんの場合には、ご主人の心配をすることが生きる意欲につながっているのだと気が付きました。夫の心配をしなくてすむようにするのではなく、夫の心配をされてもいいのではないかと思うようになりました。恐らくご主人も奥さんの気遣いがわかっていて、それに応えておられたのだと思います。

それ以後、他の患者さんのご家族から「私が来ると本人を心配させることになるから、あまり来ないほうがいいですよね」と訊かれたときには、「心配してもらっていいんじゃないでしょうか」と答えるようになりました。斉藤さんのケアを通じて、家族のことを気遣うことは、本人にとって決して負担ではなく、逆に生きる張り合いになることを教えていただきました。

その人らしく過ごすことを支える

國武　さおり（看護師）

青山さん（七十九歳　男性）は、交通外傷後の精神発達遅滞はありましたが、結婚して一女を授かっていました。奥さんは三年前に他界され、ヘルパーによる家事支援を受けながら一人で暮らしておられました。

そんな中で直腸がんにかかり、腸閉塞を起こしたために総合病院で人工肛門造設術が行われました。手術そのものは問題なく無事終えたのですが、手術後に脳の働きが一時的に低下して、つじつまの合わない言動が見られました。いわゆるせん妄です。その後、せん妄を抑える薬を継続して飲むことになりました。ご家族との話し合いで抗がん治療は行わないことになり、退院して再び自宅での療養が始まりましたが、人工肛門の装具（ストーマ）の交換を自分で行うことは難しく、自宅での療養はつづけられないという判断で、みどりの杜病院に入院となりました。

青山さんは人とのコミュニケーションが苦手であり、本人が思っていることや考えていることを周りが気遣う必要がありました。日常生活の上ではストーマの管理は看護師に任せていましたが、他は自立しており、屋外を散歩した後に院内のラウンジで甘いコーヒーを飲むことが一番の楽しみのようでした。ラウンジには人が集まり、ボランティアが淹れてくれたお茶を飲みながら過ごす場がありました。青山さんは自分から話しかけることはありませんでしたが、人が集まる場所に居ることが好きなように見受けました。当時は、男性が集まることが多く、私たちは「男子会」と称していました。ただし、女性のように会話が弾む集まりではなく、それぞれ自分のペースで過ごす男の人たちの集まりの場であったように思います。

青山さんは痒みのためにストーマを剝がしてしまうことが度々ありましたが、大きなトラブルはありませんでした。徐々に病状が進み、両下肢にしびれや痛みを感じるようになり、痛み止めが処方されましたが、痛みはさらに強くなり麻薬性鎮痛剤が追加となり、病状が進む中だんだんと眠りがちになり、介助を要することも増えていきました。それでもスタッフはラウンジで他の人と共に過ごす時間を作り、イベントがあれば青山さんの具合を見ながら、できるだけお誘いしました。年末の餅つきも楽しんでいただいたのですが、残っている歯が少なく、少ししか味わっていただけなかったことがとても残念です。

約七カ月の療養でしたが、青山さんは食べること、風呂に入ること、散歩に行くことが楽しみであり、それらをつづけることができたみどりの杜病院は、この方にとっては穏やかな生活の場であったと思います。最期までここでの日々を自分らしく生きていただけたのではないかと思います。

今しかないケア

井手　美和（看護師）

タバコがとても好きな西田さん（六十二歳）は、私の受け持ちではありませんでしたが、タバコを吸いたいと希望されると、よく喫煙所まで車椅子でお連れしていました。

ある朝、五時頃に、西田さんから「タバコを吸いたい」とコールがありました。午前五時頃といえば、患者さ

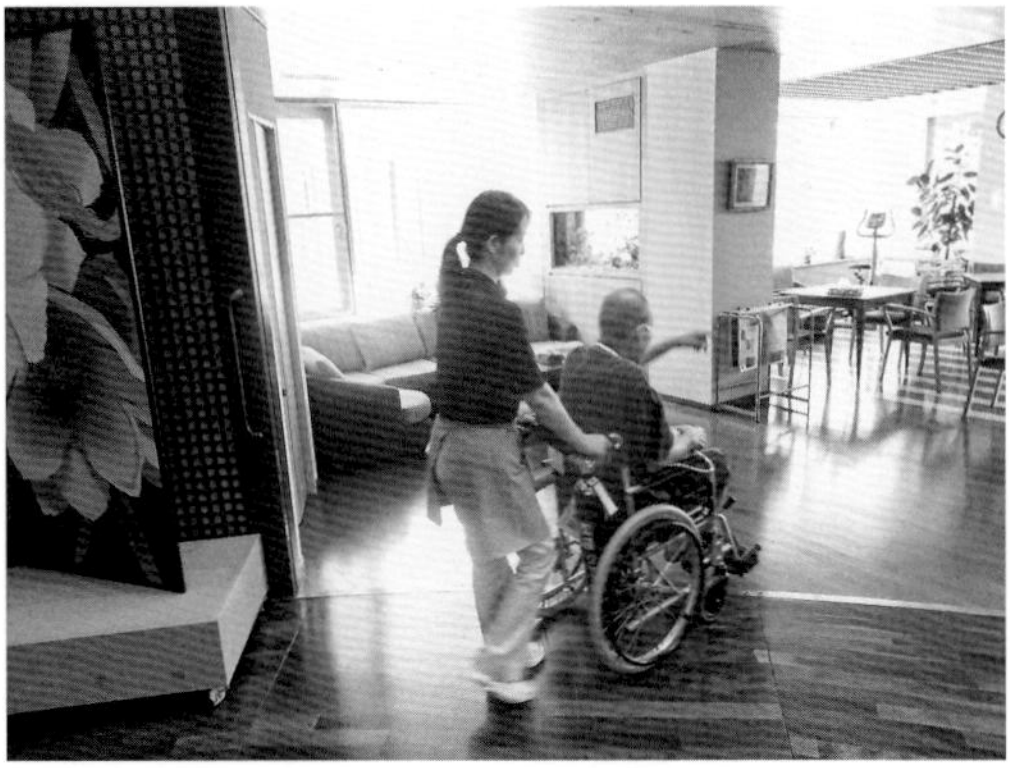
ラウンジに行こう

んたちが目を覚ましてコールが増えてくる時間帯です。夜勤の看護師は三人ですが、慌ただしくなった病棟で私一人が西田さんにしばらく時間を取られることになります。理由《わけ》を話して待っていただくこともできたのですが、何故かその時に「西田さんにとっては今しかない」と感じたのです。ところが、他の夜勤の看護師に断りを言って、西田さんの車椅子を押して喫煙所まで行く途中、突然意識を失われたのです。すぐに部屋にもどってベッドに休んでいただいたのですが、間もなくして息を引き取られました。

　私は、自分の判断が間違っていたのではないかと不安で、責任を感じて、ご家族の前で西田さんが亡くなられた状況をお話しするときも申し訳ないという気持ちだったのですが、ご家族からは「本人の気持ちを大切にしていただいてありがとうございました」と言っていただきました。

　私がプライマリーナース（受け持ち看護師）だった岩下さん（八十六歳）は、肺がんの患者さんでした。プライマリーナースは日々受け持ちの患者さんに関わっているので、その方の生活のパターンや好きなことや大切にしていることが自ずとわかってきます。例えば、どういう漬物が好みで、その漬物をテーブルのどの位置に置いておくのがよいかとか、ちょっとしたカバンの使い方の好みなどです。ささいなことなのですが、そういうことに自然に気配りができるようになり、そうなると自然に、相手に対する思い入れも深くなっていきます。岩下さん本人だけでなくご家族とも良い関係を保ってケアをつづけることができました。

　ですから、岩下さんが亡くなられた時は本当に悲しくて、ご家族よりも誰よりも先に泣いてしまいました。医療者として自分の感情を前に出してはいけないという気持ちはありましたが、涙は止まりませんでした。でも、それを許していただけるご家族でした。

ホスピスは死を前にした方が多いところです。でもここでは、死と向き合いながらも、何を大切にして生きていくのか、どのように過ごしていくのかを大事にしていただきたいと思います。そして、患者さんの望みが何なのかを引き出して、少しでも叶えられるようにお手伝いするのがケアする私たちの役割だと思います。

旅立ちの日にいただいた「ありがとう」

服部　史子（看護師）

旅立ちの日にケアを担当し、忘れられない体験をさせていただいたお二人の方を紹介します。

石井さん（六十八歳）は医師でした。体は衰弱し、その日のうちに亡くなるだろうと予想されるような状態でしたが、せん妄があって落ち着かず、部屋の中を歩きまわっておられました。私は入職して間もないときでしたが、付き添うためにケアに入りました。

石井さんはコーヒーのカップを手に持って時々飲んでおられました。どのように接してよいのかわからず、ただそばにいて見守るばかりでしたが、ご自分の病状はわかっておられると聞いていましたので、「いま、何をしたいですか」と尋ねてみました。すると「今から自分が勤めている職場の方たちが来るので、妻と息子を紹介したい。それができたら後は何も思い残すことはない」と明確に答えてくださいました。「ではそれまで静かに体力を温存しましょうか」と言って座っていただきました。

職場の方たちが面会に来られると、それまで黙ってじっと座っておられた石井さんがスーッと立ち上がり、まるで仕事をしておられた時のように「今日はお見舞いに来ていただいてありがとうございます。これが私の妻です。そしてこれが長男です」ときちんと紹介されました。そして、職場の方が帰られた後、私に「ありがとう」と言われ、まもなく意識がなくなり息を引き取られました。

旅立ち直前の老医師の見事な振る舞いと、ひたすら集中してそばに寄り添ったことを覚えています。

もう一人の方、土屋佐和子さん（八十六歳）は寺のご住職で、「旅立ちの時には、お浄土からお迎えが来る」と常日頃話しておられました。そして最期の時、跡取りの息子さんやお孫さんたちもそばにおられましたが、「はー、ありがたい、ありがたい。み仏様がお迎えに来てくださった」と笑顔でおっしゃったのです。そして不思議なことに、部屋がぱーっと明るくなって、まるで後光が差したようでした。そして私を見て「ありがとう」とにっこりされると、亡くなりました。

私はその時、佐和子さんは現世の修行をきちんと成し遂げて、満足して浄土に行かれたのだと思いました。後でご家族が「一番最後に、あなたに笑顔を見せて逝きましたね」とおっしゃいました。

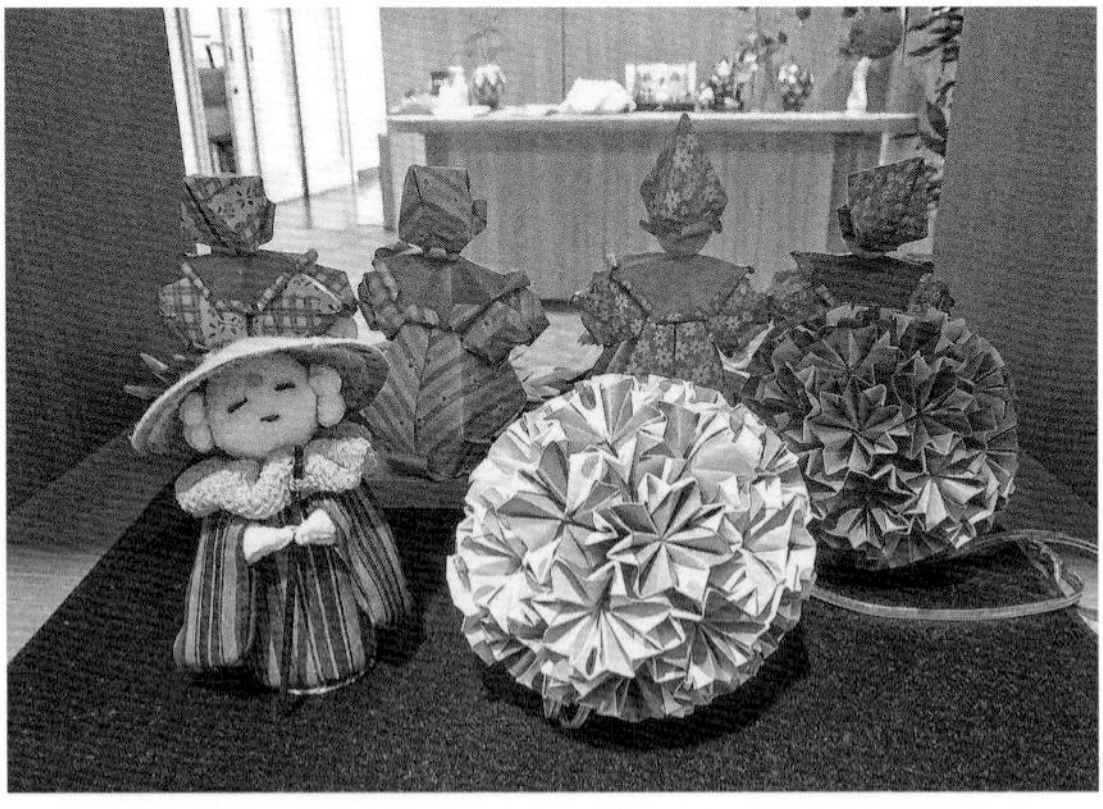
ロビーの棚に飾られた患者さんの手作り人形

二人の方の旅立ちに立ち会いましたが、どちらも私を家族同様にその輪の中に入れていただいたような気がして、ありがたいと思いました。さらに、ご家族から「すごく行き届いたケアをしていただきましたね」と励みになる言葉をいただきました。

そばに寄り添うことができる場所

寺田　恵美（旧姓：中尾、看護師）

早川さん（六十一歳　男性）は、突き放すような言い方をされる、近寄りがたい感じがする方でした。スタッフだけでなく奥様にも度々強い口調で話をされていました。

亡くなる二日前のことです。奥様が外出されると、「あいつはまた出かけていった」といらいらした様子を見せておられました。私が病室をのぞいて「奥様の代わりにそばにいてもいいですか」と尋ねるとうなずかれたので、しばらく付き添うことにしました。

またきつい言葉で何か言われるのかな、それとも無視されるのかな、と思いながらベッドのそばの椅子に腰掛けると、早川さんが「自分がまさかこんな体になるとは思わなかった」、「今は誰かがそばにいてくれると安心する」とふと本心をもらすように言われ、その時はにっこり微笑んでおられるようにも見えました。それまでは、早川さんのとげとげしい態度に対して、決してめげまいと頑張って関わっていました。ところが早川さんが不安な気持ちを初めて言葉に出してくださったことで、「やっと私を認めてもらえたのかな」、「今までの関わりは間違ってなかったのかな」、「少しは頼りにしてもらえたのかな」と感じて私の気持ちも和みとても嬉しかったです。

一般の病院で働いていた時には、業務を行うための時間に追われることが多く、患者さんに対して「ちょっと待ってね」という態度を取ってしまうことが度々ありました。でも、ホスピスではゆっくりと時間をとって、患者さんやご家族のそばに寄り添うことができます。何も話さず黙っていても、「この方のために何かできることはないだろうか」という思いでそばにいると、いつか自然に心が通い合うのだと思います。

二年前に奥様を亡くされた松本さんは、その後も時々訪ねて来られます。男の方には珍しく天ぷらを揚げるのが上手で、美味しい天ぷらをたくさんかかえて「皆さんに食べてもらえれば」と言って持って来られます。そんな時は、奥様の担当だった私だけでなく、他のスタッフもお話を聴かせていただきます。奥様との思い出話が多いのですが、今どんなふうに生活しているかを話されることもありますし、奥様を亡くした淋しさを語られることもあります。ホスピスが奥様と過ごした思い出の場所であり、なかなか癒されない悲しみを言葉にすることができる場所にもなっているのだと思います。

ホスピスはゆっくりと患者さんやご家族のそばに寄り添うことができる場所です。

一人一人が残された生きた証

北島 千鶴子（看護師）

みどりの杜病院でお一人お一人が残された「生きた証」を胸に抱きながら、感謝の思いを込め記します。

家族に支えられて穏やかに過ごす毎日

開院して最初に出会った本田利光さん（六十七歳）は、一日中ほとんど目を閉じたまま寝たきりの状態でした。胃ろうから経管栄養が行われていました。ご家族が毎日来院され、優しい眼差しで言葉を掛け、身体を擦《さす》りながら、本田さんとの和やかな時間を過ごされていました。

反応が乏しく返答がありませんでしたが、ご家族へ見せられる優しい穏やかな表情からは、ご家族の声や手のぬくもりを感じておられる様子が伝わってきました。本田さんのご家族と毎日そばにいるスタッフだからこそ感じる、細やかな温かい表情の変化を最初に教えていただいた本田さんとご家族の姿でした。

いつもお部屋で家族団らん

入院して十二日で退院された副島祐司さん（六十五歳）。徐々に病状が進行していくなかで、ご家族の希望は「家に居るようにそばに居たい」ということで、昼夜交代で付き添われていました。病室ではいつもご家族の笑顔に縁取られた家族団らんの光景があり、副島さんはその様子をベッドに横たわり安心した表情で見守られていました。

病室であっても家であっても、心のつながりがあれば家族団らんに場所は問わないことを、副島さんを囲んだ温かい家族団らんの姿に教えていただきました。

畳を敷き、布団の上に親子で川の字に

入院直後よりせん妄が強く、激しく動きまわる和田真吾さん（七十四歳）。病状により危険なことも判断できないため、入院時より片時もそばを離れることができない状況でした。

入院当日にまずは安心して過ごせる環境を作るため、部屋全体に畳を敷きつめ、ベッドを失くして布団を敷き、自由に移動し休めるよう整えました。徐々に本来の穏やかな和田さんの姿が見られるようになるまで、ずっとご家族は温かく見守りつづけ、夜は親子三人で川の字になり休まれることもありました。

「三人で寝るのは久しぶり」と、幼少の頃を懐かしみながら過ごされた親子の時間、家族のつながりを大切にする環境の大切さを教えていただきました。

詩を作るのが好き、看護師になるのが夢

施設より転院してきた伊藤元子さん（五十四歳）。入院時よりご家族と施設職員の方よりたくさんの愛情を受けて過ごされてきたことが、その人柄から伝わってきました。天真爛漫で、部屋にはいつもお花や写真がたくさん飾られ、伊藤さんの周りには笑顔が満ち溢れていました。乳児期から体に障害をもち、両親のもとを離れ施設で過ごしてきた伊藤さんは詩を作ることが大好きで、私たちは伊藤さんが言葉にした詩を書き留めてポエムとして残していきました。

そんな伊藤さんの夢は看護師になること。スタッフが白衣を準備し、その夢を叶えてくれました。白衣姿の伊藤さんは、夢のようなプレゼントに満面の笑顔で喜んでいただきました。伊藤さんにとっての自然な時間の流れ、病気のことを考えず楽しく過ごせる時間の大切さ、共に過ごすことの大切さを、その満面の笑顔に教えていただきました。

大好きなオロナミンCで乾杯

ちょっと個性的で生真面目な独身の原田裕志さん（五十一歳）。年齢も若く働き盛りのなかでの病気の診断、残していかなければならないご家族のことを大変心配されていました。

早急にご家族の後見人と相続手続きについて相談の場を設け、全てが決定できたことで、原田さんは安心して過ごすことができました。徐々に自分で思うように動けなくなっていく体に不安を抱えながら過ごす原田さん、

お腹が張るとわかりながらも飲みたい、大好きなオロナミンC。眠れない夜の本田さんにグラスを渡し、少しのオロナミンCで乾杯した時には、ほっと安心した笑顔が見られました。不安で眠れない時の寄り添い方にはいろんな形があることを、本田さんとの乾杯に教えていただきました。

鹿児島まで両親のお墓参りに

とても明るい佐々木晶子さん（八十七歳）。病気を受け止めながら、入院の日に語られたこれからの目標は、自宅へ帰ること、鹿児島に眠る両親のお墓参りとお世話になった親戚へ挨拶をすること。一つ目は何とか叶えられるかもしれない、二つ目はかなりハードルが高いという状況のなか、ご家族の協力もあり、どちらも叶えることができました。帰院されてからは安心した様子で、夢を叶えられたことから来る活力が感じられました。

徐々に思うように動けなくなるなかで、ご家族に支えてもらいながら、最期まで希望を捨てずにいられたことは、いかなる時でも、生きることへの強い思いがあったからだと思います。徐々に動けなくなるなかでも、決死の思いがあれば行動できることを教えていただきました。

毎日夫婦で散歩を楽しむ

ご夫婦仲睦まじく、わずかですが認知症がある森本修一さん（八十七歳）。日課の散歩が楽しみで、奥様と共に毛糸の帽子をかぶり毎日病院の庭を歩き、穏やかな笑顔で笑い合うご夫婦の姿は、おしどり夫婦という言葉がお似合いでした。

そんな森本さんも徐々に病状が進行し、認知症と共にせん妄状態となり、そばで付き添う奥様にも疲労がみられました。そのような状況のとき奥様が、森本さんが亡くなった後、きちんと送り出したいということを話されましたので、敢えて夜間の付き添いを控えてもらうように勧め、体調を整えていただきました。付き添うご家族にとっても休息の時間は大切であり、身体と心を休めることで、また笑顔で家族と過ごすことができ、これからの時間を全うできる心のゆとりへとつながることを教えていただきました。

最期まで自分の意思を持ちつづける

最期まで自律心を持ちつづけた松尾清次さん（六十五歳）。几帳面で生真面目な松尾さんは、常にご自分なりの一日の過ごし方があり、スタッフへ委ねることも限られていました。そんな松尾さんは、入院していることを知人へ知らせることもなく、唯一遠方から来てくれる妹さんが頼りになる存在でした。徐々に自分のことができなくなるなか、自分でやりたいと言われることは、できるだけ見守り支えつづけました。

病状が進行し全てが周りの手を借りないといけない時期が来た時、「最期まで自分のことはわかっていたと、妹へ伝えてほしい」と言葉にされました。最期まで自分の意思があることを実感しながら生きてこられたこと、それはどれほど大きなご自身との闘いであったかを、松尾さんの言葉に教えていただきました。

夫婦で入院に、でも夫には知られたくない

ご夫婦で入院された坂本利文さん（九十二歳）。最初に病気がわかり入院したご主人と、それまでお見舞いに来ていた奥様。しかし突然、奥様も病気の告知を受け、ご家族の希望で当院へ入院となりました。奥様の希望もあり、最期までご主人へは奥様の入院を伝えないまま時は過ぎ、先に奥様、そしてご主人が最期を迎えることとなりました。

生前ご夫婦を会わせたいという思いと、会わせられないという思い、ご家族もスタッフも心が揺れる毎日でし

た。いつもきれいに身支度されていた奥様は、きっとベッドで伏せっている姿を見せたくなかったのでしょう。ご主人が、奥様の夢を見たことを嬉しそうに話されたことがあり、奥様の意思を尊重しつづけることの大切な意味を知りました。坂本さんご夫婦からは、全てを伝えないことで心が平穏に保てることもあることを教えていただきました。

九年間、たくさんの出会いとそして別れがあり、人の生や死について考える機会をたくさんいただきました。一緒に笑い、時には涙を流しながら、最期まで同じ方向を向いて歩めるようにと願いながら、毎日共に過ごさせていただいております。患者さんやご家族のこれまでの人生の軌跡を尊重しながら、最期までその人らしい人生を全うできるよう、これからも皆さんお一人お一人の人生を大切に支えつづけていきたいと思います。

三十五周年の結婚記念日

福嶋　美紀（看護師）

川口さん（六十四歳）は二年前に悪性脳腫瘍が見つかりました。頑張って治療をつづけてこられましたが、副作用のためにつづけることが難しくなり、みどりの杜病院に入院されました。

言葉がやや不明瞭でしたが、ゆっくりであれば聴きとれるので、いろいろなお話を聴かせていただきました。「妻とは仲がいいよ」と、よく奥さんと行った旅行の話をされていました。また「一番食べたいのは妻が作るカレーで、世界で一番美味しいと思います。二番目が帝国ホテルのカレーですね」と、この年代の男性には珍しく奥さんへの素直な気持ちをお話しになりました。奥さんは毎日面会に来られて、日常のお世話をしながら、そっとそばに寄り添っておられました。

しばらくはそんな平穏な日々をお二人で過ごしておられましたが、徐々に川口さんの病状が進み、表情が乏しくなり、言葉が少なくなっていきました。そのような変化に、奥さんはさみしさや不安や、やるせなさを感じておられるのか、一人でそっと涙を流しておられる様子に気づくようになりました。

そんなとき、お二人のふとした会話から、結婚してもうすぐ三十五年になることがわかりました。何かお慰めできないかと思案していた私は、他のスタッフの協力も得て、お二人へのメッセージを書いた色紙を準備し、サプライズで三十五周年の結婚記念日のお祝いをすることにしました。スタッフの誰もがお二人の仲の良さを知っているので、メッセージは「結婚したらお二人のような夫婦になりたいです」という言葉がたくさんつづられていました。

このお祝いは川口さん本人に、どれだけ認識していただけたかはわかりません。でも奥さんが「結婚記念日があることも忘れていましたから、こんなふうにお祝いをしてもらえるなんて驚きでとても嬉しいです」、「これまでの人生は山あり谷あり、それに坂道もありました。でもこんな穏やかな顔で過ごすことができて皆さんに感謝しています」と涙と笑顔で話してくださいました。その言葉をいただいたことは、スタッフにとってとても励みになりました。

みどりの杜病院では、患者さんやご家族の記念日を大切にしています。誕生日にはスタッフみんなでお部屋にうかがい、お祝いの歌を一緒にうたい、栄養科職員の手作りのケーキを届け、最後にみんなで記念写真を撮ってお祝いしています。

このような時間が、本人だけでなくご家族の思い出ややすらぎの時間になればと願っています。

「僕の話を聴いてほしい」

山口　美穂（看護師）

私がみどりの杜病院に入職して最初に担当した患者さんは、山田誠一さん（六十六歳）でした。病気は直腸がんで、食欲がなく倦怠感があり、腰の痛みを訴えておられました。独身でしたが、ご家族が多く、午後はいつも妹さんやお兄さん、甥御さんなどご家族の面会がありました。転院されてしばらくは体調も落ち着いていたので、ご家族に伴われて外泊されることもありました。

新人の私には、「楽しい話をしませんか」と言われて、よくお話し相手になっていました。

山田さんの病状は徐々に進み、それにつれてきつさも増してきました。そんな状態のなかで、真剣な顔で「僕の話を聴いてほしい」と言われた時にはどう受け止めていいかわからなくて、逃げ腰になってしまい、「じゃ、こんな話はなしにしたほうがいいよね」と逆に山田さんに気を遣わせてしまうほどでした。

やがて下肢が麻痺して歩けなくなりました。ある日、「今日は、僕がずっと考えていたことを聴いてほしい」と言われたときはもう逃げられないと思い、じっと腰を据えてお話を聴くことにしました。それからは、病状が変化するたびに、話を聴いてほしいと求められるようになったのです。

ご家族が面会に来られない午前中にお話を聴くことが多かったのですが、午後ご家族が面会に来られていても、散歩には車椅子を押して私が付き添っていましたので、その途中もお話を聴いていました。

「こんなに私のことを頼ってくれるんだ」と驚く一方で、「お会いして一カ月も経っていないのに、家族でもないのに、どうしてこんなに信頼してくれるのかな」と山田さんの気持ちを計りかねていました。その信頼がうれしかったけれども、十分に応えることができずに、本音の部分では度々、怖気づくことがありました。そして、

「これがホスピスというところでの患者さんとの関わりなんだろうな。こういうコミュニケーションが求められているんだろうな」ということを実感しました。

以前、急性期病院や老人保健施設で働いていた時に終末期の患者さんを何人も担当したことはありましたが、これほど深く関わることはありませんでした。みどりの杜病院で一番最初に担当した山田さんとの関わりはとても印象的であり、一番の思い出となっています。

一緒にコーヒーを飲んでお話しして

栗原　心春（看護師）

大島みゆきさん（八十七歳）は、私がみどりの杜病院で最初に担当した患者さんでした。子宮がんが大腸に浸潤《しんじゅん》（がんがまわりの組織に広がっていくこと）していました。次男さんと二人暮らしでしたが、膝が悪いために家の中を這って移動するような状況であったため、在宅ケアが行われていました。ところがある日、腸閉塞を起こして激しい腹痛を生じたために、急遽《きゅうきょ》、がん診療連携拠点病院に入院して人工肛門造設術を受けて、その後、みどりの杜病院に入院してこられました。お会いした時には、症状は落ち着いていました。

大島さんは元々、話し好きな方だったそうで、自宅にはご近所の方が集い、よく井戸端会議が開かれていたようです。そういうことがわかったので、入院中も自宅に近い生活をつづけてもらえるように、よく一緒にお茶を飲みおしゃべりをし、他のスタッフにも「一緒にコーヒーを飲んで、お話ししてください」と伝えました。

スタッフみんなが協力してお茶やおしゃべりの時間を作るようになると、大島さんはだんだんと元気になり、ニコニコと笑顔が見られるようになりました。入院したけれども、家に居た時と同じように人が集うことで幸せに感じていただけたようです。

大島さんは人工肛門を造ってから八カ月間、みどりの杜病院で過ごされましたが、痛みもあまりなくて、「私は何でここに来たんやろ？」と尋ねられるくらいでした。長女さんが、「人工肛門を付けて家で管理ができないから、ここに来たんよ」と説明されていました。しばらくしてから「本当はがんだったんよ」と伝えられたそうですが、がんであることを忘れるくらい穏やかに過ごしていただくことができました。亡くなったのは五月ですが、桜の時期に庭で長女さんと一緒に写真を撮りました。その時の笑顔がとてもよかったので、長女さんはその写真を大事に飾っておられるそうです。そのことを聞いて、私も幸せに感じています。

「病院に入ったから楽しいことはないだろう」と思われるよりは、「楽しいこともある」と思ってもらったほうがよいし、「できないことばっかりになってしまった」と思ってもらいたくないのです。

みどりの杜病院に来られた方は「病院らしくないですね」とよく言われます。ゆっくり時間が流れていて、明るくて落ち着く雰囲気だからでしょう。自宅に近い生活を送れるからかもしれません。

追悼会「みどりの会」での言葉

西木　陽菜（看護師）

食道がんで胃ろうを付けた森田憲司さん（六十八歳）を担当することになりました。ご家族は「一日でも長く生きてほしいので、胃ろうから少しでも栄養を入れてほしい」と要望されました。

みどりの杜病院に入院された時にはかなり衰弱が進んでいて、唾液も飲み込めず、嘔吐されることもありました。いつもそばに付き添っておられる奥さんは現状を受け入れつつありましたが、時々面会に来られる娘さんや息子さんには、病状の変化を受け入れることは難しかったかもしれません。途中で胃ろうの管が抜けてしまったので入れなおして、栄養の注入を再開しました。ところが嘔吐がたびたびとなり、胃ろうからの栄養をつづけることはできなくなりました。そして急激に病状が悪化して亡くなられました。

ご家族としては「胃ろうからの栄養が続けられたら、もう少し長く生きられたのではないだろうか」という思いがあったと思います。退院された後も、私にはそのことが尾を引いていました。

胃ろうから栄養を入れるのは、ある時期までは効果が見られます。しかし病状が進むにつれて消化吸収が難しくなり、嘔吐したり、水分が過剰になり痰が増えてご本人を苦しめることもあります。ただ、胃ろうからの栄養が体の負担になってきたとしても、ご家族としては中止を受け入れることは難しいのが当然です。

みどりの杜病院では、患者さんが亡くなられて一年ほど経ったご遺族に案内して、年に三回「みどりの会」という追悼会を開いています。院長の挨拶と講話の後、ご遺族代表にスピーチをしていただき、当時の入院生活を振り返るビデオを鑑賞し、いくつかのテーブルに分かれてご家族と職員との懇談の時間があります。それから庭園に出て記念の植樹を行います。

みどりの会のご案内をしたところ、森田さんから出席の返事がありました。私には森田さんのご家族にとって不本意な入院生活だったのではないかという思いがあったので、お会いした時に不満をぶつけられるのではないか、そのときはどう対応したらよいだろうかとさえ考えていました。ところが、奥さんと娘さんとお孫さんにお会いして懐かしくお話ができ、「ありがとうございました」と感謝の言葉をいただいたのです。

「みどりの会」はご遺族の心を慰めるために行われますが、私は森田さんのご家族によって逆に気持ちが救われました。

花と患者さんと私たちと

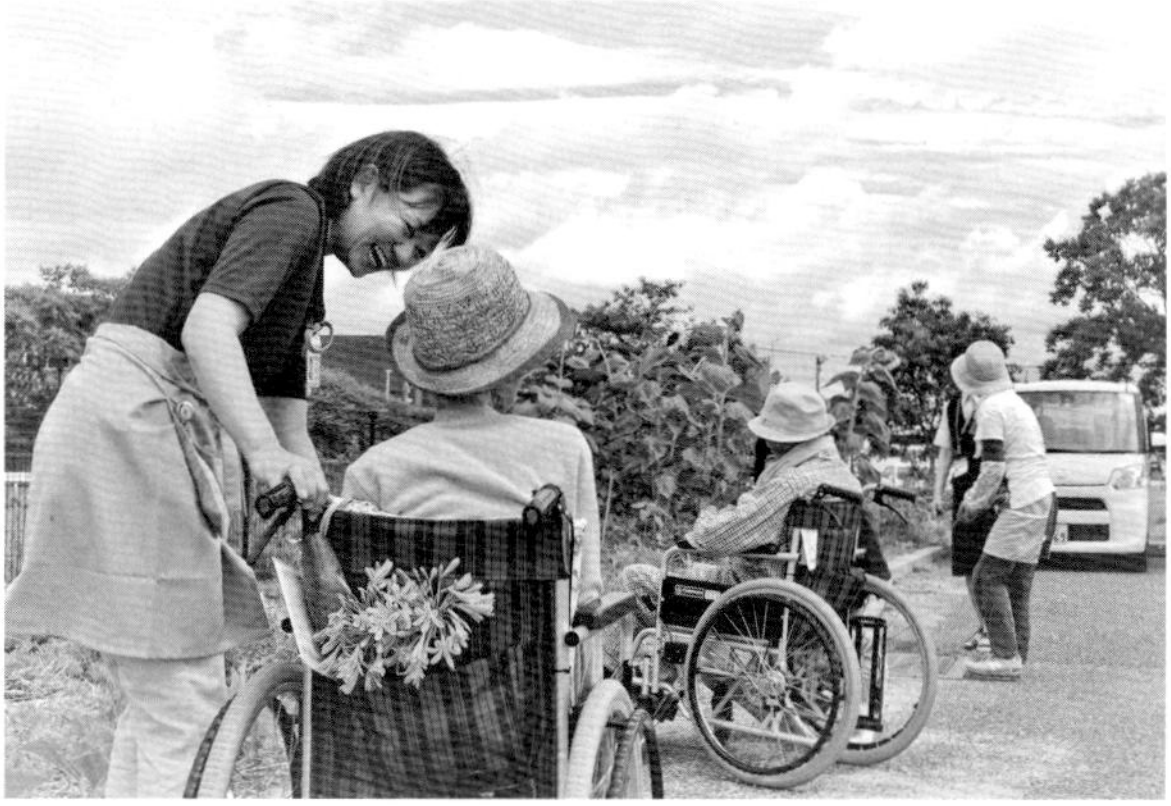

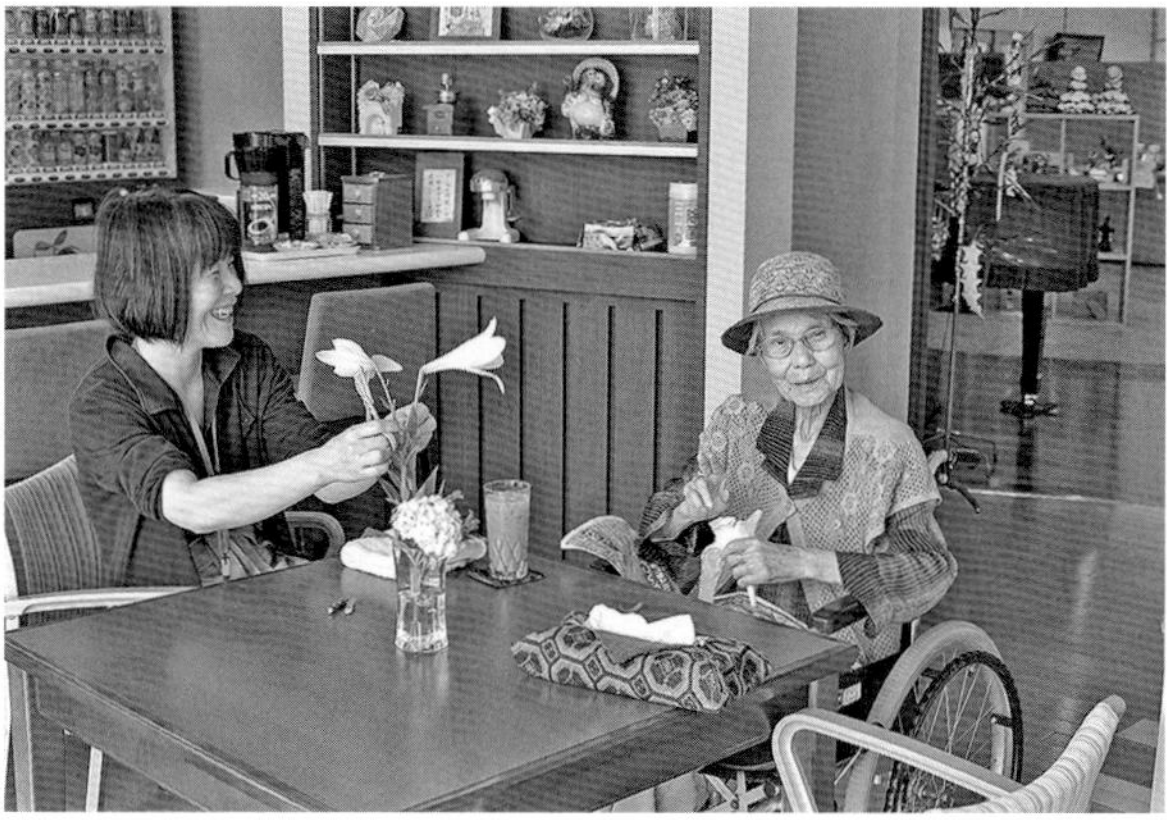

一期一会のケア

永冨 美和（旧姓：河野、看護師）

私は以前、急性期病院の集中治療室で働いていましたが、そこは仕事中は時間との闘いでした。命を助ける医療の中でバタバタと処置に追われるという感じで、病棟を異動してからも勤務時間内に患者さんやご家族との面談の時間を設けることは難しく、勤務が終わってからお話しすることが度々でした。そんな日常の中でいつしか患者さんやご家族とゆっくりお話しすることや、心のケアに携わることを求めるようになりました。ホスピスを仕事の場に選んだのはそういう理由があります。

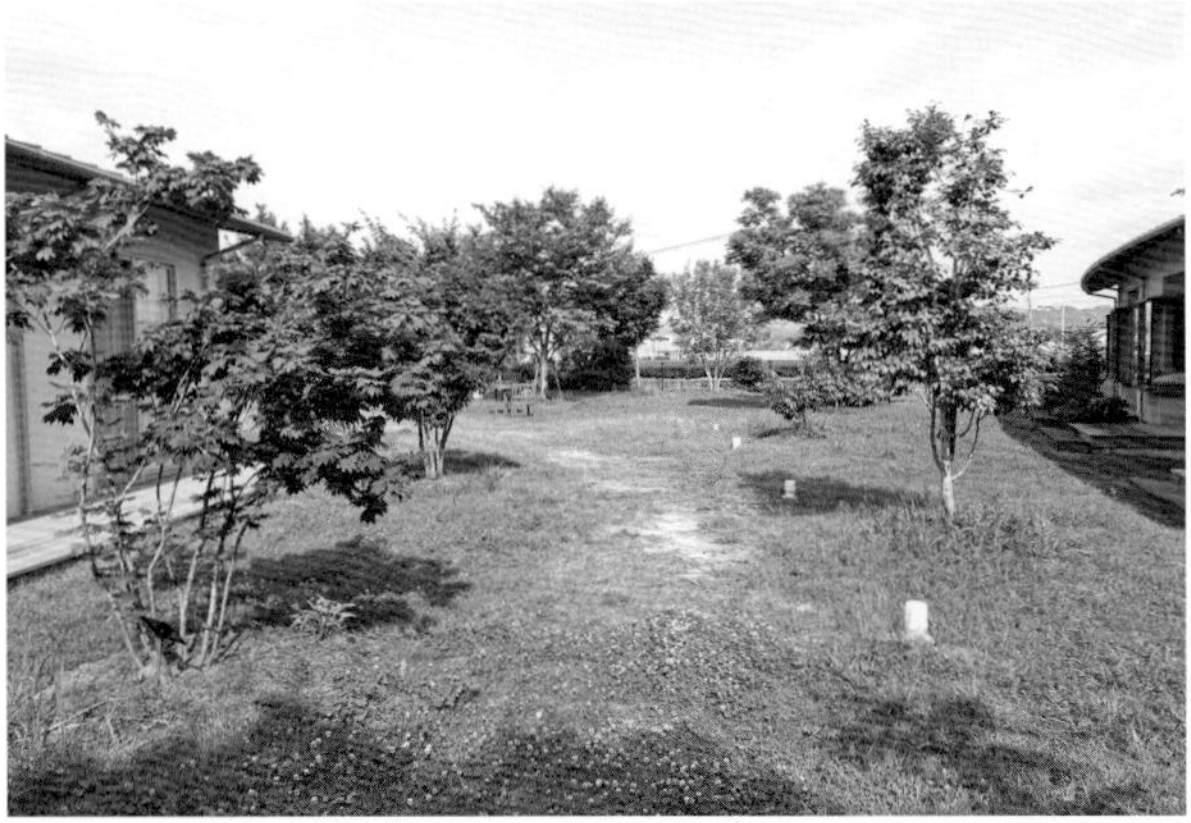

遺族会「みどりの会」が故人を記念して植樹してくださった木々

みどりの杜病院に勤めるようになって、ゆっくりと患者さんと関わることができるようになりました。ここは命を守る場所、命を大切にするアットホームな場所だと感じています。孤独な方、身寄りのない方、家族と疎遠な方にも多職種と協力して看ることで「一人じゃないんだ」、「孤独じゃないんだ」と思ってもらえていると思います。

入院時に患者さんとお会いする時は、先入観を持たないで接するようにしています。実際に会ってみると、事前の情報で得たイメージと違うことが多々あるからです。「ホスピスは死ぬところ」と思っている方が多いと思いますが、退院して自宅に帰る方もおられます。最近は少しずつ、「死にゆく場所ではない」と認めてもらえるようになったと思います。みどりの杜病院は環境がよく過ごしやすいところです。患者さんは、自分に合わせて病室をしつらえることができます。ベッドも自分が使いやすいように配置して、自宅と同じような雰囲気に変えることができます。私たちは、患者さんそれぞれの個性を尊重しています。

ご家族が来られた時には、患者さんの状況をその都度お話ししています。そのことでご家族が安心されますし、逆にご家族から、今日はこんなふうに過ごしていましたよとお話ししていただくこともあります。ご家族と過ごされる時の様子をうかがうと、私たちもご本人の気持ちや、ここで感じていらっしゃることがより理解でき、対応がスムーズにできます。いろいろな患者さんやご家族とお会いしますが、ご本人の思いを中心に接していく間に、周囲が和気あいあいとまとまっていくことを実感しています。

最後にもう一つ大切にしていることがあります。私たちが食事を配膳する時に「この患者さんにとって最後の食事になるかもしれない。次はないかもしれない」、そう思いながら、私はいつも一期一会という思いでケアを行っています。

週末は必ず外出外泊。一時退院して家族旅行も

高橋　哉江（旧姓：冨安、看護師）

歴史がとても好きな徳永敏寛さん（七十六歳）が入院してこられたのは二月でした。

それまでがん診療連携拠点病院で肺がんの治療を受けてこられたのですが、効果はなく体調を崩されていました。脳梗塞の後遺症で左半身に麻痺もありました。ご自宅では奥さんと、長男ご夫婦とお孫さん二人と同居されており、長女夫婦と孫一人が県内に住んでおられました。「退院後は自宅で看るのは難しい」というご家族の意

向で、みどりの杜病院に入院されることとなりました。

みどりの杜病院に入院されてからは、家族との関係もよくて体調も回復し、週末は必ず外出か外泊をされ、五月のゴールデンウィークは一週間ほど退院して家族で旅行に行かれました。そのことがとても楽しかったようで、七月にも一週間ほど退院して家族旅行に行かれました。その年の九月に亡くなられたのですが、徳永さんからは「外泊もさせてもらえるし、旅行にも連れて行ってくれた。家族には感謝している」という言葉が毎日のように聞かれました。

麻痺はありましたが、私に体のことを話されることはあまりなく、ほとんどは世間話でした。一時間くらい部屋でお話を聴くこともありました。話の途中で「あー、そういえば息が苦しくなることがあるね」と口に出されることがあるので、その時に詳しく体の状態を聴くようにしました。土木機材を扱う仕事をされていて中国など外国に行かれた経験も多いためか、よくテレビで外国のニュースを観ておられました。「自分はニュースを観てこう思った、こう考えた」というのを私に話してくださるのが日課のようでした。本もよく読んでおられました。ラウンジに出て来られることも多く、私の顔を見ると「散歩に行こう」と声をかけられました。「孫が可愛い」とよく話されていましたが、お孫さん達からも慕われておられ、私も孫のように可愛がっていただいたと思います。

最後の一週間くらいで急に病状が進みましたが、それまでは麻痺はあったものの介助で歩くことができました。ご自宅でずっと過ごせたわけではありませんでしたが、本人が入院していることで、ご家族にゆとりが生まれ、毎週の外出や外泊を受け入れることができたと思いますし、一時退院での家族旅行にもつながったと思います。

ひととき

山口美穂　岡田修勢《ひろせ》　原口　勝

原口勝　皆さんの言葉を読み返していると、そこがきつかったのかな、と思うところがやっぱりありますね。
例えば、山口さん、「僕の話を聴いてください」と患者さんに言われて戸惑っていますよね。

山口美穂　あの時は、ここに来て三、四カ月だったと思います。最初に担当した患者さんだったから、こちらも緊張してどう対応していいか、正直ドキドキしました。

岡田修勢　そういえば、そんなふうに患者さんが言われることってあまりないよねえ。

原口　あの方は直接僕の担当じゃなかったけど、六十代くらいの男性でしたかね。

山口　そうでした。ごきょうだいが多くて、この方は七人きょうだいの下から二番目で、毎日、ごきょうだいや姪御さん、甥御さんと誰かしらが見えてそばにいらっしゃったからさみしいことはなかったと思うんですよ。むしろにぎやかなほう。それでも、ご家族にも話しにくいことがあったのかなあと思います。患者さん自身が六十代で、よく見えていたお姉さんは八十代だったし、キーパーソンのお兄さんもご高齢でしたから、やっぱり少し遠慮があったのかもしれませんね。思いを吐き出す場所がなかった。

原口　山口さんはホスピス勤務ははじめてだったんですか？

山口　病院勤務のキャリアはそれまであったんですが、ホスピスははじめてで、こんなに浅い経験しかない私にそんなことを言われても……って、ずっと逃げ腰で、話がそういう方向にならないように逃げ廻っていました。自分自身のこともよくわかってないのに、こんなに厳しい状況に置かれた患者さんの胸の内を聴くのは怖いって。今思えば、あの時気持ちを出せるのは私しかいなかったんだと思います。

でも、最後は腹をくくって、夜勤の時でしたけどお話を聞きました。

原口　深刻な話になりましたか。

山口　この方はご自身の今の状況がよくわかっていらしたんです。だんだん体が動かなくなってきたし、自分の記憶が曖昧になって薄れていくのが怖いって一気に話してくださいました。だから、私はできるだけこの方のそばにいようと思って。

原口　患者さんは医師には自分の一面しか見せられないことが多いのですが、看護師さんとして、そばにいるというのは大事なことですよね。

岡田　大半の患者さんはそれを望まれますが、中にはすごく嫌がられる方もいらっしゃいますね。なかなか寄せ付けてもらえない。私たちは通常その方のお顔を見て、「今日はいかがですか」とか尋ねるんですが、それがすごく嫌だと、これはあとからわかったんですが、病人扱いされるのがともかく嫌なんだと。

原口　相性もあるでしょうからね。

岡田　そうですね。以前なかなか看護師を受け入れてくれない患者さんがいました。五十代と若い男性だったんですが、あの看護師は嫌だ、あの看護師は許せないと誰も寄せ付けない。私は入れてもらえたんですが、お部屋では横に置いてあった携帯ゲームを貸してもらって三十分くらい黙ってそばで遊んで、「失礼しまーす」って帰っていました。その方は私が入っていくと「はい」ってゲーム機を渡してくれるんですよ。それがしばらくつづいて、ある時、看護師を受け入れてもらえなくて困っていると話したら、「看護師が来るたびに病気のことばかり聞かれるのが苦痛で苦痛で」と話してくださったんです。

原口　印象に残る方っていますよね。

山口　はい、やっぱり歴史に残る方っていますね（笑）。

岡田　誰しもが「ああ、○○さん」ってすぐに思い当たる方って、いますよね（笑）。

原口　どんな方ですか。

岡田　それがね、ものすごく大変だった方なんですよ（笑）。認知症で、徘徊がひどくて、とにかくずっと後をついてまわった方とか。

山口　気をつけていても、病院から外に出て行かれたりですね。夜、玄関は施錠するんですけど、「開かん」と言われるので、「すみません。夜は鍵をかけるとですよ」と言ったら、廊下でそのまま寝てしまわれて。「こんなところで寝ていたら風邪をひきますよ」ってお部屋にお連れしたりですね。

岡田　認知症の方は結構いらっしゃいますね。話の軸が見えないのでケアしにくいのではないかと言われますが、そんなことはないですね。明るい性格の方だと、スタッフの中では、むしろ癒しキャラになって。逆に症状が出てくると、その明るさがなくなってくるから、それとわかります。

原口　認知症の方は自分の症状を伝えることができない方が多いですよね。こちらがせん妄と思いこんで見過ごさないようにしないと、それが痛みや他の症状からきていることもあるから。

岡田　痛くても鎮痛薬がほしいとか言ってくださらないので、薬のタイミングやその辺の病状把握がむずかしい。中には、言葉が荒くなったり、怒りっぽくなるから症状が出ているのかなって思ったりします。でも、認知症はうちだけの問題じゃなくて、これからの日本社会がみんなで抱えていく問題ですね。

原口　基本的にはどういう条件の方でも入院してもらっていますからね。ただ、ここでは積極的な治療はしないとか、どこのホスピスにもある原則はあります。それから自分で希望してここに来るとか、ですね。そういえば、岡田さんは「本当はここに来たくなかった」という患者さんの話が出てきましたね。

岡田　ここに入院する半分くらいの方が、「本当はこんなところ、来たくなかった」という方ですよね。それ

から本人の意思とは違って家族の思いや、中にはホスピスと知らずに入院される方がいます。あとのフォローが大変ですよね

山口　でも、「もうちょっと早く来ればよかった」と言ってくださる方も結構います。家族との時間をもっとゆっくりもてたらよかったとおっしゃる方は多いですね。ここに来てほっとするという方も結構いらっしゃいます。

岡田　入院される日、担当の看護師が庭から花を摘んできて、お部屋の花瓶に生けて準備をするんです。そのためにも、ボランティアさんが庭でお花を丹精して育ててくださっていますから。そして、八女の美味しいお茶をお持ちするんです。一服して、安堵される方も多いです。

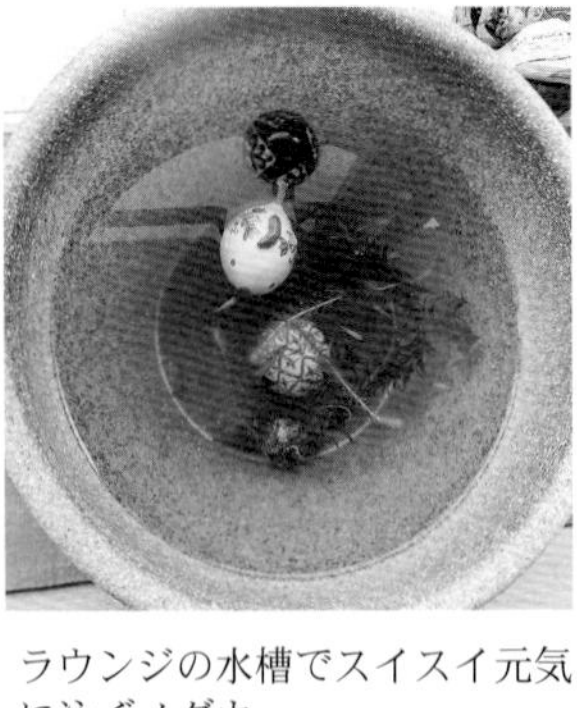

ラウンジの水槽でスイスイ元気に泳ぐメダカ

山口　環境は大事ですね。ここはどのお部屋からも外が見えるし、緑がいっぱいだし、夏は野菜が採れるから、それを楽しみにして散歩に出られる患者さんもいますよね。

原口　本当は公立病院の緩和ケア外来にも花を置きたいけど、病院はダメと言われますね。どこもそういう感じで、衛生の問題ばかりじゃなさそうだけど。

岡田　衛生上とか言われたら、先生が育てている鈴虫とか絶対ダメでしょうね。ラウンジのメダカはいつも森松美佳さんがお世話をしてくれてますけど、以前は先生が川ですくってこられたメダカが水槽の中で泳いでましたね（笑）。

山口　私たちもトマトが赤くなると収穫が楽しみだし、鈴虫がリーンリーンって鳴くのを聞くと「秋が近い」って思うし、環境って患者さんやご家族ばかりでなく、みんなにとって大事だなあと思いますよね。

院内の風景

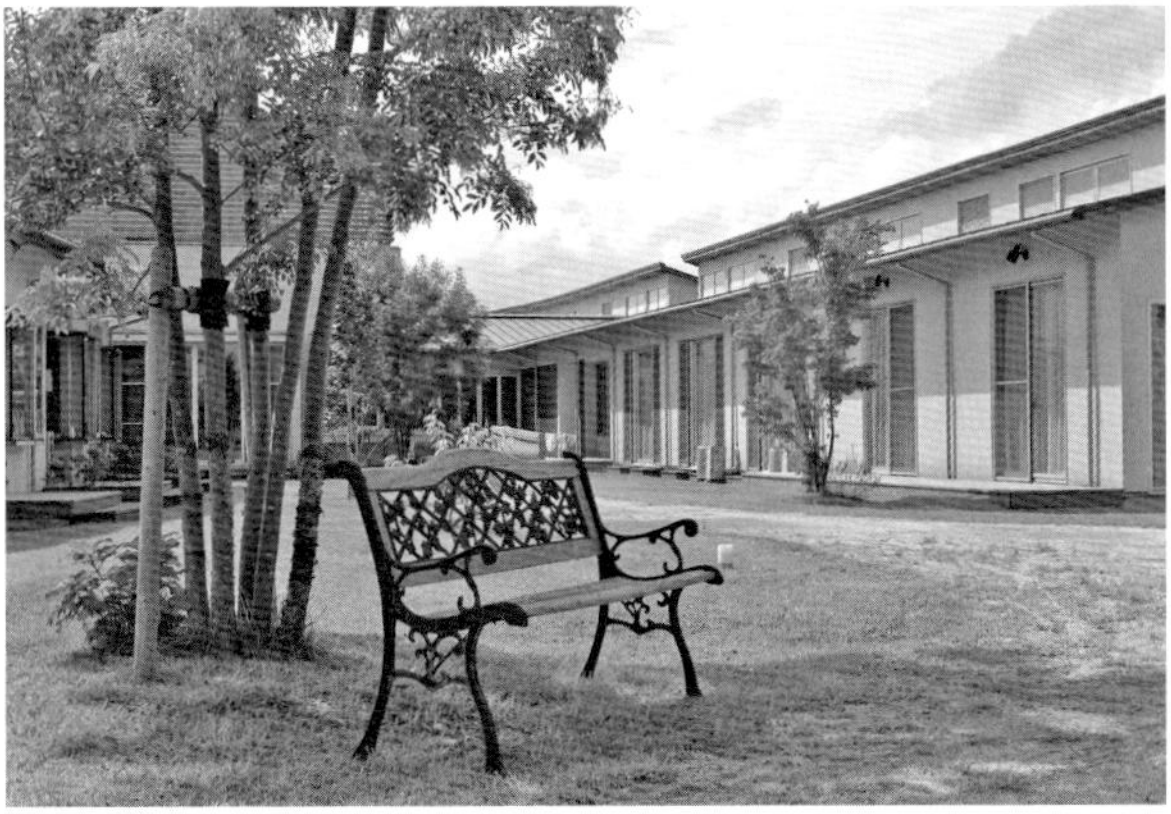

新緑のベンチ

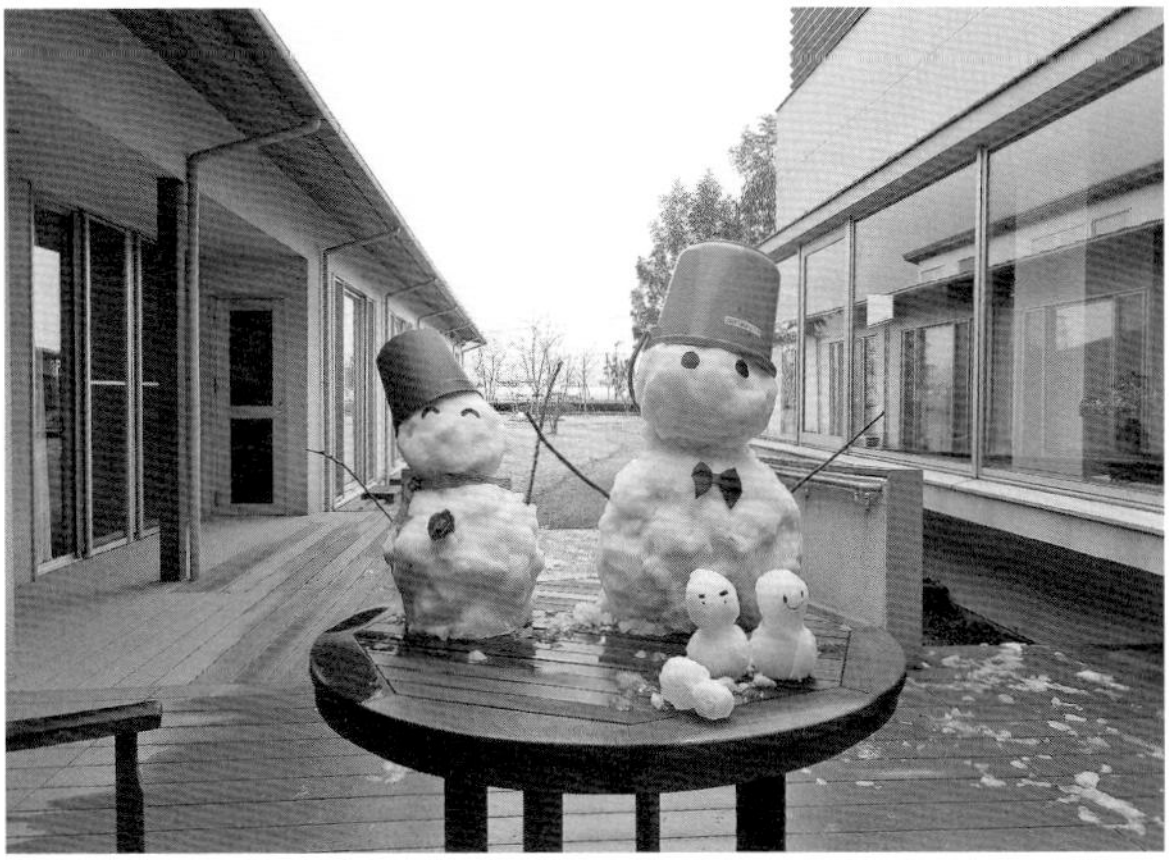

雪の日

家族愛

田中　ほし（看護師）

　後藤京子さん（六十三歳）はご主人と二人暮らしでしたが、三人の子どもさん（長女・長男・次男）がいて、各々結婚されていたので、お孫さんにも恵まれていました。

　以前、実母がみどりの杜病院に入院して付き添われた体験から、自分もゆくゆくはみどりの杜病院に入院したいと思っておられました。ですからご自分が膵臓がんに罹ったことがわかった時に、すぐにみどりの杜病院に入りたいと思われたそうですが、ご家族からは「一日でも長く生きてほしい」と抗がん剤治療を勧められました。その思いに応えなければと一般病院で抗がん剤治療を受けたものの副作用が強くなり、効果も見られなくなり中止となりました。

　後藤さんは、みどりの杜病院に入院すると決まった時はとても嬉しかったようです。入院の日に「わー、やっと着いた」という言葉が出たくらいでした。ご家族は「抗がん剤治療を受けさせて、ちょっと可哀そうだったな」と言われていました。

　入院後は、ご主人と長女さんが毎日面会に来られました。そして度々ラウンジでご家族とテーブルを囲んで会食をされました。ご家族と一緒にお話をしながら楽しく食事を摂ることで食も進んだようです。

　長男さんとの親子関係が少しぎくしゃくしていたようで、後藤さんにとって、そのことが気がかりだったようですが、主治医が間に入って関係の修復に一役買ってくれたことで、その不安は解消されました。

　院内のイベントには必ずご家族も参加されました。「お母さんを楽しませたい。寂しくさせたくない」という思いが強かったようです。ラウンジで行われたそば打ち体験には、ご主人と子どもさんやお孫さん達も参加して、とても楽しんでおられました。

後藤さんは二カ月の入院療養の後に亡くなられました。

「治療を受けて病気が治ってほしい」と願い、抗がん剤治療を受けることを促すのも家族を愛するがゆえです。でも治療がかえってご本人の体と心の負担になっていると納得してからは、「本人に寂しい思いはさせない」と、いつもそばに居ることを大切にされた後藤さんご一家の家族愛に触れるたびに、ケアを担当した我々も温かい気持ちになりました。

共に過ごし語り合う時間

西島 ウメ（看護師）

広田えりこさん（六十九歳）は左歯肉のがんで、十五年の長い闘病生活を経て入院してこられましたが、いつも前向きで我慢強いという印象がありました。

入院された当初は、これまでのがん治療の経過中に医療者との人間関係で傷ついたこともあり、病院に対して不信感を抱いておられるようでした。そんな中で「他の患者さんはこういう時はどうしていますか。これからどうしたらいいと思いますか」と繰り返し尋ねてこられました。そのたびに「今後はどのように過ごしたいですか」と問いかけて、ゆっくりとお話をしながら一緒に考えて、少しずつこれからのことを決めていきました。そうするうちに医療者に対して持っておられた不信感も消えていったようです。

木村麻美子さん（六十三歳）は卵巣がんでしたが、両下肢の麻痺があり、車椅子で入院して来られました。入院後、麻痺が進み、ベッド上で寝たきりの生活になってしまいました。これまでできていたことができなくなったことは、とてもつらかったと思いますが、いつも笑顔で「今、何ができるかしら？」と考えておられました。「手のリハビリにはゲームだね」と思いついたらすぐに、ご家族にゲームを買ってきてもらうなど、いいと思うとすぐ行動に移す方でした。

そんな中で一番の楽しみは、車椅子で買い物に行くことでした。付き添ってコンビニまで行き、帰りに一緒にアイスを食べたことがいつも思い出されます。やがて痛みが強くなり、痛み止めだけでは苦痛が取れなくなってきたので、本人とご家族とスタッフの間で話し合いを繰り返し、最後は鎮静という方法で眠って過ごしながら苦痛を和らげることになりました。

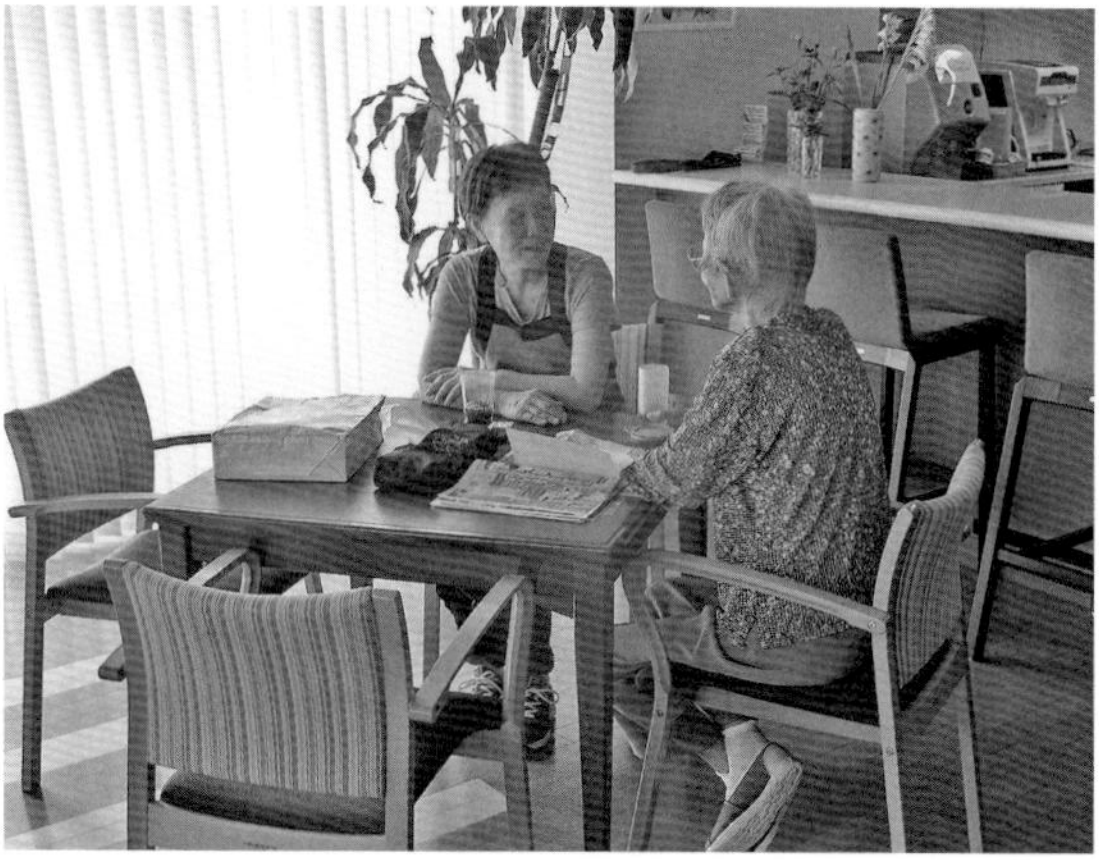

ラウンジでおしゃべり

一般病棟に勤めていた頃は、治らない病気を抱えた患者さんに「死」という言葉を使ってはいけないという雰囲気があり、口に出すことはできませんでした。また、自分自身が「死」を怖いと感じていたこともあり、最期の時に介入することを避けていたようです。しかし、死に向かう時間はいったい誰のためにあるのだろうと思い悩み、ホスピスで働くことを選択しました。

ホスピスは、最期の時間をどのように過ごしたいかを患者さんやご家族と共に考え、患者さんが最期まで生き抜くことができるように支える場所だと思います。ゆっくりとした時が流れ、思い通りに時間を過ごせ、医療者も希望に寄り添える環境があります。ですから、これからもお茶したり、オセロなどのゲームをしたり、手芸を一緒に楽しんだりして、共に過ごし語り合う時間を大切にしていきたいと思います。

日常を大切に過ごす

門崎　朱莉（看護師）

私が担当した患者さんは趣味を持った方が多く、手先が器用で手芸が好きな方や、絵を描くことを趣味にしている方もおられました。それがご本人の生き甲斐であり、生きる支えになるのではと思い、そうした時間を大切にしていただきました。

毎日、腹水を抜く方、胆汁を体の外に出すドレーンを入れた方、ストーマの管理をする方もおられました。そういう医療行為や処置が必要な方にも、いかに本人らしく過ごしてもらうのかということに配慮しました。患者さんが入院されると「入院中も好きなことをしていいですよ。手芸をしたり、絵を描く方もいました」とお話しします。そうすると塗り絵を持ってきたり、編み物などの手芸の品を持って来られたりします。

女性の患者さんで絵を描いてくださった方もいます。一緒にアームバンドを作った方や、アクリルたわしを作った方や、折り鶴を折った方もいらっしゃいました。できあがった品をいただくこともあり、今でも大事に使ったり飾ったりしています。

男性は趣味をお持ちの方が少ないのですが、ずっと絵を描かれていた方もいました。また家にあるプラモデルの戦艦を持って来られたり、自分で撮った写真を部屋に飾ったり、院内のシアタールームでご家族と一緒にカラオケを楽しまれた方もいらっしゃいました。

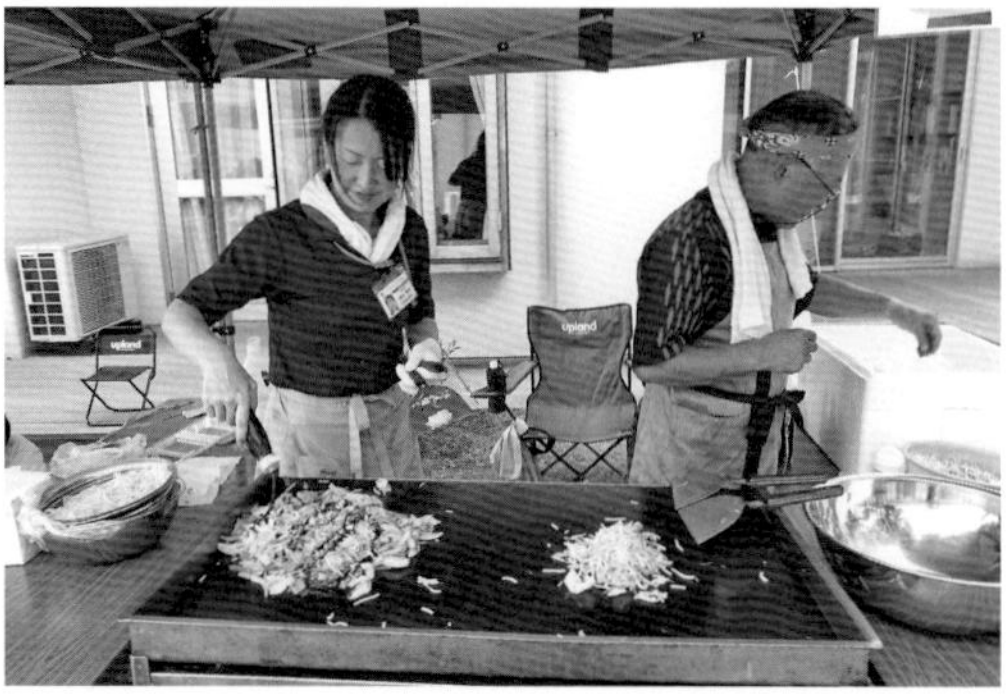

夏祭りで、スタッフもボランティアさんも一緒に本格的な焼きそば作り

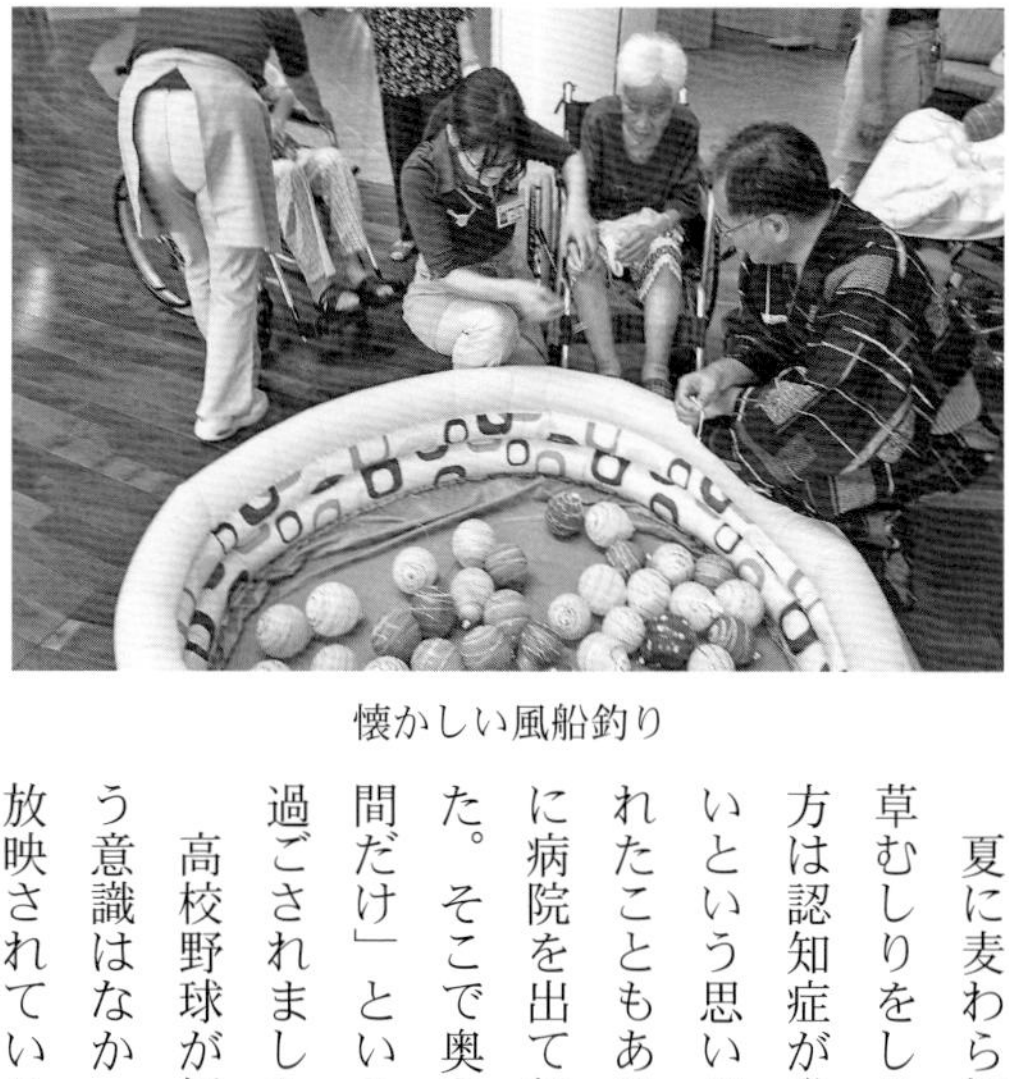

懐かしい風船釣り

夏に麦わら帽子を被って庭で一緒に草むしりをした方もおられます。その方は認知症が進んでいて、家に帰りたいという思いが強くて玄関で寝ておられたこともありますし、気づかぬうちに病院を出て行かれたこともありました。そこで奥さんと「一度だけ、二週間だけ」という約束で退院して自宅で過ごされました。

高校野球が好きな方がおられて、もう意識はなかったのですが、テレビで放映されている甲子園球場の野球中継をつけたままにして聴いていただいたこともありました。ビートルズとプレスリーが好きな方がおられて、わずか二日間の短い入院期間で、途中意識がなくなりましたが、ご家族の希望でビートルズとプレスリーの音楽をずっと流して聴いていただきました。看取りの確認が行われた時も湯かんの時も、お見送りでお部屋を出られる時も、ずっと音楽が流れていました。

このように、その人らしく日常を過ごすということを大事にしてケアを行っています。その一方で、いつも通りに過ごせている自分がいかに幸せなのかなということを、患者さん達が感じさせてくれます。

心のつらさを出してもらうこと

林田　恵理子（看護師）

私がみどりの杜病院で初めて担当したのは宮本百合さん（九十五歳）でした。ご高齢でしたが、十一カ月の長いお付き合いになりました。甲状腺がんの手術後の再発で、がんが頸椎に転移したために、右上肢に麻痺をきたし、左手でスプーンを持って食事をされていましたが、だんだんと左上肢も動かせなくなってきて、食事は全介助となりました。

入院された時は見守りで歩行できていたのが、やがて立つこともできなくなりました。姪御さんが毎日面会に来られていましたが、両手の麻痺が進行してからは、ほぼ毎日昼食の介助に来てくださいました。キーパーソンの長男さんは北九州市在住で時々でしたが、他のご家族は度々面会に見えました。

宮本さんは自分のことは自分でするということを心がけておられましたが、麻痺が進んでからは、以前できていたことができなくなってきたつらさを口にされるようになりました。話をするたびに泣いておられたので、私はそれを宮本さんにとって悪いことで、症状が取れていない、身体のつらさが取れていないことを訴えておられると解釈していました。しかし今は、それはスピリチュアルペインだったと思います。

当時は自分なりに一生懸命考えてケアを行ったつもりでしたが、他にできることはなかったのだろうかという思いが常にありました。それが緩和ケアの認定看護の勉強をするために学校に行きたい、そしてスピリチュアルケアやスピリチュアルペインについて学びたいと思うきっかけになりました。

学校では、自分の考えの甘さや自分のケアの足りなさ、そういったものを突き付けられてつらいことも多かったのですが、今後どうしていこうという目標ができました。

いま、もう一度宮本さんを担当しても、ケアは大きくは違わないかもしれませんが、日常に毎日の散歩を取り入れて、話を聴く時間をしっかり取ると思います。そして、宮本さんが泣きながら話をされても、たとえそれが毎回同じ話であっても、そうやってつらさを表出できることは彼女のケアになっていると受け止めることができます。「つらさを出してもらっている、よかった、よかった」と思いながら、宮本さんの言葉を聴くことができると思います。

妻に食べてもらいたい

石橋　穂波（看護師）

豊島妙子さん（六十二歳）の疾患は、脳にできた悪性リンパ腫でした。抗がん剤治療と全脳照射を受けられましたが、治療の効果が見られなくなりました。ご主人が十カ月間、ご自宅でかかりつけ医の訪問診療と訪問看護を受けながら介護されていましたが、介護疲れが出てきて、みどりの杜病院に入院となりました。

入院された時は、寝たきりで全介助の状態で、意思疎通はできるものの短期記憶障害がありました。ご主人は、妙子さんが入院してからは、自分の役割を失ったように感じておられるようでした。そこでご主人に食事を介助してもらったり、マッサージをしてもらったり、車椅子で一緒に散歩に行ってもらったり、庭で花を摘んでもらったり、ラウンジでコーヒーを飲んでもらったりしながら、夫婦の時間を過ごしてもらいました。ボランティアによる催し物や季節の行事にも参加していただき、それまで無表情だった妙子さんに笑顔が見られ、言葉数が増えてきました。少しですが会話ができるようになったので、ご家族はとても喜ばれていました。

食事をミキサー食からきざみ食に変え、軽食器を使うようにしたところ、自分で食器を持って食べることができました。集中力がなくなると動作が停止するので、声かけしながら食事を介助しました。ご主人がその様子を見て、「家ではこんなに小さく刻むことができなかった。食べさせたいという思いが強くてイライラして怒ることもあった。そんな時は妙子も怖くて食べたくなかったのかもしれないなあ」と後悔しておられました。

病状の進行とともに傾眠になり、物が飲み込みにくくなりました。しかしご主人はなんとか食べてもらいたいという思いが強く、イライラされることがありました。そこでスポンジブラシにジュースを浸して口の中を拭ってもらう方法を教えて、ご主人に行っていただきました。また、少しでも食べたり飲んだりできたときは、後でご主人に報告して喜んでいただきましたが、だんだんと病状を理解されて、イライラもなくなりました。

約七カ月の入院期間でしたが、最期はご主人と長男さんと次男さんの三人に見守られながらの看取りになりました。ご主人は前立腺がんを患っておられましたが、「自分も最後はここに来たい」とおっしゃっていました。しかし、それから三年後に次男さんから電話があり、「父が亡くなりました。自分は結婚して子どもができました」と知らせてくださいました。「みどりの杜病院は思い出の場所です。看護師さんも家族のような存在でした」と言っていただき、この仕事を選んでよかったなと思いました。

本当の幸せを感じる場所

森松　美佳（旧姓：関、看護師）

数年前の二月三日、家から袋に入った豆とお面を持ってきました。私が鬼の面をかぶり、新聞紙にテープを巻いて作った棒を持ち、鬼に変装しました。おかめの面を付けた看護師と、写真を撮る看護師と三人で病室を回りました。

患者さんに豆を投げつけてもらうつもりで覚悟を決めて回ったのに、誰一人強く投げる方はいなくて、下から「いくよー」とか「ほらー」とか、優しく手渡してくれる感じでした。「ありがとう」と言ってくださったり、寝ていた患者さんも起き上がって「わー」と喜んでくださったりしました。鬼の面を通して見たこの光景を、何年経っても忘れることができません。

病院で季節ごとに行うイベントは、ご家族と一緒に参加できますし、もちろん参加したくない方は参加されなくてもいい自由な催しです。私たちは、「自宅で毎年行っているような小さな行事を、入院しても楽しんでもらえるようにしたい」、「患者さんやご家族に笑顔になってもらいたい」、「病気であってもいつものように過ごしてほしい」、「気分転換になれば」、「ご家族との大切な空間を作りたい」と願っています。

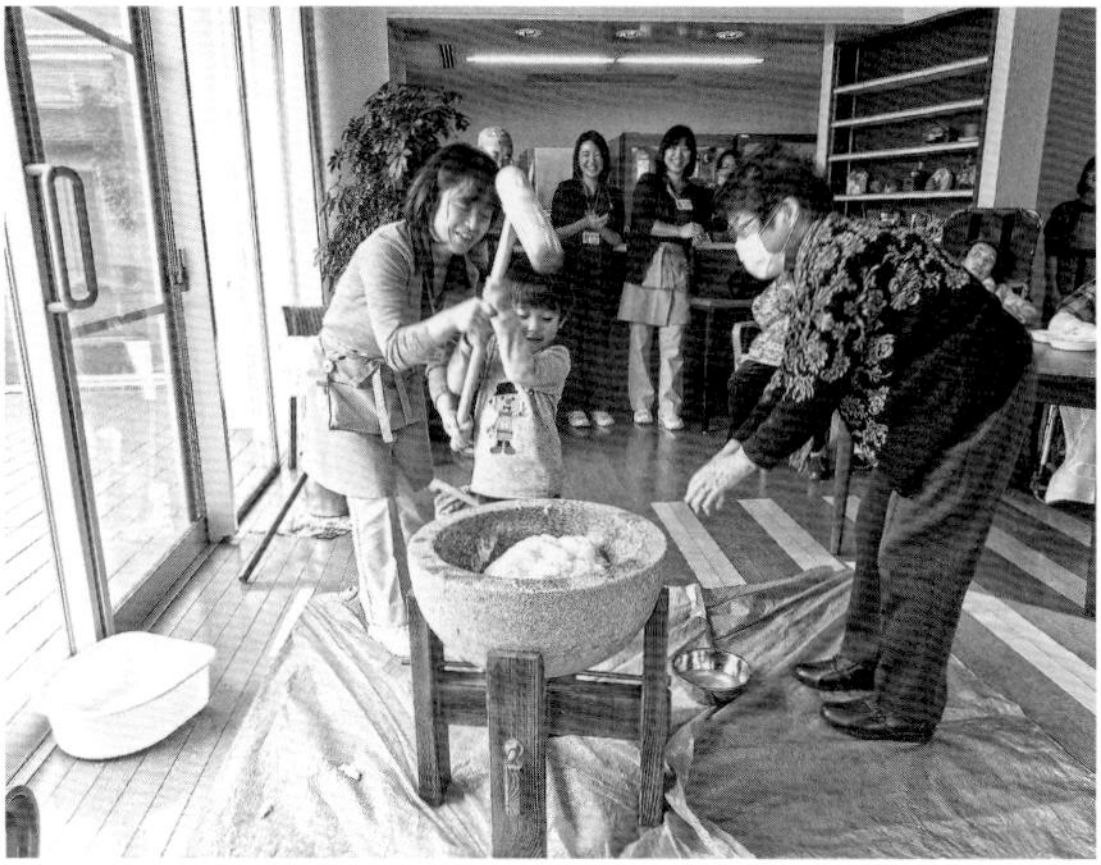

ご家族も参加して行う恒例の餅つき

寺島恵理子さん（六十歳）には、長男夫婦にできたお孫さんがいました。そのお孫さんの一歳を祝う餅踏み行事をご家族でホテルで行うということになり、私が外出に同行したことがありました。病状が進んでおり、酸素吸入をし、痛みやきつさが強い時にレスキュー薬（頓服の痛み止め）を使っていました。私の役割は寺島さんが車椅子に移り、会場まで移動するのを介助し、酸素ボンベの管理をし、レスキュー薬の内服を手伝うことでした。寺島さんは自分の体の不調を他の方には知られたくなかったので、私はホテルの従業員のような服を着ました。

そして本人に苦しそうな様子が見られた時は、ご主人の合図で別の部屋に移動して、薬を飲んでもらいました。

このように、患者さんの状態が変化していく中でも、ご家族と一緒にしたいことや叶えたいことを聴きとって、「こんなふうにしたらどうでしょうか?」、「こういうことが私たちはお手伝いできます」と提案できるのではないかと思っています。病院なので、自宅と同じようにはいかないでしょうが、患者さんのことを一番に考えて毎日ケアに取り組んでいます。日々の関わりの中で私自身が成長させていただいていると感じています。そして、患者さんやご家族の優しさに触れると温かい気持ちになります。「本当の幸せって何だろう?」、「本当に大切なことって何だろう?」その答えを見出すことができます。

みどりの杜病院がこのように心が通い合う温かい場所であるということを、もっと多くの方に知っていただきたいと思います。

おしゃべりを楽しんだり、好きなことを一緒にする

権藤 信子（看護師）

水谷信行さん（七十三歳）は肺がんの術後で、体中の骨に転移がありました。右上腕骨が病的骨折して三角巾を付けておられました。痛みを伴っているようでしたが、奥さんや看護師とおしゃべりすると右腕の痛みはまぎれていました。自分の生い立ちや仕事のこと、現在の心境、家族にも言えない気持ちなどを、たわいもない話も交えて話してくださいました。おしゃべりをすることでリラックスできて、スタッフとの信頼関係も築けていたと思います。そういうことが一般の病院ではなかなかできないことだと思います。入院した時は歩けていました

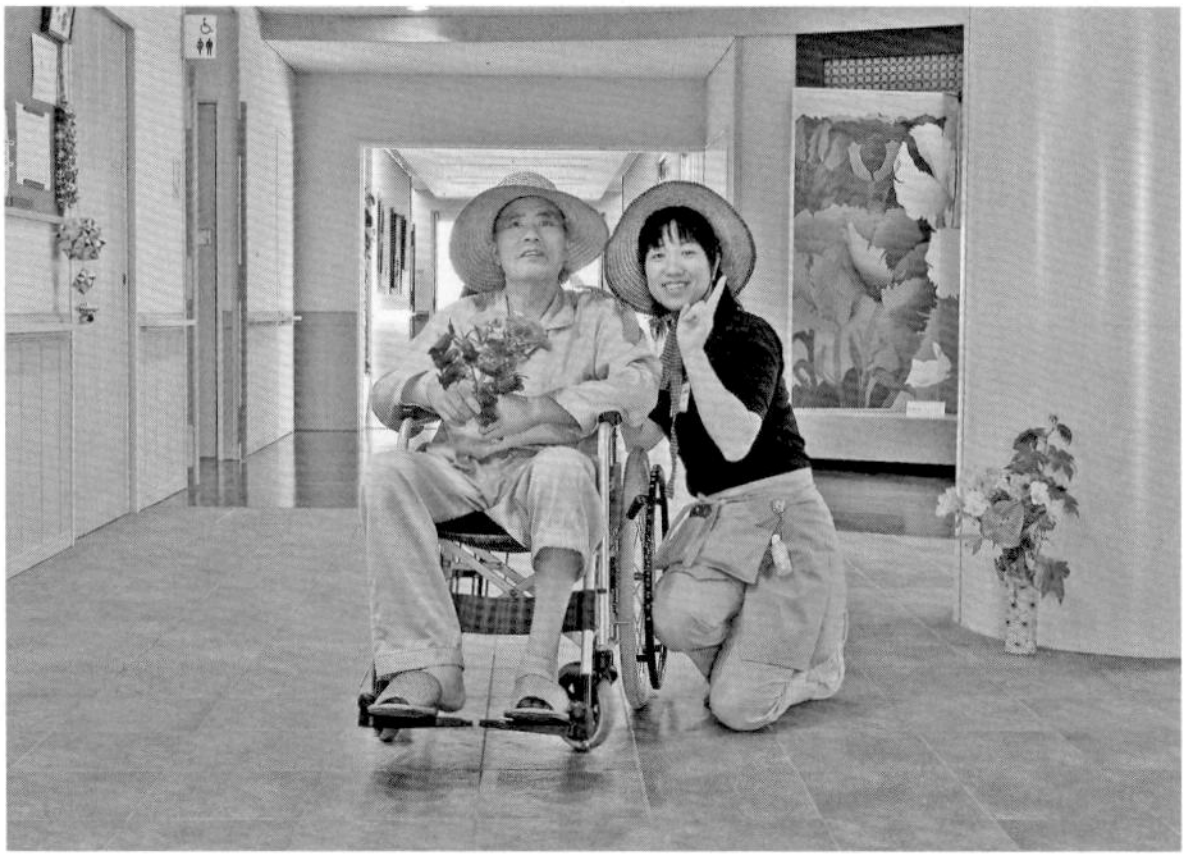

「お散歩してきました」

が、両下肢に麻痺が進み、最終的に左手だけが自由に動かせるような状態でした。入浴に介助が必要でしたが、お風呂の中でもよくおしゃべりされました。

藤井かよこさん（七十八歳）は認知症がありました。お嫁さんが毎日面会に来られました。ご家族が付き添えない時も、リラックスした環境で食事を摂ってもらったり、夕食後の薬を飲んだら部屋の照明を暗くして夜だと認識してもらい、生活にリズムをつけてもらうようにしました。それでも時々、着ている服を全部脱いでしまうことがありました。ある日、お友達が面会に来られたら、藤井さんがベッドの上で素っ裸で横たわっておられたのでびっくりされたことがありました。面会の方を直接部屋にお通しするのではなく、ご本人の状態を確認してから面会していただくように配慮すべきだったと反省しています。

藤井さんは童謡などを歌うのが好きでした。お昼ご飯も歌を歌いながら食べたり、ご飯の後に一緒に歌を歌いながら車椅子で散歩したりすることもありました。私が歌い始めると、つられて一緒に歌い出されましたが、そういう時はすごく良い表情をされていました。

倉田尚行さん（八十歳）は認知症がありましたが、園芸が好きと言われたので、ご家族にお家からプランターを持ってきていただきました。毎日一緒に水をやるのが日課でした。無理強いはせずにさりげなく、できれば習慣になってほしいと思って誘いました。植えた草花が成長していくのが嬉しいようで、芽が出たり花が咲いたら「あー、育ってるね」と言って喜んでおられました。ふだんは口数の少ない方ですが、草花の水のやり方とか植え方の話になると、水をどのくらいやったらいいよとか、どのくらい間を空けて植えたらいいよと饒舌になられました。その時だけはお話しがぽんぽんと弾む感じでした。認知症であっても、ご本人の好きなことを見出して一緒に行うことで、良い時間を過ごしていただけると思います。

お風呂に入って痛みが軽くなる

江﨑　ひろみ（ケアワーカー）

　患者さんの笑顔をいろいろな場面で拝見します。体の耐えられない痛みが薬を使うことで軽くなり、それまで食べられなかったのに食べることができるようになったり、お風呂に入れるようになると、患者さんはとても喜ばれます。外出や外泊ができた時も、笑顔で戻ってこられます。中にはいろいろな薬を使っても痛みが軽くならない方もおられますが、そういう方の中にも、お風呂に入ると痛みが軽くなる方もおられます。お湯につかることで体がふわっと浮き上がって痛みが軽くなるようです。また、温まることで痛みが和らぐこともあるようです。「お風呂に入っている間は痛みが落ち着くので穏やかでいられます」と言われた方がいました。

　私たちワーカーは、亡くなられた方の湯灌《ゆかん》もお手伝いします。それはご家族が患者さんと最後に向き合う時間です。それまで患者さんの体に触れることがなかった家族でも、体を拭いたり洗ったりして、「あー、よかったね。最後にお風呂に入れてよかったね」と声をかけられます。「まるで眠っているようですね」と本人の穏やかなお顔をご覧になり、笑顔になって帰られるご家族もあります。そういう時は私たちも温かな気持ちになります。

稲田さん（六十二歳）は、よくタバコを吸いに喫煙室に通われていました。タバコ仲間は自然と会話が弾み、お互いに親しくなっていきます。しかし体調が悪くなってだんだんと来られなくなる仲間も出てきます。稲田さんも、自分もいつかは悪くなってタバコを吸いに行けなくなるんじゃないかという思いがあったようです。ある日、タバコ仲間のお一人が亡くなられて、そのお見送りの場面に廊下で遭遇されました。稲田さんは、じっと両手を合わせて、一礼されました。そしてその場に居合わせた私に、「最後にこういうふうにみんなに見送られて帰れるなら俺は幸せだ」と言われました。私たちも患者さんやご家族に喜ばれるケアができていて、やりがいを感じています。

ここで初めて父の笑顔を見ました

橋本　ひろ子（ケアワーカー）

谷口暁さん（七十三歳）は肺がんで療養されていました。親子の間に確執があったようで、長男さんが面会に来ても「帰れ」と言われて、帰されるということがつづいていました。長男さんが来られるのは仕事が終わってから夕方遅くでしたし、ご本人も体がきつくて休んでおられたからかもしれません。たまたま私が夜勤の時にその現場に遭遇して、谷口さんの厳しい父親の姿を目の当たりにして、長男さんがとても気の毒に思えました。谷口さんは、自分の気に入らない看護師が来たら、物も言わないし何もしないような方でしたので、スタッフの間ではせん妄ではないかと疑われたこともありました。

谷口さんが亡くなられてお見送りの時に、長男さんが「いつも厳しい父でしたが、ここに来て初めて父の笑い顔を見ることができました」と挨拶をされました。直接長男さんに笑顔を見せられたわけではなく、私たちがお部屋で楽しそうに話したり笑ったりしているのをご覧になって、そう思われたようです。また、入院前はお孫さんとの関わりは少なかったようですが、入院してからは連れてこられたお孫さんと一緒に遊ぶお父さんの姿をご覧になったようです。

ある日、「今日、長男が来る」と言われたので、「電話されたんですか」と尋ねると、「電話した」と返答がありました。それまで長男さんを遠ざけていたように見えましたが、実際は、体が弱っていく中で、来られるのをずっと待っておられたようです。

お見送りの時の長男さんの言葉を聞いて、「谷口さんは、ここに来てよかったんだな」と実感しました。そして愛情を素直に表せないお父さんだったんだなとも思いました。

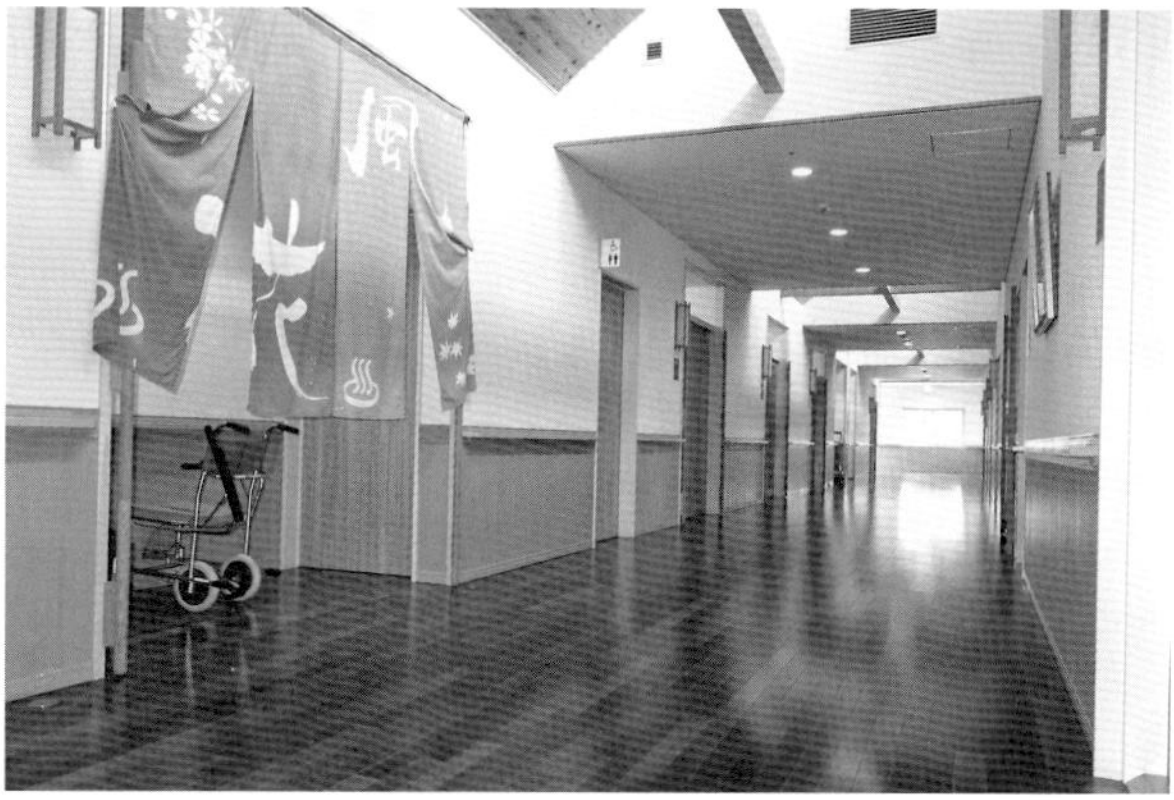

院内の風呂は本格的温泉。左の暖簾「花」は女湯、「風」は男湯

つらかった思い出もあります。川上さよ子さん（八十三歳）は、肺がんで入退院を繰り返していました。三回目に入院してから、呼吸の苦しさが増してきました。子どもさんたちから「もう母が苦しむのを見たくない」との言葉が聞かれ、本人とご家族と職員の間で繰り返し話し合って、鎮静を行うことになりました。

私は川上さんと親しかったので、鎮静をこれから始めようとする時にお部屋にうかがうと、本人から「ここにおっとき」と言われました。

ですが、その日は熱発した患者さんを担当しており、娘さんが来られるまで付き添うことになっていましたから後ろ髪を引かれる思いで付き添いに戻りました。これから眠りに入ろうとする川上さんに対して、ご家族も受け持ちの看護師さんも、どんな思いで付き添っておられるのだろうと考えていました。本人からそばにいるように勧められただけに、とてもつらい思い出として残っています。

親しくなればなるほど、本人やご家族の思いを強く感じるようになり、楽しくうれしい時もあればつらく悲しい時もあります。

それぞれの生き方を尊重し、寄り添う

中根　一花（看護師）

兄　弟

ホスピスの看護師は、多くの人を見送ることになります。見送るということはたやすいことではありません。そのことを実感することとなった人がいます。

玉田桂次さん（六十三歳）は、入院後、鎮痛剤の調整を行い症状が軽減し、少しだけ食べられるようになりました。これからどのように過ごしたいと思われているのか、何を望まれているのか、次は何を食べたいと思われるのかを尋ねました。そうすると、「たくさん食べたくても食べられないのに、なんでそんなことを訊くのか」と、苦痛をぶつけるわけでもなく、無理をするわけでもなく、「今これが食べられているから、それでいいよ」と言われました。また、「こげんすっきりしたとは手術して初めてよ。でも、よくなる病気じゃなかけん、そこば間違えんごとしとかやんもんね」とも話されていました。

玉田さんは食事をすると嘔吐するということを繰り返していました。ナースコールがあるのはいつも後片付けを頼まれる時でしたが、頼まれなければ、嘔吐したことすら感じさせないような人でした。ある日、私が一緒にいる時に急に嘔吐されました。その姿は、ナースコールがあり訪室した時に見る姿とは全く違い、いつもこんなにつらそうに嘔吐されていたのだということを私は目の当たりにしました。私はとてもつらい気持ちになりました。また弟さんも、「兄の泣いた姿を見たことがない。きっと一人で泣いているのだろう」と言われました。そういう弟さんもつらそうに見えました。

玉田さんは、弟さんが仕事に行く車を病室から毎日眺めていました。弟さんも、仕事を終えて会いに来ていました。一人で泣いていないかと玉田さんに尋ねるわけでもなく、玉田さんも弟さんに泣いて話をするのでもなく、それがお二人の日常であり、その時間はお互いにとても大切な時間だと感じました。

私たちが苦痛ではないだろうかと感じても、まずはその人がそのことをどう捉えているのかを考え、知ることが必要だと思います。玉田さんは食事をすると嘔吐してしまうということを繰り返しながら、症状が軽減してもこの病気は治らないのだということを間違えないようにしておかなければならないと、常に自分の中で折り合いをつけながら過ごされていました。

私たち自身が苦痛だと感じたからといって、そのことを改善しようと関わることは、その人が折り合いをつけているバランスを乱す可能性があるということを考えておかなければならないと思います。しかし、状況によってその折り合いの具合は変化していきます。それを確かめながら関わることが大切だと思います。

ある日、突然の呼吸困難が玉田さんを襲いました。もがき苦しむ玉田さんのそばについてモルヒネ持続皮下注射を施行しましたが、全く改善しませんでした。「もういい、眠らせて。家族には言っている」と苦しみながら訴えられ、弟さんに伝えたい思いを私に託されました。深く眠ることで呼吸困難を感じないように鎮静を行い、その後亡くなられました。

亡くなられた後、私は玉田さんのことを話そうとすると言葉が出ず、ただ涙が出るだけで、ぼんやりしながら過ごしていました。ある日、通勤路で玉田さんの弟さんが仕事をしている姿を見かけました。私に気付くと、手を振られました。家族はとてもつらいのに懸命に日々を過ごしているのだと感じました。いろいろな人が私を支えてくれていましたが、弟さんのその姿がきっかけとなって、私は日常を取り戻すことができました。

覚悟

みどりの杜病院が開設されて十年という時間の中で、患者さんだけでなく私の親しい人もここで見送ることになります。看護師をつづけていくことができなくなるかもしれないと思っても、その人をここで見送ろうと思って働いてきました。見送ってやっと振り返ることができる頃になって、気付きます。以前、どうやってつらいことを乗り越えてきたのかと教えてもらったことを。「覚悟です」と教えてくれた人のことを。

桜井浩志さん（六十七歳）は、主治医と何か大切な話を日々重ねていました。私も少しずつ関わるようになり、その人のことを知っていくことになりました。その人は苦しみを抱えながらも、がんとともに生きていくということを常に自分のなかで考えて行動している人でした。それが桜井さんにとって生きるということであり、それができなくなるということや感謝をもって過ごすことができなくなるということが、桜井さんにとっての苦痛でした。桜井さんは、その苦痛を実感した時に鎮静を選択するということを考えていました。

私は、桜井さんがどのように過ごし、どのような思いでいるのか、なぜそんなことができるのかを聴きたいと思いました。桜井さんはとてもきついはずなのにベッドから起き上がって話され、そして途中で疲れて横になってからも話をつづけられました。そんな状態でも私が、どうやってつらいことを乗り越えてこられたかと尋ねると、「覚悟です」と言われました。主治医は、桜井さんはそうやって自分の思いを伝えたいのではないだろうかと話してくれました。

人としての尊厳が自分の中で危ぶまれるなかで、後世に自分が生きて学んだことを残すということが、桜井さんの尊厳を保つことに繋がっていたのではないかと思います。

ホスピスの看護師として働いて十年になります。十年という時間の中では、いろいろなことがあり、少しずつ変わっていくことがあります。それが自然なことです。しかし、その一方で変わらないこともあります。みんな懸命に日々生きています。だからこそ、人それぞれの反応があり、人それぞれの方法で生きています。その方法に合わせて私たちにできることはないかと考える日々であり、そうしながら、その人からいろいろなことを教わって学んで過ごしていることは変わらないことだと思います。

大切な人と共に自分らしく生きるところ

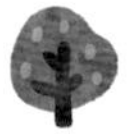

山中　晃（看護師）

みどりの杜病院を「死に場所」、「姥捨て山」と思っている方がいらっしゃいます。その見方が少しでも変わったらいいなと思います。ホスピスは、大切な人と一緒に自分らしく過ごせる場所です。大切な人とは家族とは限りません。みどりの杜病院は、ありのままの自分を受け入れてもらって大切な人と共に生きるところです。

ホスピスが医療スタッフだけで運営されると、医療的視点にとらわれて閉鎖的になってしまいます。入院しても「社会の一員として生きているんだ」と感じてもらえたらいいなと思っています。幸いなことに今はみどりの杜病院にたくさんのボランティアが出入りしてくださるようになり、世間の風を吹き込んでもらっています。外部の人と交流をもつ機会が増えてよかったなと思っています。

人はいくつになっても変われる可能性があるんだなと感じる体験もあります。

お家では自分の意にそぐわないことがあったらすぐに言葉を荒らげて家族を威圧する男の方が入院されていました。二カ月くらい経ってから面会に来たお嫁さんが帰る時に、その方が「もう遅いけん、気を付けて帰りなよ」とひと言、声をかけてくれたのだそうです。お嫁さんは、恐いと思っていたお義父さんから思いがけず優しい言葉をかけてもらってびっくりしたと私に話してくれました。患者さんは病気になって心を閉ざして周りが見えなくなっていても、周りの人との関わりによって変化することを、これまで何度か体験しました。その体験が、自分のケアの励みにもなっています。日本では死をタブー視して、会話の中でも言葉に出すのを避けがちです。でも私は、生は死をはらんでいるものと受け止めて、死から目をそむけないことで生を実感できると思います。

患者さんに入り込みすぎると家族的視点になってしまいます。私は医療者としての立場をわきまえず、距離感がわからなくなってしまい、頭がごちゃごちゃになった時もありました。でも、今は距離感をうまく調整できるようになったと思います。

患者さんからいただいた、たくさんの言葉や学びがありました。これまで関わった方から得たことを糧にして、今、看ている方、未来に出会う方によりよいケアが行えたらと思います。

「私は二回生きることができました」

永渕　舞子（旧姓：渡辺、看護師）

松藤ゆう子さん（六十五歳）は、卵巣がんの再発で、呼吸困難感の症状がありました。思ったことをすぐに口に出して言う性格の方でした。看護師は目線を合わせて患者さんと話すように教えられていますから、床に膝を付いて話したり、咳が出たら無意識に体をポンポン叩いたりしてしまいます。だけど、松藤さんはそうされることが嫌だったんです。「患者扱いをしないでほしい。今はまだ元気だから、そういうことをしないでほしい」と言われました。入院された時は元気で自立されていました。だから、我々のケアをうっとうしいと思われることもあったようです。

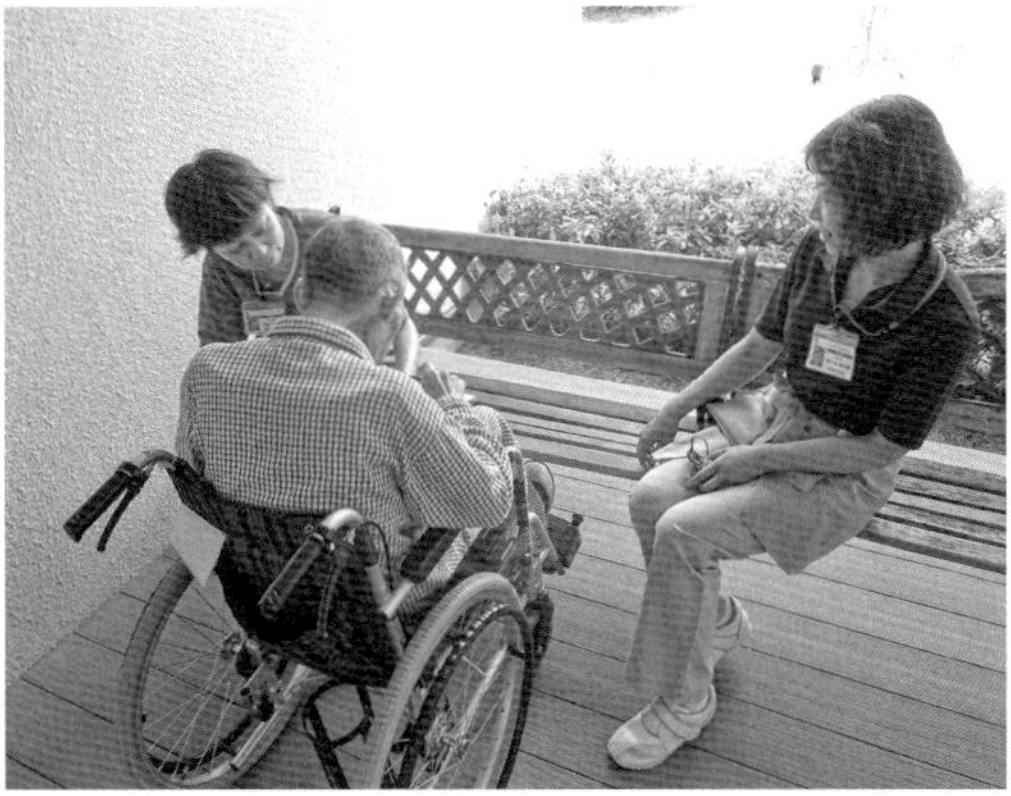

愛煙家専用の院内の喫煙スペース

当時、私はみどりの杜病院に勤めて期間が短く、緩和ケアについての理解も浅かったため、松藤さんが常に不安を抱えておられたことがわかりませんでした。関わっていくうちに、「夜が不安。これからどうなっていくんだろう」という言葉も聴かれるようになりました。「患者扱いしないでほしい」、その裏には「余計に不安にさせないで」との思いがありました。強い人だと思っていた松藤さんが、本当は「がん」という不安を抱えながら毎日を過ごしていたんだとわかりました。その後、松藤さんは症状が緩和して退院することになりました。退院前の医師との会話の中で強く印象に残っていることがあります。

松藤さんは、「私は二回生きることができました」と言われました。

「元々ここには死ぬと思って来ました。最期と思ってここに来たんです。ところが薬を調整してもらったりして症状が落ち着きました。薬を使うことで症状を自分でコントロールできるようになったんです。そして退院することができました」

死ぬと思ってみどりの杜病院に来たら、また生きることができたというそのことを、「二回生きることができた」と表現されたのです。

それまで私も、ホスピスは終末期の人の最期の場所と思っていました。でも、松藤さんから「二回生きることができました」という言葉を聞いた時に、「ここは亡くなる場所じゃないんだ」と思いました。「最期まで生きる所なんだな」と考えが大きく変わりました。

家族と一緒に最期まで暮らせる

中川 サユリ（看護師）

竹本一彦さん（八十二歳）は肺がんでしたが、以前、中咽頭がんにかかり手術を受けておられて、のどには永久気管孔がありました。血痰や呼吸困難の症状が出て、通院が難しくなったので、みどりの杜病院から在宅診療を行っていました。しかし急変して意識がなくなり、急性期病院に緊急入院となりました。体調は回復しましたが、奥様は自宅で痰の吸引をすることが負担になっていて、介護にも疲れておられたので、当院に入院してこられました。

竹本さんは元々頑《かたく》なな性格だったそうですが、入院してすぐ笑顔も見られるようになりました。電気式人工喉頭も使っておられましたが聴き取りにくいので、スタッフとは筆談で会話をしてもらいました。時々幻視があって、釣り糸を垂らしたり糸を巻く動作が見られました。元気な頃は釣りを楽しまれていたようです。

奥様はお部屋で付きっ切りで暮らしておられました。トイレも奥様が付き添われ、食事も奥様が介助され、痰の吸引をする時だけ看護師を呼ばれました。奥様にとっては、自宅と違って吸引もしてもらえるし、看護師もすぐ来てくれるという安心感があったようです。

竹本さんがしっかりされていた時は筆談で会話ができていましたが、しだいにそれもままならなくなりました。

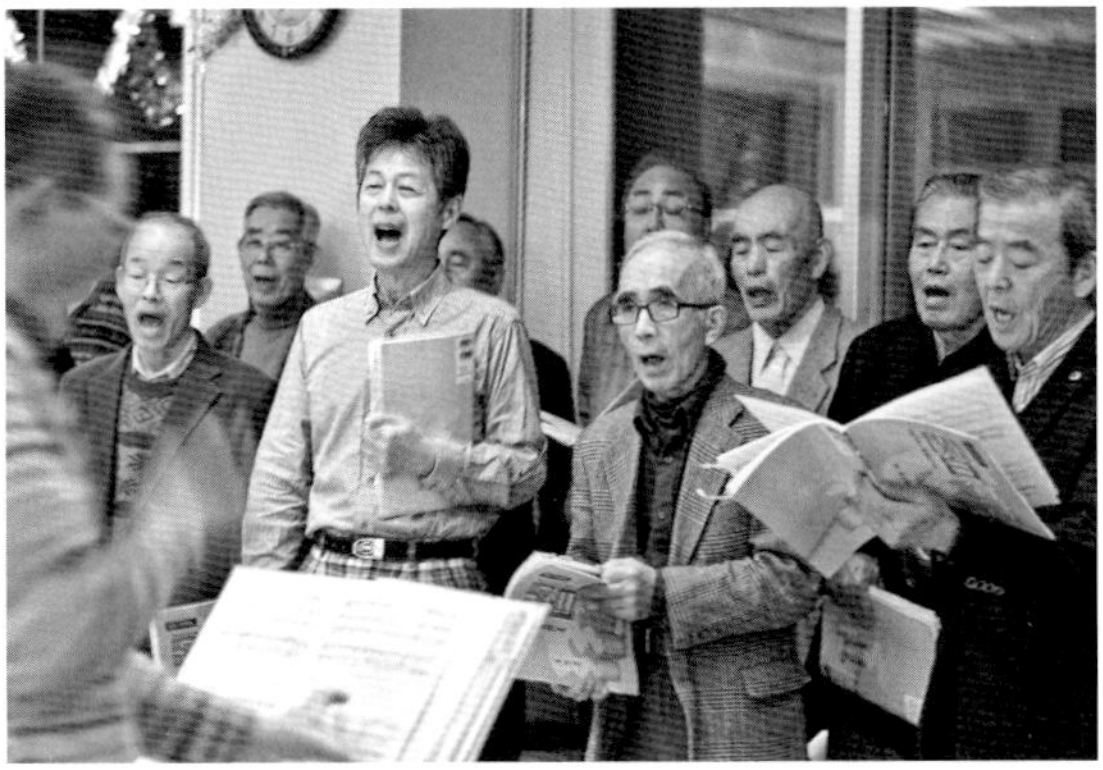
ボランティアで訪れる八女グリーンクラブの皆さん

その時は、奥様が間に入って通訳をされて、何とかコミュニケーションが取れていました。入院当初は、竹本さんの内服に対するこだわりが強かったので、看護師がご本人と奥様の思いを聴いて、じっくり話し合って、ご本人が納得のいくように内服の調整を行いました。奥様は竹本さんと一緒に心配したり、苦しい思いもして、懸命に介護をつづけられました。そこで私たちは奥様の負担を少しでも軽くしたいと思い、ボランティアさんや臨床宗教師に奥様の話し相手になってもらいました。それが奥様にとっては気分転換になったようです。自宅と違って、お二人とも孤立することなく、いい具合にサポートすることができたと思います。

竹本さんにとっては、奥様がいつもそばにおられたし、ゆっくりとした時間の中で過ごせたので、自宅に近い環境だったと思います。看取りの時に奥様から「まだ死んでもらいたくなかった。生きていてほしかった」という言葉が聴かれました。

趣味を楽しみ自分らしく生きる

安部 絵允香《えみか》（看護師）

入院して体調が回復し、趣味を楽しみながら自分らしく生きられたお二人を紹介します。

山内俊英さん（八十五歳）は前立腺がんで右大腿骨にも転移がありました。それまでベッド上での寝たきりの生活がつづいていました。入院して来られた時は少しぼんやりした感じで、ベッドから起き上がるけれども足を垂らして座ることはできなくて、支えがないと後ろにすぐ倒れてしまいました。

少しずつ体調が回復し、体に力が入るようになり、介助して立ち上がってから歩行器につかまってトイレまで歩くことができるようになりました。入院時は誰もそこまで体調が回復するとは思っていませんでしたので、奥さんや子どもさん達はとても喜んでおられました。

山内さんの趣味はハーモニカを吹くことでした。そこでクリスマス会でハーモニカの演奏をすることを目標にしました。最初は「できない、できない」と言っておられましたが、だんだんと人前でハーモニカを吹くのが楽しみになって、「やらなきゃね」と生き甲斐になっていったような気がします。リハビリも行い、イベントが行われるラウンジまで歩行器で歩く練習をつづけました。そしてクリスマス会では、車椅子に座ってではありましたが、見事な演奏を聴かせていただきました。山内さんは、おしゃべりも楽しみながら、二年半過ごされて亡くなられました。

多田俊夫さん（五十八歳）はパチンコとタバコが楽しみでした。膵臓がんで、痛みも強くて麻薬性鎮痛剤のオキシコンチン錠を飲んでおられました。面会の方が多く、部屋も好きなように使っていただきました。それでも

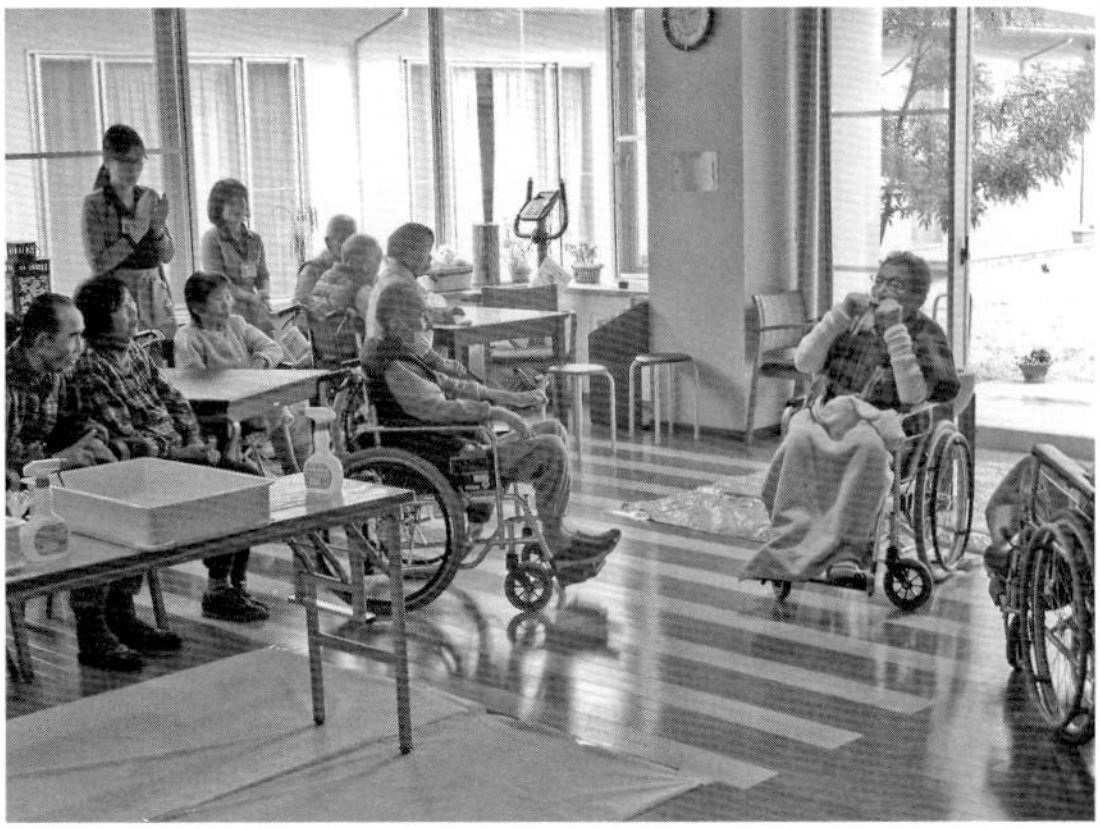

ハーモニカを演奏する患者さん

「部屋の中だけだと一日が長い」と言われていました。

一人で外出してパチンコ屋に行かれましたが、それがほぼ毎日になりました。しっかりした方で、何かあった時のためにと「私はみどりの杜病院に入院中です。何かあったらこちらに連絡してください」という札をカバンにぶら下げていました。外出の時間が長くなることもあり、痛み止めの薬を飲むタイミングなどを説明して、外出先でも飲んでもらいました。

痛みがコントロールできて体調も落ち着いてきたので、自宅に帰ったり泊まったりされるようになり、ついに退院して、その後は入退院を繰り返すようになられました。

最後は、ぎりぎりまで自宅で過ごして入院されましたが、入院後数日で亡くなられました。

人間らしく生きて最期を迎える

中園 寿美（ケアワーカー）

私は公立の急性期の病院で八年間働いた後、みどりの杜病院で働くようになりました。それから二年経ちました。公立病院では、患者さんが治療のために絶飲食になったり点滴を受けている姿をよく目にしました。抗がん剤治療をしている方に対して、「頑張ってこれを乗り切ればね」という思いで接しながら仕事をしていました。

病気を治すためには、したいことを我慢しなければならないこともあると思っていました。

みどりの杜病院に来た最初のうちは、「ホスピスは最後の場所、ただ死を待つだけ」と思って働いていました。しかしこの二年間に看護師さんと患者さんやご家族との関係を見せてもらって、ホスピスに対する見方が変わりました。

ここでは食事が入らない方に対して、「どうしても食べさせてあげたい」とご家族が望めば、それに応えようと工夫します。そして食べ物を口に入れた時のご本人の笑顔や、ご家族が喜んでおられる姿を見て、私は、ホスピスは人間らしく生きて、最期を迎えるところだと思いました。みどりの杜病院に来て元気になって楽しそうにしているご本人の姿を家族が見て、「うれしい」、「食べてる」、「車椅子に乗ってる」、「ここに来てよかった」と言われると、「本当によかった」と思いました。寝たきりだった人が、ご飯を食べて、車椅子に乗って、イベントにも参加して、家族も一緒になって楽しんでおられる。口からものを食べるということが人間らしいことで、必要なことなんだと思いました。

患者さんの苦痛に対しては、看護師さんがご家族の気持ちを汲んで担当医と話し合って薬を調整します。看取りの時もご家族と一緒に看護師さんが寄り添っています。看取りの後は、ほとんどの方に湯かんを行います。湯かんは家族も一緒にされます。普通の病院であれば、亡くなった方を湯船に入れるということはまずありません。ご家族が泣きながら帰られる姿を見送ることがほとんどでした。

しかしここでは、ご家族が湯かんの時に、元気だった頃の思い出話をしながら身体を洗い、喜ばれます。ご本人が好きだった服を着せて連れて帰られます。ご本人もやりきっただろうと思うし、ご家族もやりきった思いの表情で病院を後にし、その姿を見て私もやりきった思いになります。

ご本人と家族が望む最期を迎えられるようなホスピスでありたいと思います。

患者さんに触れて、見て、そばにいて「感じる」

半田　麻希子（看護師）

私は以前、別の病院の緩和ケア病棟で勤務していました。いろんな疾患の患者さんがいらっしゃいますし、専門的に「病気が治る」ということが難しくなった患者さんのケアを行うことは、自分のそれまでの人生観や看護観・経験では太刀打ちできないような難しさを感じることもありました。しかし、ひとりひとりの方と時間をかけて向き合っていく中で、患者さんの姿に教えられることは多く、また大きなやりがいも感じ、もう一度、緩和ケアに携わりたいと思い、この病院を希望し、働き始めて数カ月が経とうとしています。

みどりの杜病院は病棟部分が平屋建てになっていて、どの部屋からも空や草木など外の風景を眺めることができます。患者さんの気分がよいときには、いっしょに庭へ散歩に行き、花を摘んで部屋に飾るなど、季節や自然を肌で感じることができる環境にあります。今は新型コロナウィルスの影響で難しくなってしまいましたが、様々なボランティアの方の協力で催し物を楽しんだり、お話ししたり、ゆったりとした時間が流れています。

患者さんは体の症状だけでなく心のつらさや不安を抱えておられます。日々、患者さんに触れて、見て、そばにいて「感じる」ことに努めています。どうすることが患者さんにとって一番よいか、他のスタッフとカンファレンスで話し合い、ケアの方針を決めていくことも多くあります。患者さんがどう生きたいか、どう過ごしていきたいかを、ご家族や周りの大切な方々の思いもお聞きしながら、今後もケアを行っていきたいと思っています。

緩和ケアの現場にいて思うことは、いつか自分が病気になったときにもこういう場所があってほしい、自分らしく生きられる、つらさを和らげ支えてくれるところがあると思えたら希望を持っていられる、ということです。

みどりの杜病院が多くの方にとって、そういう存在となるよう、自分もスタッフの一員として努力していきたいと思っています。

ひととき

安達ゆき　北川昌子　岡田修勢　岩田文路

安達ゆきさんは黒木町（福岡県八女市）にお住まいで、傾聴ボランティアとして、五年前からみどりの杜病院に来ていただいています。岩田さんのお母さん、中野美枝子さんの聞き書き本を作ったりとご縁があり（七四〜七六ページ）、お二人は久しぶりの再会でした。

安達　私は看護師として病院に勤めていたのですが、ホスピスのことはあまり知らなくて。前にいた精神科の病院でフランス人医師がボランティアをしておられて、その方を見ていて私も何かボランティアをしたいと思っていたのですが、ホスピスのこともその方に教えてもらいました。でも、実際に来て見て本当にびっくりしました。自由に出入りできるし、明るくて病院とは全然違った雰囲気で、こんな病院もあるんだなあと思いました。

北川　病院とは全然違いますねえ。それでも前の病院から紹介されたときは、人が亡くなる病院だと思っとったんですよ。

岩田　私も祖母がここで亡くなったから、はじめは死ぬ場所みたいに思っていました。

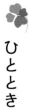

岡田　開院した頃は、そんなふうに思われていたようです。最近は、実際に入院した家族の方から口コミでこの様子がわかってもらえるようになって、だんだん周囲の方の見方も変わってきたようです。

安達　私が看取ったのは義理の妹で、六十三歳でした。妹は看護師をしていたのですが、乳がんが見つかり手術を受けました。でも、転移があってですね。医師の勧めを断りきれずに化学療法を数回受けたのですがさらに転移して、退院してからは原口先生に訪問診療で診てもらいながら在宅で療養していました。

病気がわかった時点で、長年勤めて主任をしていた訪問看護ステーションをスパッと辞めたんですよ。病気のことは誰にも知られたくなかったようで、最後はみどりの杜で、と思っていたようですが、それはかないませんでした。

骨転移していたのですが、亡くなるその日も溜まった腹水を先生に抜いてもらって、持続皮下注射していましたから、痛み止めも入ったんだと思いますよ、私に「もう休むね」と言って横になって、そのまま亡くなったようです。電話で聞いてびっくりしました。よく「私、本当に死ぬことは怖くないのよ」って言っていましたが、とても穏やかな最期だったようです。

＊＊

岡田科長はみどりの杜病院が開院した当初から勤めています。実は前職も北九州市にある独立型ホスピスでしたが、みどりの杜病院を立ち上げる前に視察に訪れた前院長や高畠副院長を案内したことが、ここに来るきっかけだったそうです。

岡田　視察に来られたとき、私は家の都合で小郡市（福岡県）に転居することが決まっていたんです。早速、ネットで調べて「ここなら通える！」と思って、「あの、実は……」ってご相談したんです。最初に来たときは、ここにはまだ何も建ってなかったんですよ。
母をここで看取って、もう六年になります。実家は田川でちょっと距離があるのですが、母はもともとB型肝炎があったから二回ほどテスト入院をしていたんです。そういうこともあって覚悟はしていたはずですが、実際に母が肝がんになって時間がないとわかったときは衝撃でした。聞いたときは、ガーンときましたね。

私はそのときから患者家族の立場になったんですね。すぐに休職して、母が亡くなるまでの一カ月、子どもたちとここに住み込みました。上の子は年長さんで、下の子はまだ未就園児でした。よく母のベッドに潜り込んで、「ばあば、これ食べよ」ってスプーンを母の口元に持っていったりしていました。文字通り住み込んでいましたから、子どもたちはここのお風呂に入って、自分の家のように裸ん坊のまま母の部屋に走って帰ったりして、看護師さんから「ほら、風邪ひくよ」って声をかけられたりと可愛がってもらっていました。

母は七十二歳でした。父は九歳も年上でしたから、母のほうが先に逝くなんて思っていなかったんです。そのころの自分の精神状態を考えると、やっぱり平常ではなかったと思うのは、ときどき自宅に帰るんですが、ちょっと散らかっていたりすると夫に当たり散らしていました。

離れていたこともあって、母が亡くなった時、父はそばにいなくて、すぐに連絡がつかなかったんです。私は母を一度は家に帰してあげたくて葬儀屋さんにお願いして先に帰したのですが、玄関のブザーを押しても耳の遠い父が出てこないというんで、すったもんだして、それでもやっと電話がつながって、私の口から母の死を父に知らせることができてよかったと思っています。

母の死後、看護師として復帰して母の部屋の前を通っても、すぐに次の患者さんが入院しておられますからとくに感慨はなかったのですが、たまたま子どもが病院に来ることがあって、母が入院していた部屋の前で「ばあば、やり直し？」と言うのを聞いて、幼い子がそんなふうに母のことを覚えているんだなと改めて当時のことを思い出しました。

ただ、話を聴いて

土井 京子（ケアワーカー）

私は以前はデイサービスなどの通所の介護施設に勤めており、病院で勤務するのは初めての体験でした。みどりの杜病院に勤めてすぐ、ある看護師さんから、「患者さんと接する時は常にこれが最後と思ってケアを行っています。あなたも後悔がないように、これが最後かもしれないと思って患者さんに接したほうがいいですよ」と教えられました。それは、とても衝撃的で、ズシンとくるような言葉でした。

それから私もそういう心がけで患者さんと向き合っているつもりですが、果たしてそれができているかと問われれば「?」です。以前勤めていた介護施設のスローガンは、「一日一回は笑顔になって家へ帰そう」でした。施設に来た方にそれぞれ一回は笑ってもらおう」ということです。その経験から、私はみどりの杜病院では、患者さんの顔が和らぐように声をかけることを心掛けています。

仕事をしていて嬉しいことは、自分の顔や名前を覚えてもらうことです。自分のことを気に入ってもらったと思えるからです。

看護師さんには言えないことを、患者さんが私たちに話してくださることもよくあります。そんな時は患者さんの中でたまっているものを吐き出してもらっていると感じます。

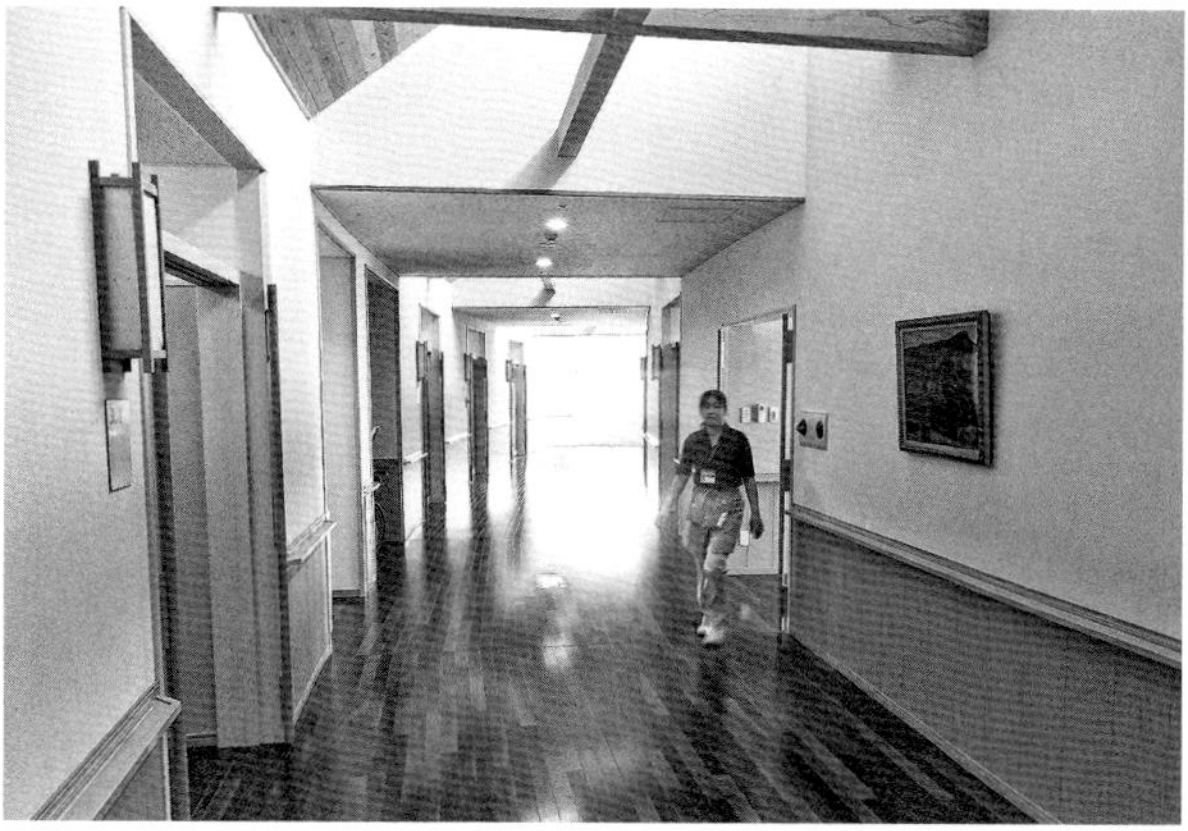

天窓から自然光がふんだんにふり注ぐ棟内の廊下

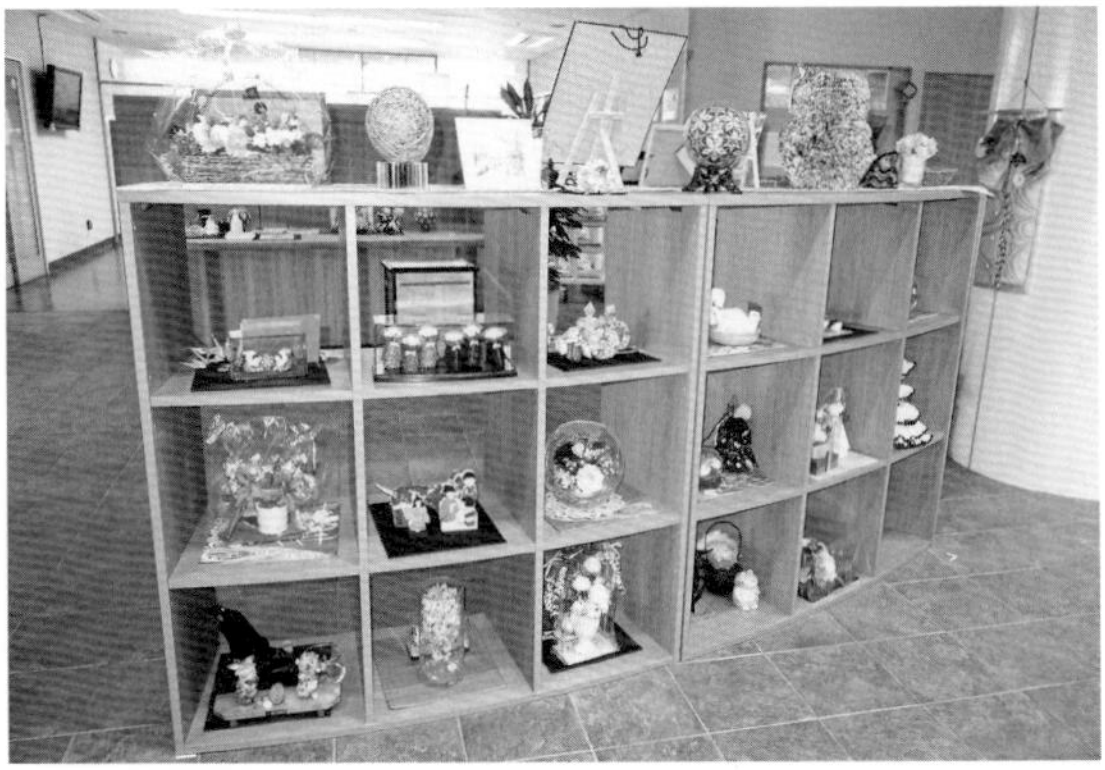

ラウンジ前の飾り棚に並ぶ患者さんから寄贈された作品

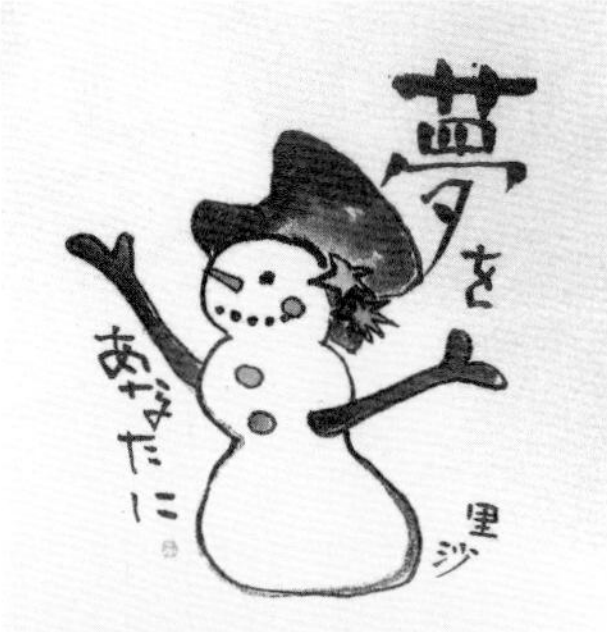

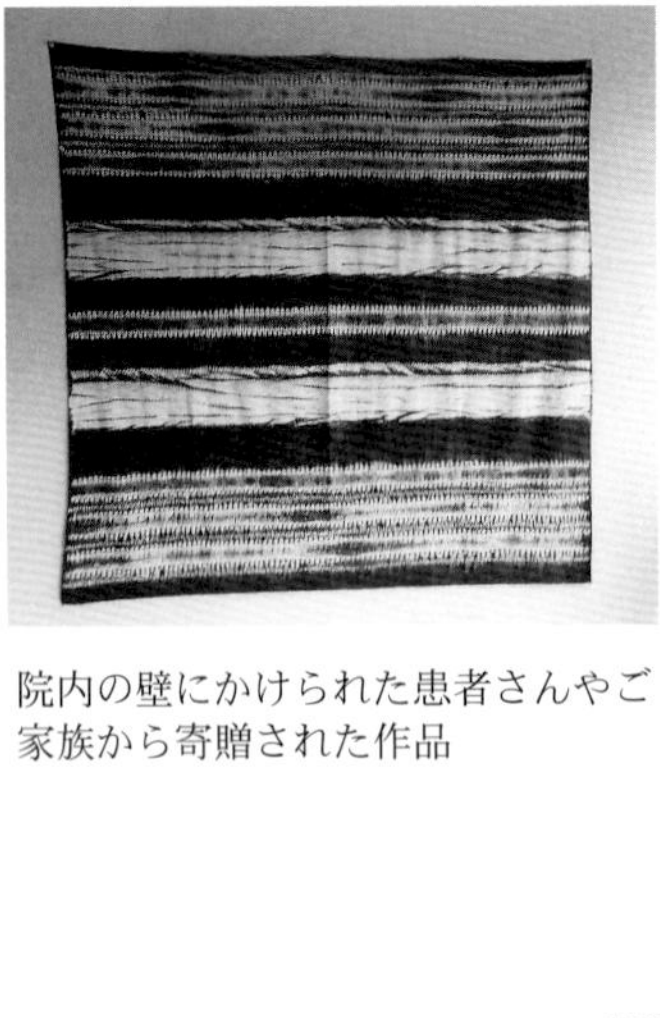

院内の壁にかけられた患者さんやご家族から寄贈された作品

「看護師さんにこのことを言ったら薬を出される。先生に伝えて何かしてもらおうということになる。だから言わずに我慢している」、そういう言葉を聴くこともあります。そういう時は、「全部話していいですよ。誰にも言わないから」とことわって、話を聴きます。患者さんには、ただ、話を聴いてもらいたいだけ、ということもあるのです。

私が入職した頃は夜勤の時に、せん妄のある方に夜中ずっと付いていたこともありました。患者さんの数が少なかったからできたことだと思いますが、一人の患者さんに看護師か私たちケアワーカーが交代で付き添い、常にだれかがそばにいるということもありました。今は患者さんの数も増えて、心が落ち着く薬を使うことも増えましたが、当時は私がそばにいて落ち着かれるのなら、ずっと付いておこうと思っていました。

今は、認知症の方のお相手をすることも増えました。食事や入浴の介助をしたり、体位交換を行う中で声をかけて、患者さんが笑ってくれたらいいなと、それも私の役目かなと思ってケアを行っています。

みどりの杜病院で得たこと　公立八女総合病院からのエール①

公立八女総合病院企業団に属しているみどりの杜病院と公立八女総合病院の職員は、相互に交流があります。以前、みどりの杜病院で仕事をした経験がある公立病院の看護スタッフからのエールです。

命尽きるまで父らしく生きていてほしい

久賀　しのぶ（看護師）

私は八年前にホスピスの看護師として何の知識も経験もないまま、みどりの杜病院に入職しました。まず感じたことは、医療者は患者とその家族一人一人の思いを大切にしており、その人らしく生きていく場であるということでした。そのために、看護師は患者・家族の思いを主治医に伝える橋渡しの役割を担っており、また看護師が直面した様々な悩みや思いを、今度は主治医が受け止め、看護師と患者・家族の橋渡しをするということが自然に行われていると感じました。数年前、私の実父ががんに侵され余命が告げられた時、私は迷いなく緩和ケア病棟への転院を勧めました。それは、私がホスピスで働いていたからこそ、命尽きるまで父らしく生きていてほしい、父らしく生きていける場所だと確信していたからだと思います。

ホスピスでの仕事は、看護師としての自分の力のなさや不甲斐なさで涙することもありましたが、一つ一つの経験が現在の自分の人生観や死生観を作っています。今後、がんで苦しむ人が一人でも少なくなるように、私たち看護師は力を尽くしていきたいと思います。

心の支え

川西　亜希子（看護師）

私は開設から四年半勤務し、死を早めるのではなく引き延ばすこともなく、患者さんの命を尊重し、苦痛から解放し、患者さん・ご家族の悩みに寄り添い、死を迎えるその時までその人らしさを忘れずに関わることの難しさを知りました。

私にとって多くの人と出会い、学び、経験できたことは貴重な時間であり、今の心の支えになっています。

アロマで倦怠感を軽減する

野島　恵（看護師）

私は、みどりの杜病院で初めてアロマトリートメントを教えてもらいました。患者さんに施すことで患者さんの倦怠感が少しでも軽減できたとき、そばにいて、ケアをすることの意味や大切さを学びました。症状を取り除いて、生きる希望を最期のときまで支えることができるところに、ホスピス緩和ケアの醍醐味があると感じています。今でも私の根幹はそれです。

寄り添えるケアワーカーに

長谷　映子（ケアワーカー）

みどりの杜病院に入職した最初のころ、緩和ケアとは「痛みを和らげること」と思ってました。しかし、実際に働いてみて、患者さんと接するなかで、抱えている悩み・思い・痛みを知り、寄り添えるケアワーカーになりたいと思うようになりました。そして日々、皆さんに心の通う接し方をしようと思いました。

ここで働くまでは、私にとって「死」は遠い存在でしたが、日々一生懸命に生きておられる患者さんの姿を目の当たりにして、たくさんの勇気をいただきました。そして、死は決して遠いものではないと感じて、私自身これからも一生懸命に生きていこうと思いました。

ゆたかに支える

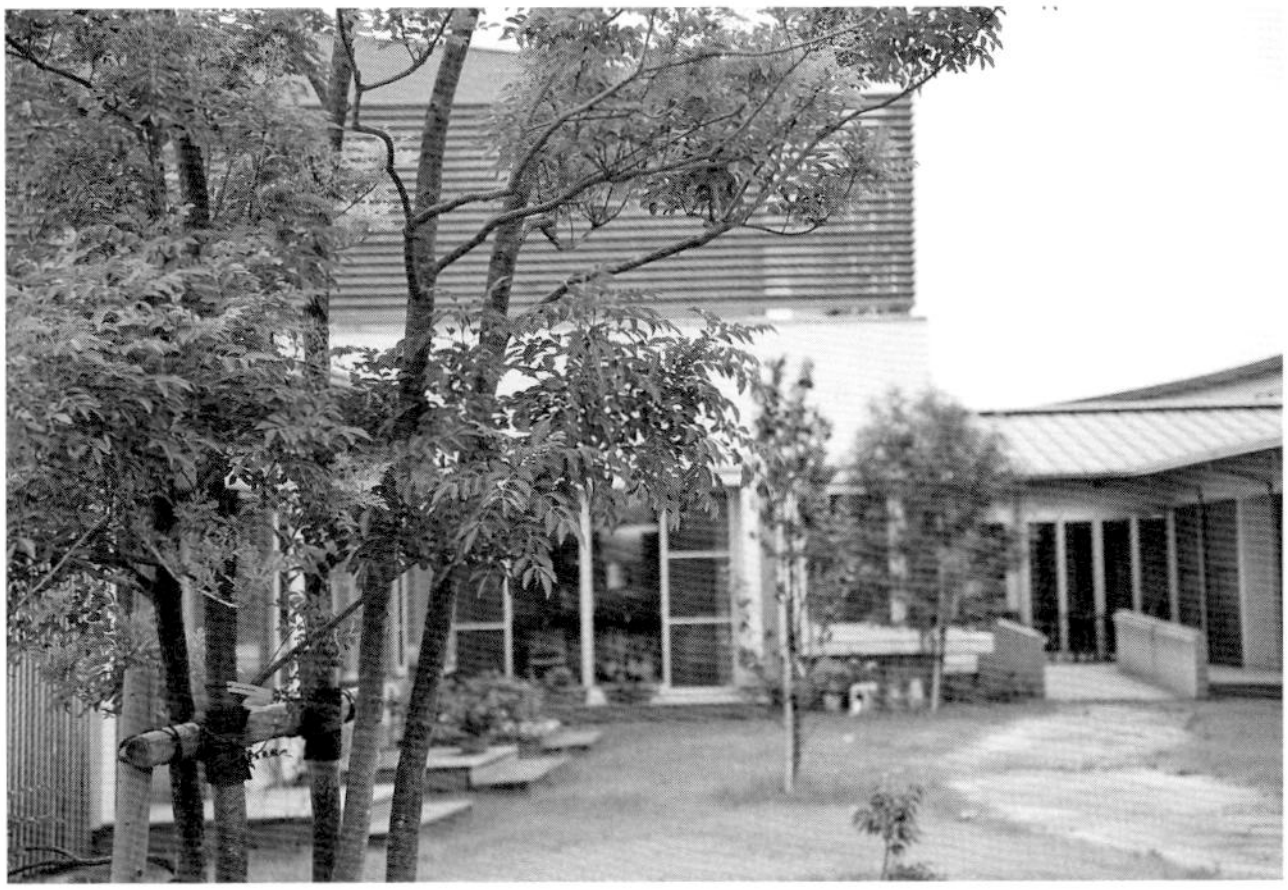

想いをほぐして、繋ぐ場――入院面談での出会い

野田 ひとみ（看護師）

みどりの杜病院開院以来、私は入院面談を担当させていただいております。

開院当初は、「ホスピス」という言葉に、私たち職員自身が緊張感というか特別な思いを持っていたような気がします。ホスピスの面談にご本人、ご家族はどんな思いで臨まれていたのでしょうか。私はその時の気持ちを感じることに時間を費やしていました。面談にみえる方の状況はさまざまです。

がんと宣告された二十代の男性がご両親と共に来院されました。男性は、治療を希望せず余命を静かに過ごしたいとの意向であり、決意はかたいようでした。しかしご両親は、息子の意向に添いたいが、できることなら長生きしてほしいと葛藤されている胸の内を吐露《とろ》されました。ご本人、ご家族の想いを確かめながら面談し、入院へと繋ぎました。

また、がんに罹患し自宅にいる息子を、なんとか当院への入院へ繋ぎたいとお母様が面談にみえました。なかなかホスピスという言葉を出すことができないと、何度も相談にみえました。相談を繰り返し、受け入れられ入院となった時には状態が悪化し、その日のうちに逝去されました。やはり覚悟を決めて来るところというイメージが強かったようです。主治医から紹介されて「とりあえず」お見えになる方。看病や闘病に疲れ切ってどうしていいか途方にくれているご家族。告知を受けたばかりで気持ちがついていかない方。本人がまだ治療を受けたいとの気持ちが強いため、どうしても「ホスピス」という名前を切り出せないご家族。

皆さん、緊張した面持ちで相談室にお見えになります。私は、その緊張をほぐしながら話を聴いていきます。溢れる想いを延々と語られることもありますし、混乱して話があちらこちらに飛んでみたり、かと思えば尋ねた

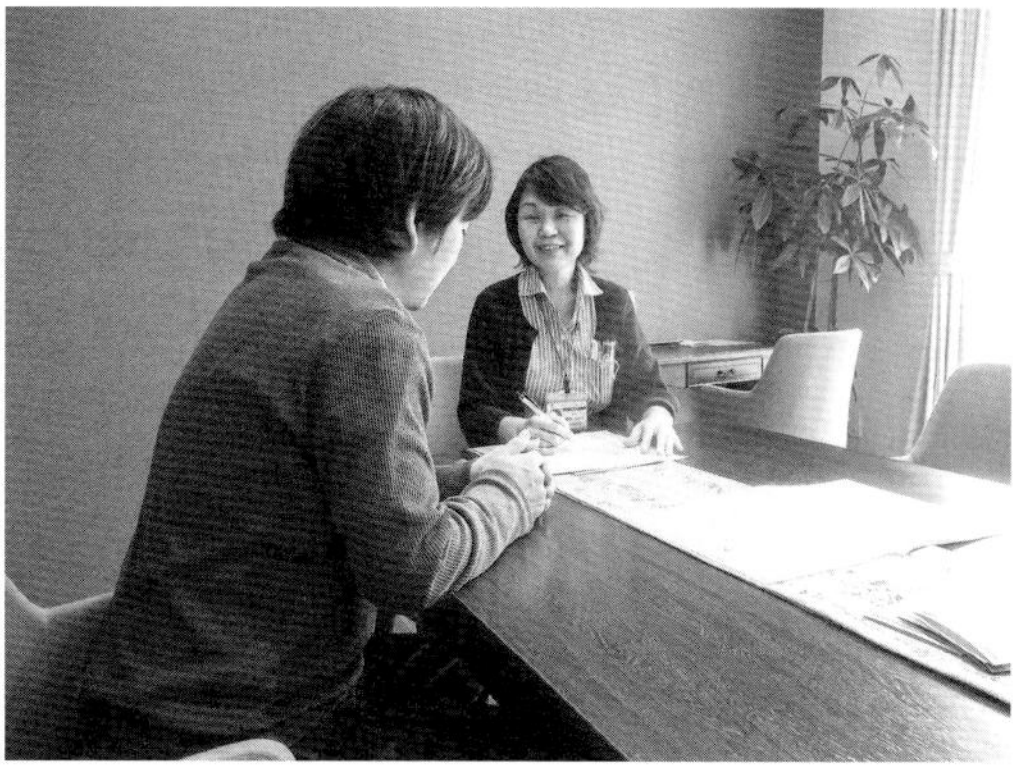

入院面談

質問の答えがなかなか返ってこず時間ばかりが過ぎてゆくこともありました。話が道をそれた場合は修正したり、違う角度から質問を投げかけたり、しみじみと想いを受け止めたり、その場の雰囲気や相手の思いに翻弄されることも多かったように思います。

五年前から訪問診療が始まり、当院から出向いて緩和ケアを提供するようになりました。自宅での介護が困難になった時の不安から面談を希望される方も多く、最期の療養場所を探す目的の面談が増えているような印象があります。それでも大切な家族を最期まで苦痛なく看取りたいという気持ちは伝わってきます。迅速な連携も必要となります。

最初に本人、ご家族に会う立場として、その関わりを出会いから大切にしたいと考えます。想いを聴き、整理し、当院の方針を受け入れていただき、入院への準備ができたうえで病棟看護師へ繋ぐことが私の役割だと思っています。

「患者さんとご家族と私たちと」その後ろで

末継　奏子（臨床心理士）

ふだんは病院の精神科で臨床心理士として心理面接等をおこなったり、緩和ケアチームの活動をしたりしているのですが、週に一回、金曜日の午後にみどりの杜病院へ行っています。

みどりの杜病院では、退院された方のことをそれぞれの職種のスタッフが集まって振り返るカンファレンスをおこなっています。私は、入院中のご本人、ご家族と関わることはほとんどありませんが、そのカンファレンスに参加し、スタッフの記録や語りを通して、過ごしてこられた日々や、スタッフとの関わりのようすを感じます。スタッフの記録や語りにはご本人らしさ、ご家族らしさが表れており、スタッフがそういうところを大切にしながら関わっていることがわかります。また、検討を重ねて対応している姿や、悩み考えながら関わっているようすも伝わってきます。カンファレンスでは、感じたことや伝わってきたことをまとめ、「こんなふうに生きてこられた方に、スタッフがこんなふうに関わり、それをご本人、ご家族はこのように感じられたのではないか」ということを、振り返りの内容に極力沿って伝えるようにしています。

なかには、話し合いの方向とは違う思いを抱えているスタッフがいる場合もあって、そのようなスタッフの思いを感じ、取り上げることも役目のひとつだと思っていますが、カンファレンスの流れのなかでなかなかうまくできないことも多く、これは課題のひとつです。入院されている時には関わっていない私が日々関わってきたスタッフのなかで発言するのは勇気もいりますが、だからこそていねいに話を聴き、ご本人、ご家族とスタッフとの日々をともに感じられるように心がけています。そうして思いを共有したり、心に残っていることをともに考えたりすることが，少しでもスタッフの力のもとになればと思っています。

他にも、カンファレンスでは話しきれないことを個別に聴くこともあります。話を聴いて、スタッフの抱える思いを感じながら話し合い、整理していきます。スタッフは、これまで送ってこられた人生も、大切にしておられるものも、まったく違うひとりひとりの患者さんと関わり、自身の経験や考えのなかには収まらないそれぞれの方の〝生〟について、ともに考え対応しています。そのなかでスタッフのなかに湧き起こる気持ちには意味がありますし、対応についての大事なことが隠れていることもあります。ありのままの気持ちをじっくり聴き、そこにある意味をともに考えることが整理にもつながると考えています。

みどりの杜病院に入院される方やそのご家族がよい時間を過ごしていただけるように、関わるスタッフの後ろにいつも居て必要な時に背中を支える存在でありたいと思いながら、みどりの杜病院に足を運んでいます。

ボランティアコーディネーターの役割

永松　美穂子（院内ボランティアコーディネーター）

みどりの杜病院のボランティア活動の特徴は、スポット型（イベント）ボランティアと、日常業務型ボランティア（カフェティーサービス、アロマ、カット、歯科衛生士）とプロジェクト型（講座型）ボランティアと、傾聴師チームです。二〇二〇年三月時点で、ボランティアの個人登録は八十名弱、団体登録は六十五団体、総人数は四百名弱です。講座型は、アロマクラフト講座、園芸講座、フラワーアレンジ講座があり、一般の方の企画で行われますが、各々団体登録をしてもらっています。傾聴師チームは、臨床宗教師三名、パストラルケア師一名、お寺の住職一名、ライアー演奏をされる精神科医一名、一般の傾聴ボランティア六名の構成です。

私がみどりの杜病院に勤めるようになったのは四年前の二〇一六年でした。最後はホスピスで仕事をしたいという思いで看護職として入職しました。一年間で十一名の患者さんを受け持ち、ホスピスでの患者さんやご家族との関わりについて学びました。さらに痛みのコントロールや心のケアなどについて深めていくのがホスピスだと思っていました。

私は三十年前に大阪の大学病院のターミナルケアの病棟に勤め、麻酔科のペインクリニックの現場で働きました。患者さんたちの痛みを緩和することや、心のケアを重視したケアに興味がありました。当時「心のケアと傾聴」という論文を書きましたが、それが今につながっているような不思議な流れを感じます。また、幼少期から長く町の青少年育成活動やボーイスカウト活動を通してボランティア活動をしてきたという経験がありましたから、ボランティアコーディネーターをやってみないかという話をいただいた時にもすっと受け入れることができました。そして病院側の要望を聞いた時に、すぐに構想がひらめきました。次々にヒントが与えられ、どんどん切り開いていけたので、ボランティアの体制を早く作り上げることができたと思います。

現在（二〇二〇年三月）、新型コロナウィルスの流行でボランティア活動が停止になっていますが、その影響を一番感じていらっしゃるのが患者さんだと思います。ボランティアさんは毎日毎日、いろんな方が出入りされ

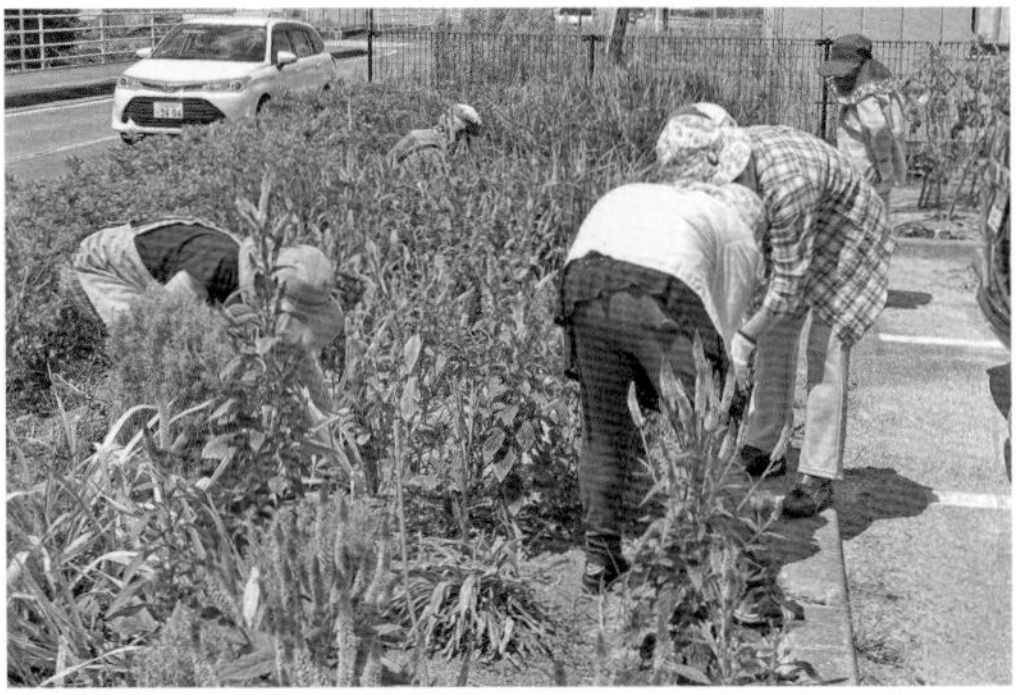

庭の花壇の手入れをする園芸ボランティアさん

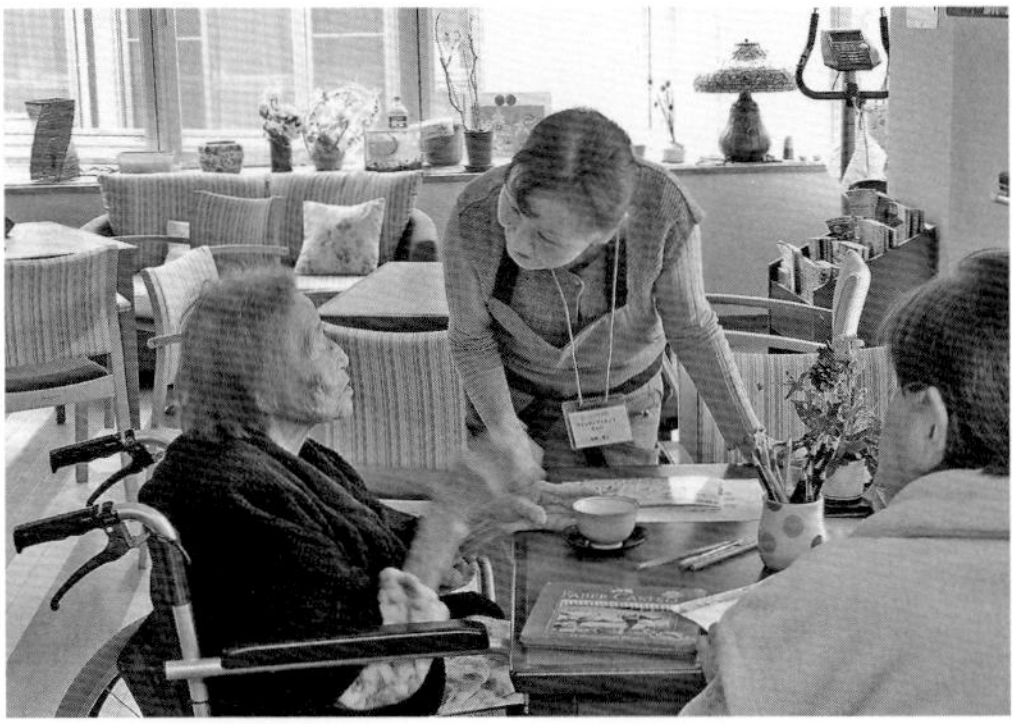

「お茶はいかがですか」ティーボランティアさん

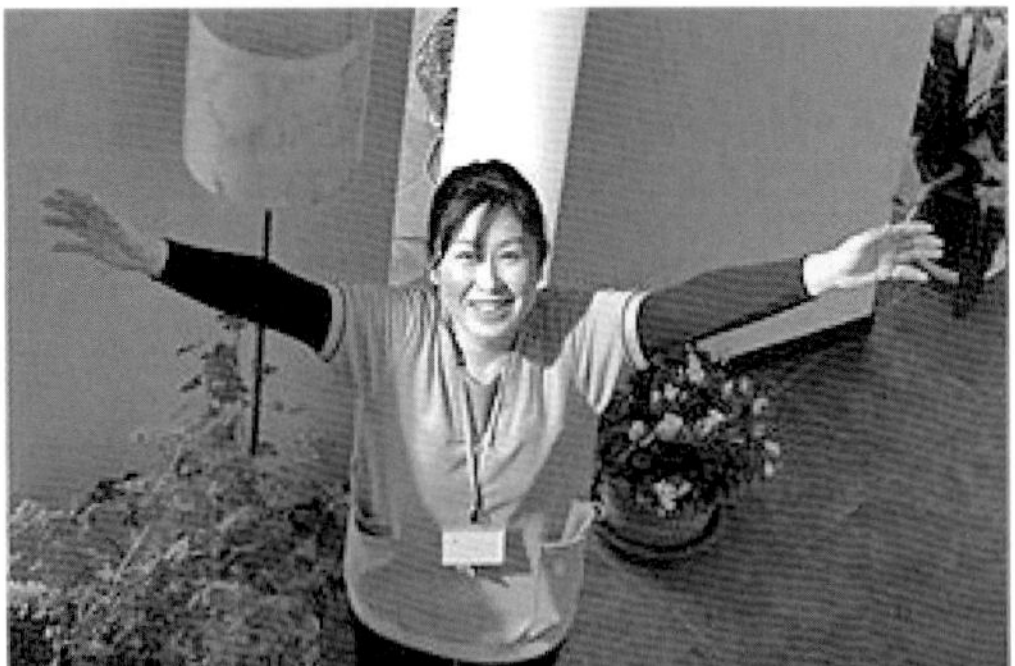

さまざまな種類があるボランティア活動をコーディネートする永松美穂子看護師

ています。その日その日でそれぞれのボランティアさんが自分の特徴を出して活動されているので、患者さんはそれを楽しみにしておられます。

イベントでは、患者さんがボランティアさんから生きるエネルギーをもらっていますが、ボランティアさんもまた患者さんからエネルギーをもらって帰られます。「患者さんが自分を待ってくださっている。そこに自分の居場所がある」と口に出して言われることもありますが、それが見ていてもわかります。

最近は、月曜から土曜日までの一週間のスケジュールができたので、患者さんが「あー、今日はこの人が来られるからこういうお話をしよう」と待っていらっしゃいます。イベントに参加したいと希望するボランティア団体が多いので、一年間にどう振り分けていこうとか、漏れなく参加してもらうにはどうしたらいいだろうかとか、季節に合った企画にするためにどの団体に来てもらおうかなど、やり繰りも大変です。

当院の特徴として、臨床宗教師とパストラルケア師と一般の傾聴ボランティアで構成する傾聴師チームの存在があります。慣れないと、患者さんとどうつないでいいかわからない役ですが、最近少しずつですが、患者さんが魂をケアする場面にあることを感じたスタッフが相談してくれるようになりました。私を介して、傾聴師さんに患者さんの傾聴に入っていただくという形ができてきたように思います。看護師は、患者さんから求められるとそれに応えなければという思いになります。でも患者さんが求めているのは自分たちでなく、宗教師であったりボランティアであったりもします。そこで傾聴師チームの存在が生きてきました。

患者さんに直接関わる方には、ボランティア講習会を受けていただいています。傾聴師さんは二カ月に一回、院内で勉強会を行っています。事例検討をしたり問題点を挙げて検討するなど自己研鑽に努めています。傾聴師チームを活用していただけるように、情報をスタッフに提供していくことも私の役割だと思っています。

何げない日常の中に季節の風を入れ、花になり、彩る。ホスピスボランティアの力を感じてやみません。

ひととき

入江 楽　藤懿《ふじい》希《のぞみ》　永松 美穂子

みどりの杜病院では多くのボランティアグループが活躍し、患者さん・ご家族またスタッフを励まし、ときに慰めてくれます。園芸ボランティア、クリスマスや夏祭りなど催しがあるときに手伝う方、定期的に訪れて園芸講座や音楽を提供される方、ティーボランティアなどいろいろ、患者さんと関わる距離も時間もさまざまです。そのなかで、昨年（二〇一九年七月）に立ち上げた傾聴師チームは、患者さんと対面することが多いボランティアです。

現在、傾聴師チームは十二人。傾聴ボランティア、スピリチュアルケア師、臨床宗教師がメンバーで、それぞれ専門の訓練を受けたボランティアです。なかでも臨床宗教師は、東日本大震災を契機に生まれた専門資格で「高度な倫理に支えられ、相手の価値観を尊重しながら、宗教者としての経験を生かして、苦悩や悲嘆を抱える方々に寄り添う」ことを旨としています。お二人の臨床宗教師、入江楽さん、藤懿《ふじい》希《のぞみ》さんとボランティアコーディネーターの永松美穂子さんにお話しをうかがいました。（Q＝編集部）

Q　臨床宗教師は特殊な役割のボランティアではないかと思うのですが、患者さんやスタッフの受け入れはどうですか。

永松　はじめ五年くらい前に、原口先生が何かの講演会の席で臨床宗教師さんにお会いになって、「ぜひ、うちにも来てほしい」と依頼されたそうです。最初は坊守《ぼんぼり》さん、その後に入江楽さんでしたね。

入江　私はここに来て二年半くらいですかね。週一回うかがいますが、ふだんは糟屋郡にある寺院で僧侶として勤めています。

藤懿　私は一年半くらいですね。臨床宗教師としては隔週で、間の週にヨガでリラクゼーションをするボランティアとしてやはり隔週で来ています。

永松　現在、月曜から金曜まで午前と午後に分けてチームの誰かしらが入ってくださっています。でもはじめは、患者さんもスタッフもなかなか受け入れが難しくて、正直戸惑っていました。副院長の丸山先生がスピリチュアルケアを勉強しておられて、ぜひこの病院にそういう方を育てて、チームで患者さんのところに行けるようにしたいと取り組んでくださって、少しずつ変わってきました。

ここは全室が個室なので、家と同じ感覚で、「こんにちは」と訪ねていっても、「私は宗教と関係ない」という具合で、宗教に対する拒絶もありましたね。ここに入院していることや、がんであることさえ人に知られたくないという人が多かったんです。でも今は、入院前の面談の席で「こういう人がいるから活用してください」と傾聴師チームのことを紹介するとか病院側の体制も変わってきて、スタッフの中でも馴染んできたようです。

Q　部屋を訪ねられるんですか。どういうかたちで傾聴なさるんでしょうか。

入江　最初は病院側の許可がなければ個人の部屋に入ることができなかったんですが、傾聴師チームになって入れるようになって、最近は、事前に看護師や医師から情報が永松さんにあって、入ってほしいという依頼もありますね。

藤懿　部屋に入れるようになっていいところは、ラウンジまで出てこられない人のところにも行けることですよね。「今日は疲れているからいいわ」と断られることもありますけど、でも、それも患者さんの意思が直接伝わるのでありがたいことだと思うんです。そういう時はラウンジに戻ります。振られた気分なんですけどね（笑）。ラウンジに座っていると、話を聞いてほしいという人が来たり、「あなたは誰？」からはじまるケースもわりとあります。

永松　ラウンジに行けば誰かいるということが周知されて、何曜日にはあの人が来ているから、というふうになって。受け入れてくださる患者さんの側にも、緩和医療が認知されてきたということがあると思うんです。延命から緩和に変わってきていますよね。それでも、死に対する根本的な不安はある。

Q　直接、死に対する不安を口にされることもあるのでしょうか。

入江　なかには怖くて仕方がないという人もいます。そんなときは、不安をずーっと聴いていく。それで穏やかになるかどうかは、まったく人それぞれ。一時間に及んで話を聴くこともあるけれど、そんな時でも、間で何も話さないでいることもあります。

Q　仏様の教えを聴きたいとか……。

入江　倫理綱領に布教、伝道を目的として活動しないとありますし、私たちは相手から求められない限り宗教的な話はしません。それでも尋ねられれば、「自分の宗派の教えでは……」ということもありますが。

藤懿　ある時、病院の真ん中のラウンジの天井からたっぷり光が差し込む中で、男性が二人がきゃっきゃという感じで死についてお話しされているところに出会ったことがあったんです。とても楽しそうで、医者に聞いたらこうだった、坊さんに聞いたらこうだったと、お二人で死の話で盛り上がっていて。

Q　会話のなかに入られた？

藤懿　いえいえ、私はすっかり感心して聞いていたんですよ。なんてすごいところだろう！　ここは、って。

Q　ちょっと驚くような光景ですね。しんどいこともありますか。

藤懿　いつもしんどいですよね。でも、しんどいだけじゃない。その人の苦しい胸の内を聴くと本当に苦しいし、逃げ出したい気持ちにもなる。でも、喜びもある。私たちが具体的に痛みを取れるわけでもありませんからですね。

入江　きつかったこと、ありますねえ。私はいつも水曜日の午後に来るんですが、その日はその方がベッドに横になってラウンジの一角におられて、横に介護士さんが付き添っておられたんです。でも、介護士さんが何か用事でそこを離れるので、「ちょっとこの方についていてください」と言われて、しばらく付き添っていたんです。

永松　あの方は亡くなられる前で、焦燥感がつのっておられたんだと思います。

入江　八十代くらいの男性の方で、いっときも間がなく、「痛い」、「きつい」とずーっと訴えておられて、感情的で大きな声がつづいていました。五分おきくらいに体位を変えなければならなくて、叫んだり、険しい顔で黙り込んでおられたりしたのですが、しばらくして、介護士さんが戻って体位交換をされていたとき、不意に私のほうへ向き直って、声のトーンが変わってそれまでと全く違う穏やかな声で、「もっとがんばって勉強して、私のような者を救ってくださいね」と言われたんですよ。そのときの男性の言葉を時折、ふと思い出します。

Q　男性と女性では違いますか。

入江　男性はなにか目的がないとしゃべらない、世間話をして自分の悩みを語るのは苦手という方が多いですよね。部屋に行くと「何を話せばいいんですか」っていう方。その方のときも「私は傾聴師で、ふだんこういうことをしているんですが、お話ししませんか」と言ったんですが、「とくに話すことはないです」と素気無《すげな》く断られたんです。

藤懿　女性は世間話が得意だから、その中で悩みがぼそぼそと漏れ出る人が多いですけどね。

永松　「死ぬ前に誰かと話がしたい。でもあんたたちじゃないほうがいい。医療スタッフじゃない、まったく関係のない人がいい」と言われて、こういう方がいらっしゃいますよと紹介することがありますね。

藤懿　この世を旅立たれるときに、荷物を降ろしたい、長い人生の中で自分の生き方や価値観があって、それを聴いてほしいという方がいらっしゃいますね。胸のうちをさらけ出されて、聴いていてこちらが苦しくなることもあるんですが、私たちは信仰があるので、そういう思いを聴いてもリセットできます。

Q　臨床宗教師は、他の傾聴ボランティアとはどう違うのでしょう?

入江　臨床宗教師の必要を提唱された故岡部健医師が、東日本大震災のときご自身も被災され、そのときすでにがんが進行していたんですが、「宗教や死生観について語り、暗闇に降りていく道しるべを示すことのできる専門家が死の現場」に必要であるという言葉を遺されています。

永松　私も研修を受けましたが、この資格は宗教者じゃないと取れないんですよ。医師でもダメなんです。お二人とも僧籍を持っていらっしゃるけれど、宗教者であれば神父さんでも牧師でも神主でも宗教・宗派は問われないんですけどね。

入江　私は臨床宗教師の学びの中で「宗教者は宗教的な言葉を語るだけでなく、教えを体現することが宗教者である。全身全霊をかけて」と学びましたが、あくまで宗教者であるということがそういうことだと思います。臨床宗教師にはきちんとした倫理綱領が定められていますが、最大限のマナーは患者さんそれぞれの土台が違っていることを尊重することだと思います。

Q　いわゆるスピリチュアルケアを担われるのだと思いますが、それを意識されますか。

藤懿　言葉ではなくて、たとえば、一緒にみかんを食べているような何げないときに心が触れ合うような感じがあります。

入江　スピリチュアルの定義はいろいろありますが、強いて言えば、その人の支えとなっている部分に触れることでしょうか。自分の人生を振り返るということは、その人の土台、心の支えを話しておられるので、スピリチュアルケアをしているというよりは、そのことが結果的にスピリチュアルケアになっている、ということかもしれません。

永松　何もすることがない日も、傾聴チームの皆さんは常に継続して来てくださる。感謝ですね。

藤懿　傾聴師チームでもよく話をするんですが、不思議とみどりの杜に来ると、私たちが癒されているんですよね。ここの環境がそうするのでしょうかね。

みどりの会への思い

矢野　裕紀（管理課）

みどりの杜病院が開院して現在まで、毎年開催している催しの一つに「みどりの会」があります。

これはみどりの杜病院で亡くなられて退院された患者さんのご遺族をお招きして、スタッフとともに故人を偲ぶ遺族会のことです。開院当初から、ご遺族のケア（グリーフケア）の必要性を感じていましたので、他のホスピスの取り組みなどを参考にさせていただき、年に三回ほど開催しています。患者さんが亡くなられてから一年ほど経過した頃に、ご遺族に案内状をお送りし、希望される方にご参加いただいています。

最初に院長よりご挨拶をさせていただいたあと、各テーブルに分かれて医師や看護師との懇談の時間となります。合間にはそれぞれの患者さんの在りし日の姿をまとめたムービーを映します。ご家族と一緒の写真、看護師との散歩の様子など様々ですが、笑顔でご覧になられたり、ハンカチで涙を拭きながらご覧になられます。

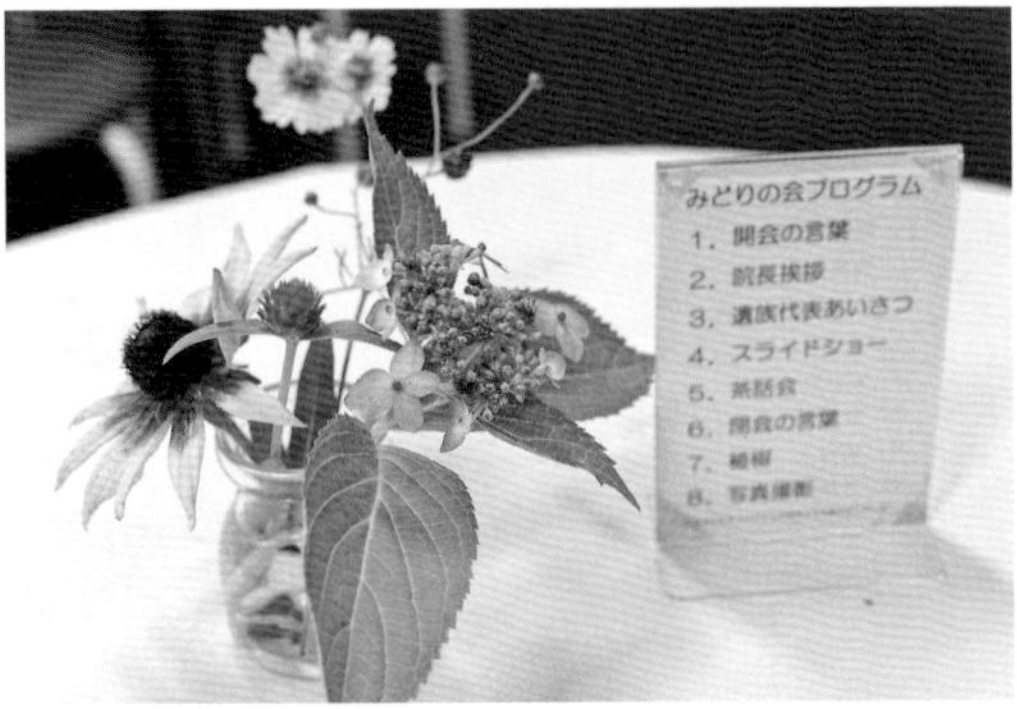
みどりの会プログラム
1．開会の言葉
2．院長挨拶
3．遺族代表あいさつ
4．スライドショー
5．茶話会
6．閉会の言葉
7．植樹
8．写真撮影

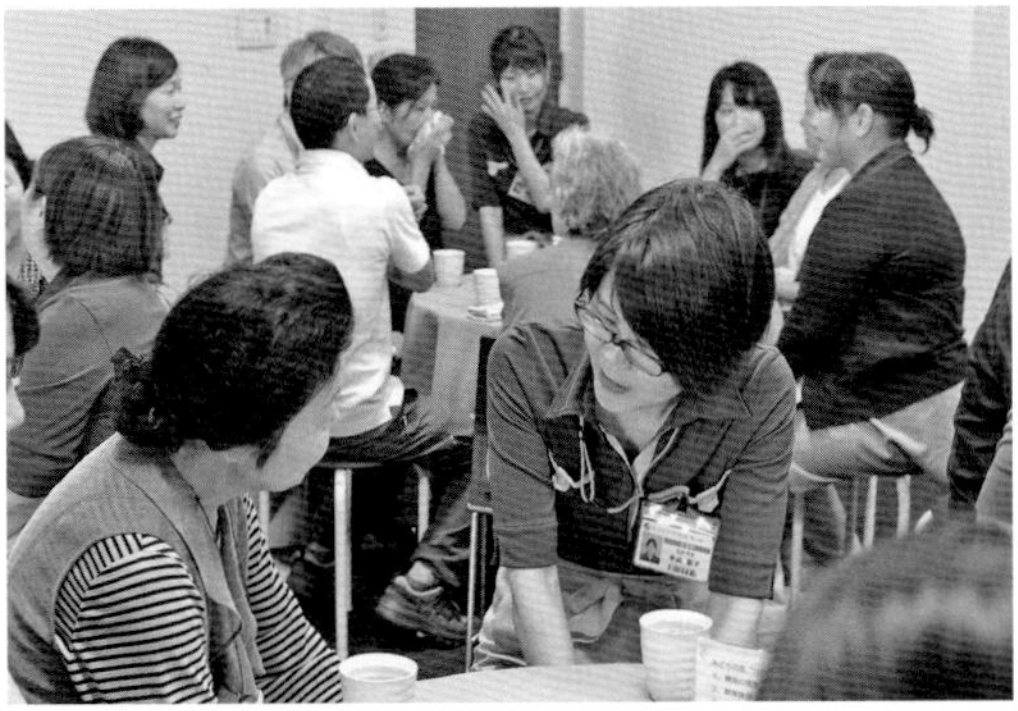

「みどりの会」の交流の様子

その後、庭に出て記念樹の植樹を行います。これは、開院して間もなく第一回目のみどりの会の準備を進めていたときに、当時の院長であった中原先生から「ご遺族と一緒の時間を過ごすだけではなく、何か記念に残せるものはないだろうか」との相談を受け思いついたものでした。広大な庭はあるものの「みどりの杜」というほどには木が茂ってはおらずスペースは十分にあること、また植樹した木々は今後「みどりの杜」を成す一部分としてそこにずっとあり続けるであろうということ、などを考え植樹を行うことにしたのです。

患者さんにとっての入院生活は、医師や看護師との関わりが大部分を占めるものですから、私は事務職員として、直接、患者さんと関わる機会はそう多くはありませんが、みどりの会には準備段階から関わらせていただいています。例えば、拙いものですが、看護師が選んだ各患者さんの写真を集めてのムービーの制作、植樹する樹木の選定などです。みどりの会当日も参加させていただきますが、これらの準備を看護師らとともに進めていくと、私自身も患者さんと看護師を中心とした入院生活の輪の中に入ったかのような気持ちになります。

また、このみどりの会をこれまで開催してきて私が感じるのは、ご遺族のためのグリーフケアの役割を果たしているのと同時に、看護師のためのものにもなっているということです。ホスピスでは、しばしばご遺族が感じるといわれる「あの時こうしておけばよかった」、「もう少し何かしてあげられたのではないか」という気持ちを、看護師もまた持っていることも多いからです。

みどりの会当日にご遺族と看護師が会話をし、最初はぎこちない表情がやがて柔和な表情に変わっていくのを見るたびに、私はこの会の意義を改めて実感します。

第一回目に植樹したヤマボウシをはじめ多種多彩な木々が、今日もみどりの杜病院の庭園を彩っています。

ホスピスの食事で大切なこと

鹿児島　波瑠美（栄養士）

一般の病院では、患者さんの身長と体重から必要カロリーを算出して、それに見合うだけの栄養素を摂ってもらうように献立を提供するのが基本になります。みどりの杜病院では、必要な栄養を摂ってもらうことよりも、患者さんが食べられるだけの適量を提供するということが優先されます。栄養士はそのために担当看護師さんと話し合いながら、患者さんの嗜好に合ったお食事を提供しています。

夏祭りとクリスマスの時は給食委託会社とメニューを話し合って提供しています。その他の食事を提供するイベントでは、ボランティアコーディネーターの永松さんと話し合い、給食委託会社には患者さんやご家族がたとえ多く食べられなくても楽しい気分が味わえるように、「盛り付けとか見栄えに気を配ってください」とお願いしています。一般病院ではメラミン食器を用いることがほとんどですが、みどりの杜病院では陶器の食器を使って家庭的な雰囲気を提供しています。しかし陶器は重いので、高齢の方が多くなってきているためか、「できるだけ軽い食器にしてくれませんか」という要望が増えています。

患者さんの食事メニューを考えるときに、担当看護師さんから「しっかりした患者さんなので、本人から具体的に聴きとってください」と言われることもあります。しかし、患者さんの病状が進んで食事の変更が度々になってくると、担当看護師さんとの話し合いでメニューを考えることが多くなります。

入院された時は二分の一の量で常食を出していても、やがて全粥に変わり、「むせが出てきたからトロミ付きにしてください」とか、「咀しゃくができないのでミキサー食にしてください」など、病状の進行や変化とともに食事の形態も内容も変えていくことが必要になります。

一般の病院では栄養状態を高めてしっかり治療に臨んでもらうというのが食事の目的になりますが、必要カロリーを摂るための食事の量は、ホスピスに入院されている患者さんにとっては負担になります。食べることが負担にならないように、「食べられるだけの量」を「これだったら食べられそうだな」というくらいに提供していくのが大事です。担当看護師さんから食事に関していろいろな要望が来ますが、「ちょっとそれは難しいです。でもこれだったら対応できますよ」というように、何とか近づけるようにしています。「あれが食べたい」というご希望への対応が難しい場合は、できるだけご要望に近い形で、給食の設備と食材と労力をやりくりして対応したいと思っています。

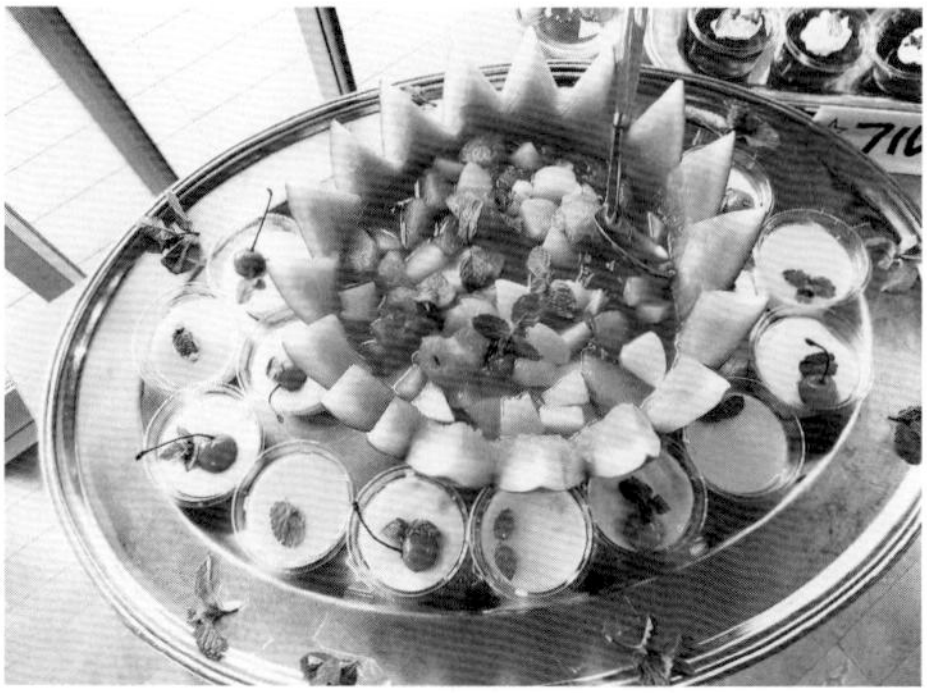
夏祭りのご馳走

祭りのにぎわい

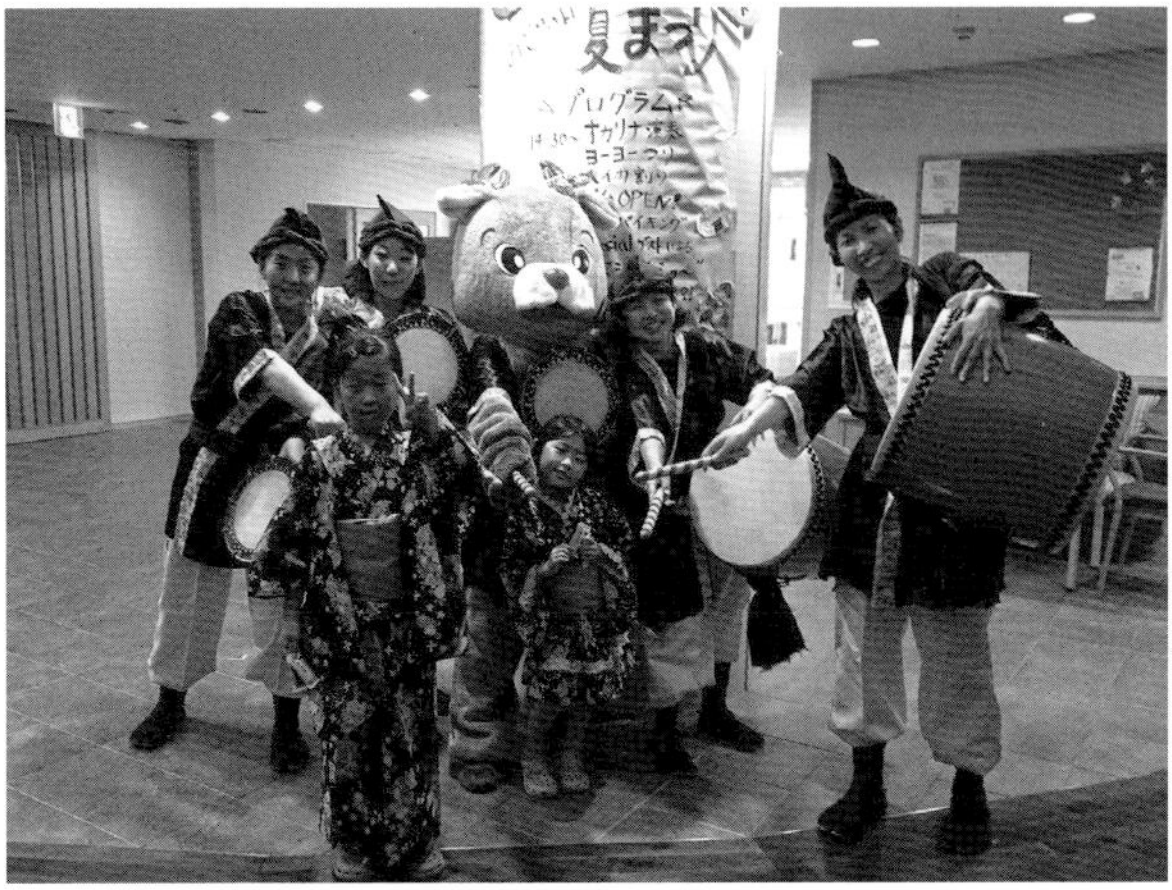

沖縄エイサーで祭りを賑わす看護師

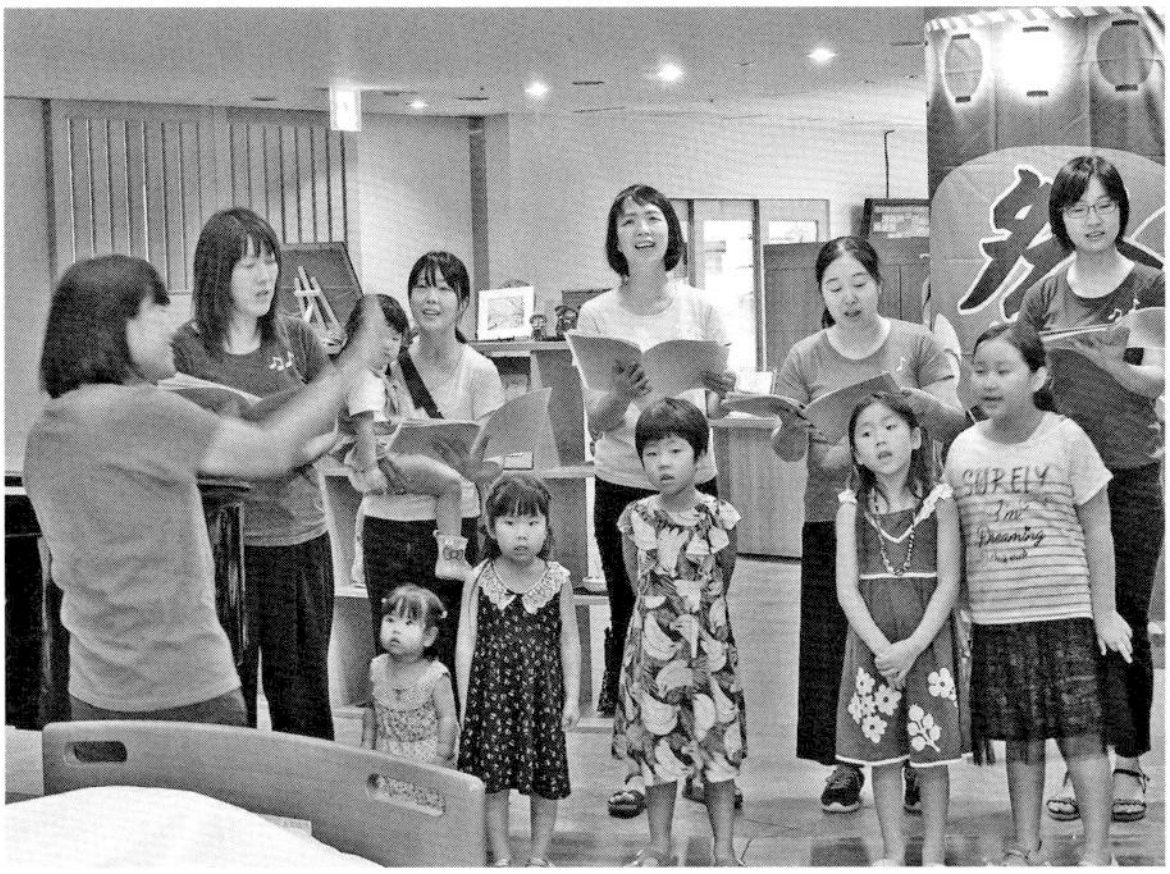

母子で贈る歌声

薬を介したお手伝い

椎崎　正秀（薬剤師）

「みどりの杜病院なんて開院しなければいいのに……」

今思えば、緩和ケア病院を待っていた患者さんや、開院に向けて尽力していたスタッフに大変失礼なことですが、十年前の私は、みどりの杜病院開院が近づくにつれて、そういう思いが募っていました。当時の私にとって、緩和ケア病院は得体の知れない存在でした。「入院したら亡くなるまで何もしない病院」、そんな誤解、恐れが自分の中にあったようにも思います。今は、この病院に巡り会えたことに感謝しています。

職業柄、薬を通して役に立ちたい気持ちがあります。一方、薬に頼るだけでなく、その患者さんに合っている薬なのか、本当に今必要なのか、逆に害ではないかなど、時に慎重過ぎるほど議論を重ねます。薬を使用するかしないかは患者さん次第。あれこれ考えた提案も、患者さんに受け入れてもらえなければ、その提案は宙に浮いてしまいます。しかし、必ずしも宙に浮いた提案がムダとも限りません。「先日言ってたあの薬、やっぱり使ってみようかな」と後日、考え直してもらうこともあります。薬に限らず、こういった一つ一つの行程を大切にする姿勢が、この十年の歩みを支えているように感じます。

医療用麻薬というと、「入院中は看護師さんに持ってきてもらうもの」というイメージが未だ強いようです。しかし、自己管理できると医師が判断したら、入院中でも医療用麻薬を自己管理できる時代となりました。

私が出会った、医療用麻薬を使用されていたお一人の方をご紹介します。

中倉さんは入院時より速効性の医療用麻薬の自己管理を希望し、大事に当院お手製の巾着袋に入れていました。

ところが、これを決まって朝、昼、夕に一包ずつ飲まれます。通常、こういう時は定時に飲む鎮痛剤の用量不足と判断し増量します。しかし、中倉さんは増量を希望せず、この「朝、昼、夕各一包」のリズムを大事にされていました。薬に対する思いを聴くと、効いている実感があり、手元に薬があると安心感もあるとのことで、そのリズムを尊重しました。中倉さんは絵を描くのが上手で、入院中も身の回りのものや風景を精力的に描いていました。ある日の絵に、医療用麻薬を入れた巾着袋が描かれていました。日常生活に溶け込んだ存在だったことがうかがえ、今も目に焼きついています。薬は特別なものでなく、その人の日常に寄り添う自然な存在であってほしい。そう願っています。

冒頭、「入院したら亡くなるまで何もしない病院」という誤解が自分にあったと書きましたが、こういう誤解は緩和ケア病院に対する世間の認識にも少なからずあります。この誤解とも向き合いながら、患者さんの苦痛症状の緩和に全力で邁進していきたいと思います。そこで薬が一役かってくれたら、薬剤師冥利に尽きます。

みどりの杜病院で得たこと　公立八女総合病院からのエール②

以前、みどりの杜病院で仕事をした経験がある公立病院の職員から現場スタッフ送るエールです。

ご家族の不安もやわらげる

古賀　健（事務職）

受付などで仕事をする中で、入院まではホスピスについて不安やマイナスの印象を抱いていた患者さんやご家族が、入院してしばらくすると好印象を抱かれていく様子を何度も目にしました。

患者さんだけでなく、ご家族の不安も和らげるケアが行われるのがホスピスなのだと感じました。

寄り添うこと　真井　健吾（薬剤師）

私はみどりの杜病院で通算四年間働きました。その経験で一番印象に残っているのは看護師さんの姿勢です。患者さんへ「寄り添うこと」に徹している姿は同じ医療職として見習うべきものであり、私の心に深く刻まれています。そのような経験を通し、薬剤師としてのアイデンティティーを模索し日々研鑽することの重要性を考える機会となりました。

「寄り添うこと」はホスピスに限らず、医療の様々な場面で必要であると感じました。

日々の業務に生かして　笹原　典子（薬剤師）

私は、みどりの杜病院で二年間、薬剤師として仕事をさせていただきました。その間、お薬のことだけではなく、患者さんにとってよりよいケアができるように、スタッフそれぞれが患者さんに寄り添いながら対応されている姿を日々の業務で見ることができ、その姿勢の大切さを学ばせていただきました。

これからもみどりの杜病院で学ばせていただいたことを日々の業務にも活かしていきたいと思います。

癒しや安心感を与える環境　石橋　知奈《ともな》（薬剤師）

みどりの杜病院勤務の中で、薬物療法についてはもちろんですが、患者さんとご家族が聞かせてくださったお話や、緩和ケアを支援するスタッフの皆さんの姿から、人として多くの学びや気付きがありました。

薬物療法だけでなく、ケアやお食事、木を基調とした病院の優しい佇まい、色とりどりの花壇、ラウンジから聞こえる楽器の音色などが癒やしや安心感をあたえてくれ、緩和ケアにつながっていることを実感する日々でもありました。

望まれるところに在る

杉本　佑士（薬剤師）

みどりの杜病院には、「望まれるところに在る」という姿勢が貫かれています。患者さんの大切な望みに対して、我々はチーム医療で応じ、寄り添います。

ある望みに対して薬剤投与を検討するとき、医師と看護師で意見の異なることもあります。そこに安全確保をした上で、両者間に検討機会を設け、患者さんの望みに沿う、よりよい対応をとれたこともありました。そこには、望まれる場所で働ける喜びがあります。

秋口のベンチ、色なき風

長崎　真理子（薬剤師）

秋口に、ある患者さんと外のベンチで過ごしたことがありました。会話はないものの、道行く人と車と、移りゆく空を眺め、色なき風をともに受け止めました。そのわずかな時間は私にとって大変貴重であり、患者さんの〝これから〟に対する不安や訴えを目の当たりにした瞬間でもありました。

薬剤師として薬剤管理はもちろんですが、心の声に向き合うことも日々の糧になると願い、みどりの杜病院に携わる機会をいただいたことに感謝致します。

訪問診療車の運転業務

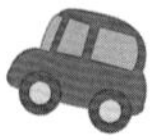

北原　博文（聞き手　原口　勝）

原口　先日ちょっと統計を取ってみたんですけど、この五年間で三五〇人以上の患者さんのお宅に訪問診療を行ったことになります。東は星野村・矢部村から西は柳川市・みやま市までです。星野村や矢部村は行って帰るだけでも一時間はかかりますし、八女市だけでも福岡市よりも面積が広いし、こんなに広い地域を訪問診療して回る病院・診療所は他にはあまりないと思います。北原さんには、いつも新規の訪問診療先の下見に行ってもらっていますね。

北原　近い場所は地理がわかっているので下見の必要がないこともありますが、離れた地域とか山間部は必ず下見に行きますね。

原口　お蔭さまで道に迷うことなく現場に到着できるので、時間の無駄がなくてとても助かっています。それに、私や同行する看護師さんは車に乗って道中ぼーっとしていてもいいので、訪問先で集中して仕事ができます。それが一番ありがたいことです。

北原　移動の途中でも、看護師さんの電話に訪問看護師さんなどからいろんな連絡が入ってきますね。そういう時に、先生と看護師さんが話し合って電話での質問に答えておられるでしょ。私は訪問先まで確実にお連れするのが仕事ですけど、車中での時間も先生方には訪問診療の一部なんですね。

原口　がんの診療や在宅ケアについて、何か思われることはありますか？

北原　患者さんやご家族の病気との葛藤を想像します。自分の終活をどうしようかとも考え、穏やかに終わっていきたいなと思っています。自分も最期まで家で過ごしたいとも思いますが、家族になるべく迷惑をか

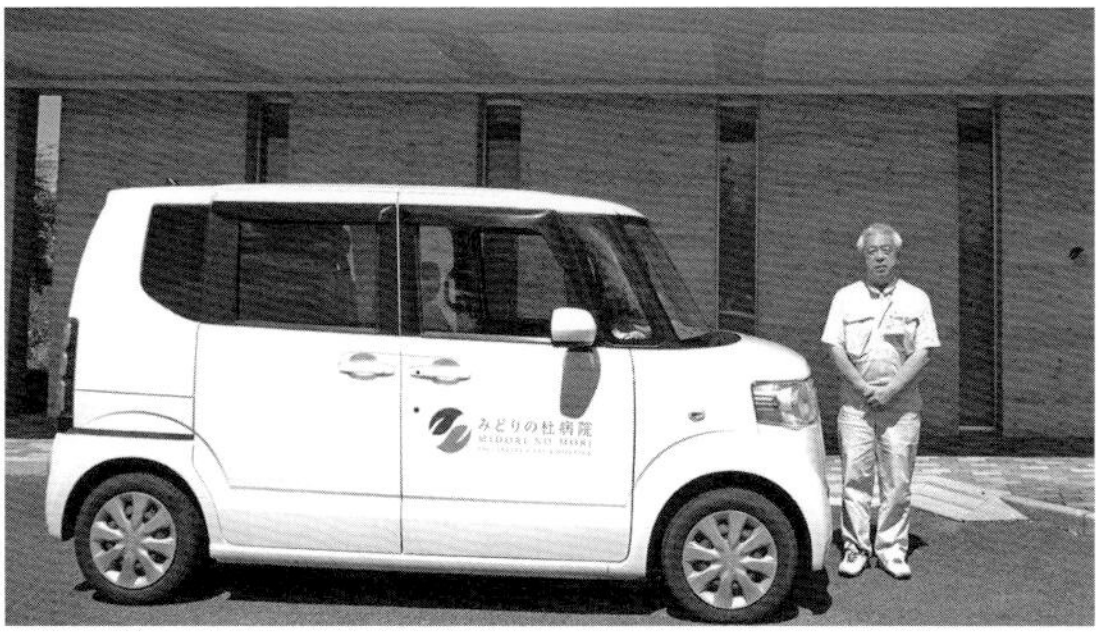
訪問診療車の運転を担当する北原博文さん

けないで、入院のほうがいいかなとも思います。

親父は六十八歳で肝臓がんで入院して亡くなったんですが、最後の時期はどういうふうに声をかけていいかわからんかったですよ。酸素マスクを付けていたけど、すぐ外そうとして。「外したらいかん」と言ったら、「お前にはこの痛みはわからん」と言葉が返ってきて、それが一番印象に残っています。「頑張らなきゃいかん」と声をかけるけれども、本人の痛みは理解できませんでした。

治る病気は励ませるけど、治らない病気ではどういうふうに声をかけていいかわかりません。気休めの言葉は言えませんしね。

原口　無理して言葉をかけようとしなくていいんだと思います。そういう時は、本人のそばに座って、じっと気持ちを聴いてあげるだけでいいと思います。辛い気持ちを聴いたら、「つらいね」と心を合わせていく。そんな中で、「自分のことを本当に思ってくれている、考えてくれている」と感じてもらえるような気がします。

とは言っても、医療者としてはまずご本人の苦痛を和らげることに努めなければなりませんね。

運転業務は大変でしょうが、これからもよろしくお願いします。

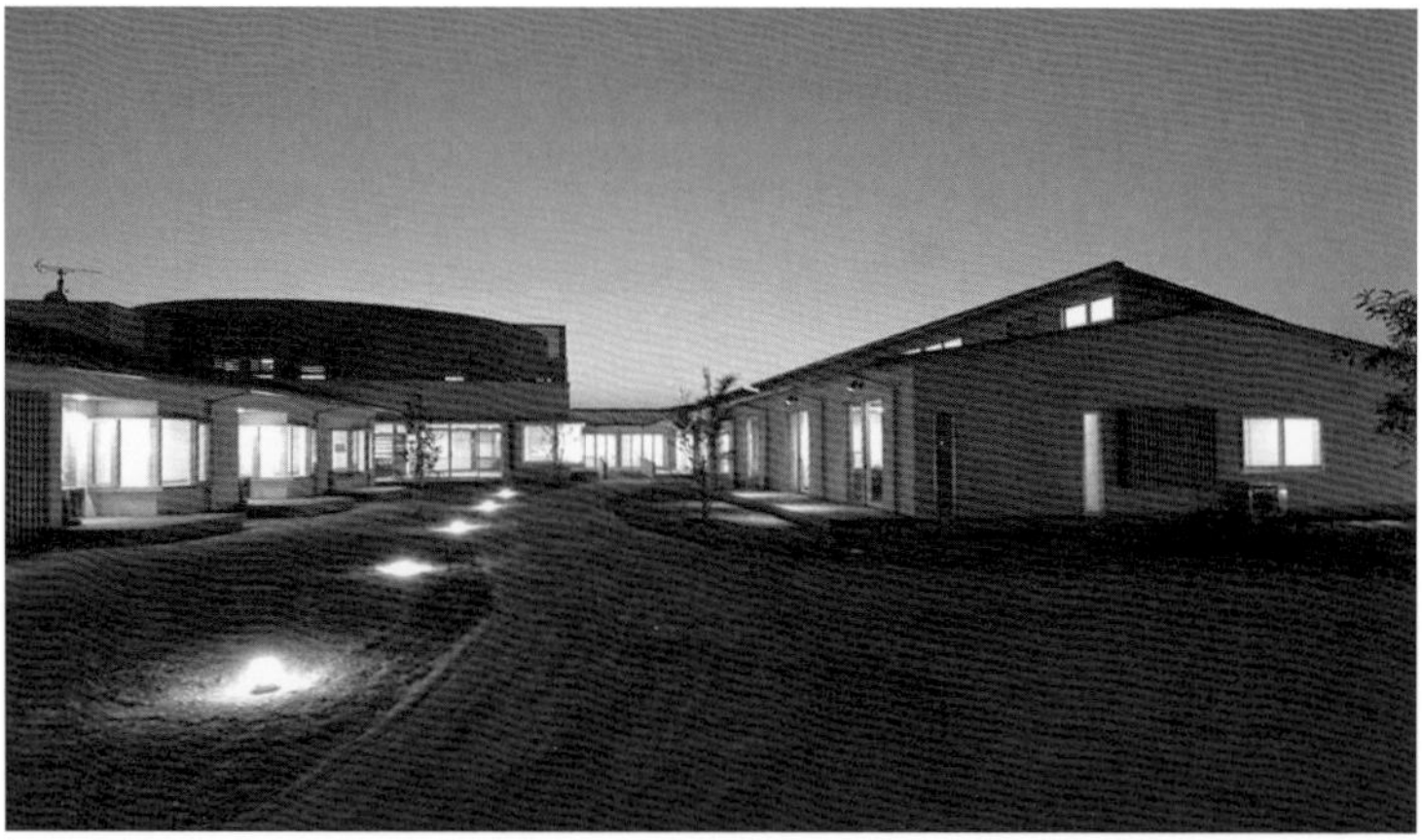

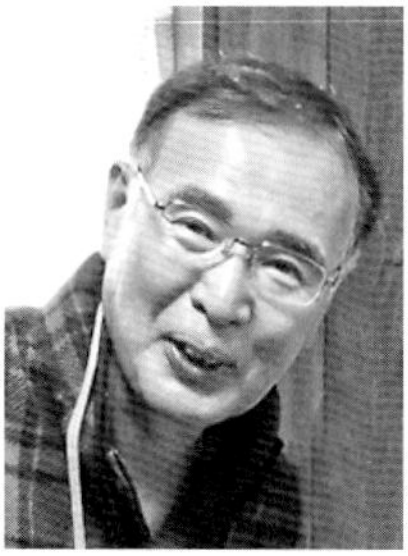

原口　勝
Haraguchi Masaru

福岡県八女市（旧八女郡）星野村生まれ。
1981 年 3 月、九州大学医学部卒業。同年 6 月、九州大学医学部第二外科入局。以後、九州大学医学部第二外科の関連病院で外科医として勤務（専門は消化器外科）。
2003 年 4 月～ 2005 年 3 月、九州がんセンター消化器部外科部長。緩和ケアチームで身体症状緩和を担当。
2005 年 4 月～ 2015 年 3 月、福岡市南区の那珂川病院に緩和ケア部長として 10 年間勤務。その間、ホスピス病棟や緩和ケア外来や在宅緩和ケアに携わる。
2015 年 4 月～みどりの杜病院院長就任、現在に至る。
そのほかの主な役職
日本緩和医療学会専門医　日本死の臨床研究会九州支部役員
「ふくおか在宅ホスピスをすすめる会」世話人、「福岡ホスピスの会」顧問。

公立八女総合病院企業団
完全独立型ホスピス　**みどりの杜病院**
〒 834-0051　八女市立野 362-1
tel 0943-23-0002 ／ fax 0943-23-0012
ホームページ：http://www.yame-midori.jp

地域に展《ひら》く緩和ケア

完全独立型ホスピス　みどりの杜病院の実践

2020 年 11 月 1 日

監　修　原口　勝

発行所　図書出版　木星舎
〒 814-0002　福岡市早良区西新 7 丁目 1-58-207
tel 092-833-7140　／　fax 092-833-7141
http://mokuseisya.com/

印刷・製本　大同印刷株式会社

ISBN978-4-909317-17-9